J.-W. Oestmann

50 Fälle Bildgebende Verfahren

AF628209

In dieser Reihe sind bis jetzt folgende Titel erschienen:

100 Fälle Allgemeinmedizin, 9783437431586
80 Fälle Anästhesie, Intensivmedizin, Notfallmedizin, Schmerzmedizin, 9783437427039
60 Fälle Chirurgie, 9783437426940
50 Fälle EKG, 9783437439629
50 Fälle Gynäkologie und Geburtshilfe, 9783437427121
80 Fälle Innere Medizin, 9783437426544
80 Fälle Neurologie, 9783437415524
50 Fälle Pädiatrie, 9783437433023

Jörg-Wilhelm Oestmann

50 Fälle Bildgebende Verfahren

2. Auflage

Mit einer Einleitung von Annika Podewski

ELSEVIER

Elsevier GmbH, Bernhard-Wicki-Str. 5, 80636 München, Deutschland
Wir freuen uns über Ihr Feedback und Ihre Anregungen an kundendienst@elsevier.com

Die 50 wichtigsten Fälle Bildgebende Verfahren, 2. Auflage, von Jörg-Wilhelm Oestmann
© 2022, 2014 Elsevier GmbH Deutschland

ISBN 978-3-437-41719-1
eISBN 978-3-437-09958-8

Alle Rechte vorbehalten
2. Auflage 2022
© Elsevier GmbH, Deutschland

Wichtiger Hinweis für den Benutzer
Die medizinischen Wissenschaften unterliegen einem sehr schnellen Wissenszuwachs. Der stetige Wandel von Methoden, Wirkstoffen und Erkenntnissen ist allen an diesem Werk Beteiligten bewusst. Sowohl der Verlag als auch die Autorinnen und Autoren und alle, die an der Entstehung dieses Werkes beteiligt waren, haben große Sorgfalt darauf verwandt, dass die Angaben zu Methoden, Anweisungen, Produkten, Anwendungen oder Konzepten dem aktuellen Wissensstand zum Zeitpunkt der Fertigstellung des Werkes entsprechen.
Der Verlag kann jedoch keine Gewähr für Angaben zu Dosierung und Applikationsformen übernehmen. Es sollte stets eine unabhängige und sorgfältige Überprüfung von Diagnosen und Arzneimitteldosierungen sowie möglicher Kontraindikationen erfolgen. Jede Dosierung oder Applikation liegt in der Verantwortung der Anwenderin oder des Anwenders. Die Elsevier GmbH, die Autorinnen und Autoren und alle, die an der Entstehung des Werkes mitgewirkt haben, können keinerlei Haftung in Bezug auf jegliche Verletzung und/oder Schäden an Personen oder Eigentum, im Rahmen von Produkthaftung, Fahrlässigkeit oder anderweitig übernehmen.

Für die Vollständigkeit und Auswahl der aufgeführten Medikamente übernimmt der Verlag keine Gewähr.
Geschützte Warennamen (Warenzeichen) werden in der Regel besonders kenntlich gemacht (®). Aus dem Fehlen eines solchen Hinweises kann jedoch nicht automatisch geschlossen werden, dass es sich um einen freien Warennamen handelt.

Bibliografische Information der Deutschen Nationalbibliothek
Die Deutsche Nationalbibliothek verzeichnet diese Publikation in der Deutschen Nationalbibliografie; detaillierte bibliografische Daten sind im Internet über https://www.dnb.de abrufbar.

22 23 24 25 26 5 4 3 2 1

Das Werk einschließlich aller seiner Teile ist urheberrechtlich geschützt. Jede Verwertung außerhalb der engen Grenzen des Urheberrechtsgesetzes ist ohne Zustimmung des Verlages unzulässig und strafbar. Das gilt insbesondere für Vervielfältigungen, Übersetzungen, Mikroverfilmungen und die Einspeicherung und Verarbeitung in elektronischen Systemen.

In ihren Veröffentlichungen verfolgt die Elsevier GmbH das Ziel, genderneutrale Formulierungen für Personengruppen zu verwenden. Um jedoch den Textfluss nicht zu stören sowie die gestalterische Freiheit nicht einzuschränken, wurden bisweilen Kompromisse eingegangen. Selbstverständlich sind **immer alle Geschlechter** gemeint.

Planung: Chiara Ducteil, München
Projektmanagement: Sophie Eckart, München
Redaktion: Isabella de la Rosée, Höhenkirchen-Siegertsbrunn
Rechteklärung: Katja Sieger-Schauer, München
Herstellung: Dietmar Radünz, Leipzig
Satz: Thomson Digital, Noida/Indien
Druck und Bindung: Drukarnia Dimograf Sp. z o. o., Bielsko-Biała/Polen
Fotos: Jörg-Wilhelm Oestmann, Berlin
Umschlaggestaltung: SpieszDesign, Neu-Ulm
Umschlagabbildung: © Hildendesign unter Verwendung mehrerer Motive von Shutterstock.com

Aktuelle Informationen finden Sie im Internet unter **www.elsevier.de**

Vorwort

In der Zeit vor der Prüfung sind der Stress und die Motivation am höchsten. Plötzlich füllen sich die vorbereitenden Seminare der Radiologie in Präsenz und Online trotz schönen Wetters und anderer Ablenkungen auf. Materialien zur Vorbereitung werden gnadenlos auf ihre Eignung geprüft und vernichtende oder lobende Wertungen im Kreis der Kommilitonen weitergegeben. Dicht dran an der Prüfung soll das Buch sein. Alles Wesentliche enthalten, aber nicht zu dick ausfallen. Didaktische Konzepte werden nicht diskutiert, sondern pure Zweckmäßigkeit gesucht. Auf diesem Wege wird man bei der Serie „Die 50 wichtigsten Fälle …“ des Elsevier-Verlages fündig. Das Konzept kommt blendend an. Daher war es eine besondere Ehre, als mich der Verlag 2012 bat, für diese Reihe ein Prüfungsbuch für die bildgebende Diagnostik zu entwerfen. Nun also die erfreuliche Neuauflage. Mir wurde dieses Mal Frau Chiara Ducteil zur Seite gestellt, die mich per E-Mail und Telefon auf das allerdiplomatischste durch das Unterfangen begleitet hat. Ihren psychologischen Fähigkeiten gilt mein besonderer Dank.
Die „Mündliche Prüfung: Fakten und Tipps“ – zusammen mit Annika Podewski geschrieben – lagen mir besonders am Herzen, da ich dort meine persönlichen Erfahrungen als langjähriger Prüfer einbringen konnte. Wie der ganze Text sind auch sie mit einem Augenzwinkern geschrieben, um die Durchhaltefähigkeit der Leser zu erhöhen. Bei allen wogenden Krisen im Umfeld sollte die Prüfungsvorbereitung für das Fach der Radiologie mit Zuversicht und Motivation angegangen werden. Die für die Fälle ausgewählten Untersuchungen entstammen fast alle meiner Tätigkeit an der Charité Berlin. Die vielfältige Unterstützung der Mitarbeiter der Radiologie der Charité hat die Sammlung deutlich erleichtert. Herzlichen Dank dafür.
Den „Prüflingen“ seien abschließend bei der Lektüre viel Spaß, einige „Aha“-Erlebnisse und ein für sie optimales Prüfungsergebnis gewünscht.
Für Fragen und Verbesserungsvorschläge stehe ich per E-Mail über den Verlag gerne zur Verfügung.

Berlin, im Frühjahr 2022
Prof. Dr. Jörg-Wilhelm Oestmann

Autor

Prof. Dr. med. Jörg-Wilhelm Oestmann
Radiologe, Neuroradiologe
Leiter Innere Radiologie
Aufsichtsrat der Charité
Sauerbruchweg 3, 1.OG
Campus Mitte der Charité
Charitéplatz 1
10117 Berlin

Abkürzungen

A.	Arteria
a. p.	anterior-posterior
aPTT	aktivierte partielle Thromboplastinzeit
BWK	Brustwirbelkörper
BWS	Brustwirbelsäule
Ca-HA	Kalziumhydroxylapatitäquivalent
COPD	chronisch obstruktive pulmonale Erkrankung
CCT	kraniale Computertomografie
CT	Computertomografie
DD	Differenzialdiagnose
DISH	diffuse idiopathische Skeletthyperostose
DXA	Dual Energy X-ray Absorptiometry
EEG	Elektroenzephalografie
EKG	Elektrokardiografie
ERCP	endoskopisch retrograde Cholangiopankreatikografie
GCS	Glasgow Coma Scale
HWS	Halswirbelsäule
ICR	Interkostalraum
INR	International Normalized Ratio
KI	Kontraindikation
KM	Kontrastmittel
LWK	Lendenwirbelkörper
LWS	Lendenwirbelsäule
M.	Musculus
MRT	Magnetresonanztomografie
N.	Nervus
NNH	Nasennebenhöhlen
NPH	Normal Pressure Hydrocephalus
OD	Osteochondrosis disseccans
OL	Oberlappen
p. a.	posterior-anterior
PEEP	positive end-expiratory pressure
PjP	*Pneumocystis-jirovecii*-Pneumonie
RA	rheumatoide Arthritis
s	Sekunden
SAB	subarachnoidale Blutung
SDH	subdurales Hämatom
TPZ	Thromboplastinzeit
US	Ultraschall
WS	Wirbelsäule
V.	Vena
Z. n.	Zustand nach
ZVK	zentralvenöser Katheter

Fehler gefunden?

An unsere Inhalte haben wir sehr hohe Ansprüche. Trotz aller Sorgfalt kann es jedoch passieren, dass sich ein Fehler einschleicht oder fachlich-inhaltliche Aktualisierungen notwendig geworden sind. Sobald ein relevanter Fehler entdeckt wird, stellen wir eine Korrektur zur Verfügung. Mit diesem QR-Code gelingt der schnelle Zugriff.

https://else4.de/978-3-437-41719-1

Wir sind dankbar für jeden Hinweis, der uns hilft, dieses Werk zu verbessern. Bitte richten Sie Ihre Anregungen, Lob und Kritik an folgende E-Mail-Adresse: kundendienst@elsevier.com

Inhaltsverzeichnis

Inhaltsverzeichnis nach Diagnosen

Inhaltsverzeichnis nach Organsystemen

Die mündliche Prüfung und das ganze Drumherum

Jörg-Wilhelm Oestmann und Annika Podewski

Diese Prüfung ist der spannende Höhe- und Endpunkt Ihres Studiums.

Mit entsprechendem Respekt wird an das dritte Staatsexamen herangegangen. Ob Sie die Prüfung nur hinter sich bringen oder mit einer Bestnote die Grundlage für eine blendende Karriere im Gesundheitswesen legen wollen – eine professionelle Vorbereitung tut not. Das Examen ist mit großen Unwägbarkeiten verbunden. Entsprechend intensiv und umfassend müssen Sie sich in den Prüfungsstoff vertiefen. Doch Ihre Zeit und Ihre Kapazitäten sind endlich. Vielleicht muss einiges auf Lücke gesetzt werden. Mit ein bisschen Vorarbeit und ein wenig Fortune finden Sie die Themen, mit denen Sie glänzen können und die, auf die weniger Wert gelegt wird. Und ein paar Tricks helfen Ihnen aus scheinbar verzweifelten Situationen. Je mehr Sie über die zwei Tage des Staatsexamens wissen, umso effizienter können Sie Ihre Zeit und Ihre Fähigkeiten einteilen.

Erfahrungen aus den vorherigen Prüfungen können Sie nur begrenzt übertragen. Altfragen des IMPP sagen Ihnen nichts über die Inhalte dieses Examens. Es ist also ein komplett anderes Spiel. Diese Erkenntnis muss am Anfang stehen.

Zudem ist jetzt die Zeit, ernsthaft die eigene Karriere in die Hand zu nehmen. Im Rahmen des praktischen Jahres sollte die Erkenntnis gereift sein, ob Sie an der Universitätsklinik bleiben möchten, um eine wissenschaftliche Laufbahn einzuschlagen, oder ob Sie in anderen Krankenhäusern oder letztendlich in der Niederlassung Ihre Zukunft suchen wollen. Diese Entscheidung sollte in allen ihren beruflichen und privaten Konsequenzen durchdacht werden. Die Abschlussnote wird bei der Umsetzung dieser Pläne eine maßgebliche Rolle spielen. Die informelle Bedeutung der Prüfung ist allerdings ungleich größer. Ihre zukünftigen Vorgesetzten werden sich vor allem für diese letzte Zensur interessieren, denn sie gibt den besten Aufschluss über Ihre Fähigkeiten als Ärztin/Arzt. In diesem letzten Examen haben Sie die Möglichkeit, noch einmal nachzubessern.

Auch den Prüfenden ist die Chance bewusst, während der Prüfung exzellentes Personal für ihr Fach oder gar ihre Klinik zu erkennen und möglicherweise anzuwerben. Wer also eine Stelle in den geprüften Fächern sucht, sollte die Gelegenheit nutzen, hier besonders zu brillieren.

Die Rolle der Note an sich für das eigene Selbstwertgefühl sollte ebenfalls nicht unterschätzt werden in einem Lebensabschnitt, der bisher vom Numerus Clausus dominiert wurde. Eine realistische Einschätzung der eigenen Leistungsfähigkeit und erreichbaren Ziele hilft, den Prüfungsdruck im Rahmen zu halten.

Und wenn Sie zwischendurch an der Menge des Stoffes verzweifeln: Alles, was in dieser Prüfung wirklich wichtig ist, brauchen Sie tatsächlich für Ihre zukünftige ärztliche Tätigkeit. Alles, was Sie nun lernen und üben, werden Sie auch in der Klinik benötigen. Nichts ist umsonst.

Anforderungen laut aktueller Approbationsordnung

1. Diagnosegang inklusive Differenzialdiagnostik:
   - Anamneseerhebung
   - Klinische Untersuchung
   - Ärztliche Gesprächsführung
   - Interpretation von Laborergebnissen
2. Kenntnisse der Pathophysiologie
3. Therapieprinzipien
   - Indikationen zu konservativer oder operativer Therapie
   - Pharmaka und Regeln des Rezeptierens
   - Gesundheitsökonomische Aspekte
   - Koordinierung von Behandlungsabläufen
4. Prävention, Rehabilitation und Medizinethik

Änderungen durch eine neue Approbationsordnung (ÄAppO)

Das genaue Inkrafttreten und der präzise Inhalt der ÄAppO sind noch nicht bekannt. Geplant ist die Einführung für das Jahr 2025. Trotzdem lassen sich einige wahrscheinliche Trends auch vorher aufzeigen und werden möglicherweise schon früher in das Prüfungsgeschehen Eingang finden:

1. Mit der Einführung der Allgemeinmedizin als Prüfungsfach und auch in den anderen Fächern werden ambulante Fälle zunehmen. Für die Bildgebung ergeben sich dadurch keine grundsätzlichen Schwerpunktänderungen, denn dieser Bereich ist bereits jetzt stark vertreten. Noch wichtiger wird allerdings die korrekte Indikationsstellung aus der ambulanten Situation heraus.
2. Auf die Kommunikation mit den ärztlichen und nichtärztlichen Kolleg*innen wird großer Wert gelegt. Für die Radiologie ist das eine essenzielle Fähigkeit. Gute Radiolog*innen waren schon immer versiert in der Kommunikation. Die Psychologie und Relevanz des Umgangs mit den anderen Berufsgruppen darf man nicht unterschätzen.
3. Die Kommunikation mit den Patient*innen ist ein weiterer Schwerpunkt der neuen ÄAppO. Obwohl der direkte Kontakt der Patient*innen zu Radiolog*innen nicht so tiefschürfend sein kann wie der zu den behandelnden Kolleg*innen, werden Aufklärungsgespräche persönlich geführt und auch die Befundbesprechung direkt nach der Untersuchung kann heutzutage mündigen Patient*innen nicht verwehrt werden. Nicht nur bei onkologischen Patient*innen bestehen häufig große Nervosität, Angst und der Drang, das Ergebnis umgehend zu erfahren. Das Gespräch über neue Diagnosen und Krankheitsverschlechterungen sollte einfühlsam und verständlich erfolgen sowie die nächsten Schritte unter Verweis auf die Federführung der behandelnden Ärzt*innen bereits andeuten. Genauso können of-

fensichtliche Therapieerfolge besprochen werden, um die Resilienz der Behandelten zu unterstützen. Wird die Krankheit verdrängt, sollten Radiolog*innen das im Gespräch stillschweigend erkennen und akzeptieren. Wird ein Befund direkt mitgegeben, sollte er im letzteren Fall im Umschlag verschlossen werden. Bei allen anderen Patient*innen käme das – nach meiner persönlichen Auffassung – einer Bevormundung gleich. Kommen Patient*innen mit gravierenden Diagnosen unbegleitet oder mit einer unverständigen Begleitperson, empfiehlt es sich, ihnen die nochmalige z. B. telefonische Kontaktaufnahme bei Problemen und Fragen anzubieten.

4. Praktische wissenschaftliche Aspekte sind ein weiterer Schwerpunkt der neuen ÄAppO und kommen in der Bildgebung immer im Rahmen der Indikationsstellung ins Spiel. Wann immer möglich, sollte diese auf letztem Datenstand und evidenzbasiert erfolgen. Dafür gibt es Listen und Leitlinien. Auch die Risikoabwägung bezüglich Nebenwirkungen, Komplikationen und Spätfolgen – besonders zusammen mit den Betroffenen – muss evidenzbasiert sein und mit gut nachvollziehbaren Vergleichen und Analogien untermauert werden.

Ihre Prüfung in der Radiologie unterscheidet sich von denen in den meisten anderen Fächern erheblich. Hier gibt es keine zu untersuchenden Personen, keine Tastbefunde und Auskultationen zu erheben. Sie werden in der Regel Bilder interpretieren müssen, die für die Prüfenden und ihre Mitprüflinge so sichtbar sind wie für Sie persönlich. Da fast alle Prüfenden täglich mit Bildgebung zu tun haben, wird Ihre Leistung in der Radiologie diesen ziemlich genau vermitteln, mit welchem Leistungsniveau sie in ihren eigenen Fächern zu rechnen haben.

Die Radiologie in der Prüfung

1. Ausbildungsziel des Humanmedizinstudiums sind gut informierte Allgemeinmedizin praktizierende Personen, nicht ein Abschluss in der Radiologie oder einer anderen Spezialität.
2. Prüfungsthemen sollten für den klinischen Alltag relevant sein oder wesentliche Grundlagen der Medizin zum Thema haben.
3. Wissenschaftliche Einzelaspekte können nicht Gegenstand der Prüfung sein.
4. Prüfende sind auch nur Menschen und werden vereinzelt Fälle heranziehen, die sie faszinieren und mit denen sie vor den Co-Prüfenden glänzen können. Auch sie wollen Spaß an ihrem Fach haben.
5. Die Bildgebung wird vor allem anhand von Bildmaterial geprüft.
6. Kein Fach kommt gänzlich ohne Bildgebung aus!

Wie kommen bildgebende Untersuchungen in den Prüfungen zum Einsatz? Was ist eine typische radiologische Prüfung? Was für Bilder könnten internistisch oder chirurgisch tätige Prüfende mitbringen? Welche „Ausreißer" – im Sinne von schwierigen Fällen – gibt es, welche sind noch erlaubt – auf der Seite des Prüfungsgremiums? Wie wird geprüft? Kann man überhaupt etwas vorhersagen?
Um die Optimierung aller Aspekte der Vorbereitung und der Durchführung der Prüfung geht es im folgenden Abschnitt.

Wissen ist nicht alles

Der Unterschied zu einem Staatsexamen auf der Basis von Multiple-Choice-Fragen könnte größer nicht sein. Zum ersten Mal wird in einer Stresssituation die Gesamtheit der Fähigkeiten, die Sie für Ihre ärztliche Tätigkeit brauchen, auf den Prüfstand gestellt. Das reine Wissen bleibt ein wichtiger Aspekt, aber Ihre persönliche Erscheinung, Ihre sozialen und kommunikativen Fähigkeiten, Ihre Herangehensweise an eine komplexe Situation und Ihre Schadensbegrenzungsstrategien im Falle einer unglücklich verlaufenden Prüfung gewinnen ungemein an Bedeutung. Für einige Prüflinge kann das bedeuten, dass sie vor der Prüfung erheblich an sich arbeiten bzw. das Verhalten in der Prüfungssituation systematisch trainieren müssen.
Spürt die Prüferin oder der Prüfer bei Ihnen in einem Gebiet große Schwächen, kann sie bzw. er entweder die „Schwäche weiter explorieren" oder zu einem anderen Thema wechseln und Ihnen damit eine neue Chance geben. Diese Entscheidung ist für Sie von großer Relevanz; kleinste Faktoren können dabei den Ausschlag geben. Besser ist es in jedem Fall, ein sympathisches Bild von sich zu entwerfen. „Kleider machen Leute" ist eine allgemeine Lebensweisheit, deren Gültigkeit man in einer Prüfungssituation nicht in Frage stellen sollte. Prüfende sind keine Eltern und üblicherweise herzlich wenig daran interessiert, komplizierten Charakteren Missgriffe nachzusehen. Sie denken vor allem an die zukünftigen Patient*innen und ob Sie als behandelnde Person zumutbar sind. Sie sind auch ganz gewöhnliche Gegenüber und reagieren empfindlich, wenn sie Ihr Outfit als Missachtung des Prüfungsgremiums empfinden. Kleiden Sie sich also seriös wie bei einem Bankbesuch, bei dem Sie einen hohen Kredit – etwa für einen Hauskauf – aufnehmen wollen. Probieren Sie das ruhig an Ihrem Freundeskreis und in der Verwandtschaft aus. Keinesfalls darf Ihre Kleidung Sie jedoch selbst verunsichern – Sie wollen alle Aspekte und mögliche Wendungen der ungewohnten Prüfungssituation beherrschbar halten. Die praktischen Tipps zur Kleidung behandeln wir bei der Prüfungssituation.

Auch die angemessenste Kleidung wird komplett bedeutungslos, wenn in ihr eine ungepflegte Person steckt. Die Haare sollten geschnitten und in Form sein, ein Bart – wenn vorhanden – gepflegt sein. Die Fingernägel müssen peinlich sauber und gekürzt sein. Brillen bitte vorher noch einmal reinigen. Make-up bitte nur in Maßen. Mit Fingernagelschmuck sollte man bis nach der Prüfung warten. Tattoos, wenn möglich, textil abdecken, Piercings an sichtbaren Stellen, wenn möglich, entfernen. Starke Parfums und Aftershaves sind absolut verpönt, Körpergeruch natürlich auch. Gerüche können besonders starke unterbewusste Reaktionen auslösen, die Sie sich in Ihrer Prüfung nicht wünschen.

Das Auftreten vor dem Prüfungsgremium lässt sich ebenfalls optimieren. Aufrechte Haltung, zugewandtes Gesicht, ruhiger Augenkontakt, Lächeln, ruhige und flüssige Bewegungen und ein nicht zu lascher, nicht zu fester Händedruck lassen sich gut trainieren. Wählen Sie eine Sitzposition aus, die Ruhe ausstrahlt. Halten Sie die Hände still. Wenn das nicht gelingt, nehmen Sie sie unter den Tisch. Projizieren Sie mittels Ihrer Körpersprache das Bild einer ebenbürtigen Person, die sich gerne und mit Sachverstand in die Medizin vertieft. Erwarten Sie kein Mitleid.

Sprechen Sie gut artikuliert und ausreichend laut. Reden Sie langsam und setzen Sie kurze Pausen. Nutzen Sie ganze Sätze. Strahlen Sie Ruhe aus. Üben Sie das in der Bekanntschaft und der Familie.

Verwenden Sie keine umgangssprachlichen oder landsmannschaftlichen Begriffe (z. B. „jetze“ statt jetzt, „einzigste“ statt einzige). Vermeiden Sie unbestimmte Sätze („irgendwie, irgendwo“). Benutzen Sie die korrekte medizinische Nomenklatur („caudal“ und „cranial“ statt „unten“ und „oben“). Kennen Sie die Normwerte und die Einheiten von Parametern, die Sie nennen. Trainieren Sie das in der Gruppe.

Kommunikation in der Prüfung

- Kommunizieren Sie auf Augenhöhe.
- Sprechen Sie, sonst spricht die Prüferin bzw. der Prüfer.
- Lassen Sie sich Zeit.
- Zeigen Sie eine systematische Herangehensweise vom Allgemeinen zum Speziellen – nur dann können die Ihnen gewogenen Prüfenden bei Problemen Hilfestellung geben.
- Sind Sie nicht systematisch, stoppt die prüfende Person Sie wahrscheinlich und übernimmt das Ruder selbst.

Die ersten Minuten der Prüfung geben die Stimmung vor. Sie sind auch noch einigermaßen planbar. Die Fragen werden orientierend sein und Ihnen Zeit und Raum geben, sich zu entfalten. Ihre Antworten sollten umfassend sein und können vom Allgemeinen ausgehend in wesentliche, gut beherrschte Details vertieft werden. Dabei ist es wichtig, die logische Struktur des eigenen Denkens offenzulegen und zu dokumentieren. Das bedeutet in der Regel, logische Reihen aufzustellen („aus dem und dem Grunde ist das wahrscheinlich so und so“). Dieser erste Lauf ist ganz der Ihre, und je länger er dauert, desto weniger Zeit bleibt den Prüfenden, unangenehme Fragen zu stellen. Prüfende haben eine Tendenz, von Ihnen angesprochene Themen dankbar aufzunehmen und zu vertiefen – mit ein wenig Glück kann man da die richtigen Impulse geben und dann glänzen.

Die prüfende Person beobachtet Sie die ganze Zeit – aber auch Sie können sie beobachten. Wie reagiert sie auf Ihre Antworten? Mag sie es lieber kurz oder lang und präzise? In Ihrer Reaktion zeigen Sie auch Ihre sozialen Fähigkeiten. Aber behalten Sie das Heft in der Hand. Lassen Sie sich nicht jagen.

Es wird sich ein Spiegel und ein gutwilliges Opfer finden, mit dem Sie das in aller Ruhe üben können.

Katastrophenplan

Bei drohenden Problemen:

- Langsam und artikuliert sprechen.
- Bei ganzen Sätzen bleiben.
- Auch unangenehme Fragen mit einem Lächeln anhören.
- Um etwas mehr Zeit bitten: „Darüber muss ich kurz nachdenken."
- Eine Rettungsboje in bekanntem Gebiet auslegen: „Ich nehme an, Sie meinen …"
- Um Umformulierung der Frage bitten.
- Wenn das nicht hilft: „Ich glaube, ich habe gerade einen Blackout. Könnten Sie erst einmal etwas anderes fragen?"
- Korrekturen durch eine prüfende Person sofort – mit einem Lächeln – wie selbstverständlich anwenden, denn es war natürlich nur ein „Lapsus".

Der Ablauf im Terminkalender

Die mündliche Prüfung hat sich über die Jahre in ihrer äußeren Form nur geringfügig verändert.

- Zunächst muss der Antrag auf Zulassung gestellt werden. Das machen Sie beim zuständigen Landesprüfungsamt, und zwar spätestens bis zum 10. Januar für Prüfungen im Mai und Juni sowie bis zum 10. Juni für Prüfungen im November und Dezember. Übersenden Sie den Antrag per Einschreiben mit Rückschein und die Unterlagen im Original (bitte immer Kopien für die eigenen Unterlagen sichern!). Die endgültige PJ-Bescheinigung für den letzten Abschnitt der praktischen Ausbildung reichen Sie bis spätestens drei Wochen vor der Prüfung nach.

- Der Prüfungstermin wird für den Termin im 1. Halbjahr ab Februar, für den Termin im 2. Halbjahr ab August mitgeteilt, in der Regel aber 4 Wochen vorher. In diesem Schreiben erfahren Sie auch die Zusammensetzung der Prüfungsgruppe und normalerweise auch das zugeloste Fach.
- Mit der Benachrichtigung der Prüflinge und der Zusammenstellung der Prüfungsgruppe beginnt die heiße Phase.
- Einer der ersten Schritte der Prüfungsgruppe ist die Kontaktaufnahme mit den einzelnen Prüfenden für ein Vorgespräch, denn dieses kann einen wesentlichen Einfluss auf die Vorbereitung haben.
- Im nächsten Schritt nimmt der Prüfungsvorsitz Kontakt mit Ihnen auf und nennt Ihnen eine zu untersuchende Person (seien Sie erreichbar!). Diese Untersuchung erfolgt in der Regel wenige Tage vor der Prüfung. Hierzu müssen Sie einen Bericht anfertigen, den Sie in der Prüfung vorlegen.
- Die eigentliche Prüfung erstreckt sich über zwei Tage mit einem praktischen Teil am ersten und einem theoretischen Teil am zweiten Tag.
- Sie dauert an beiden Tagen je Prüfling mindestens 45, höchstens 60 Minuten. Bei üblicherweise vier Prüflingen pro Gruppe müssen Sie damit rechnen, etwa 4 Stunden unter ziemlicher Anspannung zu stehen.
- Die große Stunde der Radiologie kommt naturgemäß am zweiten Tag.

Die Prüfungsvorbereitung

Die Prüfungsgruppe

Sobald die Mitglieder der Prüfungsgruppe bekannt sind (wie man das erfährt, kann von Universität zu Universität variieren), stellt sich die Frage nach der Art und dem Ausmaß der gemeinschaftlichen Vorbereitung. Viel spricht dafür, zumindest einen Teil der Vorbereitung auf die Prüfung in der Gruppe durchzuführen. Ist man selbst vom durchschnittlichen Leistungsniveau der Gruppe zu weit entfernt und hat damit Probleme, sollte man wahrscheinlich den Schwerpunkt auf unabhängiges Lernen legen. Die Zusammenarbeit mit anderen Gruppen ist insofern schwierig, als alle Prüfungsgruppen ganz individuelle Prüfungstermine und andere Wahlfächer haben.

Die Prüfungsgruppe als Lernumgebung hat einige wesentliche Vorteile:

- Die Gruppe ist zeitlich und thematisch weitgehend synchronisiert. Ideale Voraussetzung, um einen „Teamspirit“ zu entwickeln, der Ihnen über Unebenheiten in der Lernphase hinweghelfen kann.
- Bei der Durchsicht und Besprechung alter Prüfungsprotokolle sind verschiedene Sichtweisen von großem Nutzen. Der zusätzliche Erkenntnisgewinn nützt allen.
- Stärken Ihrer Gruppenmitglieder können Sie anspornen, noch besser zu werden.

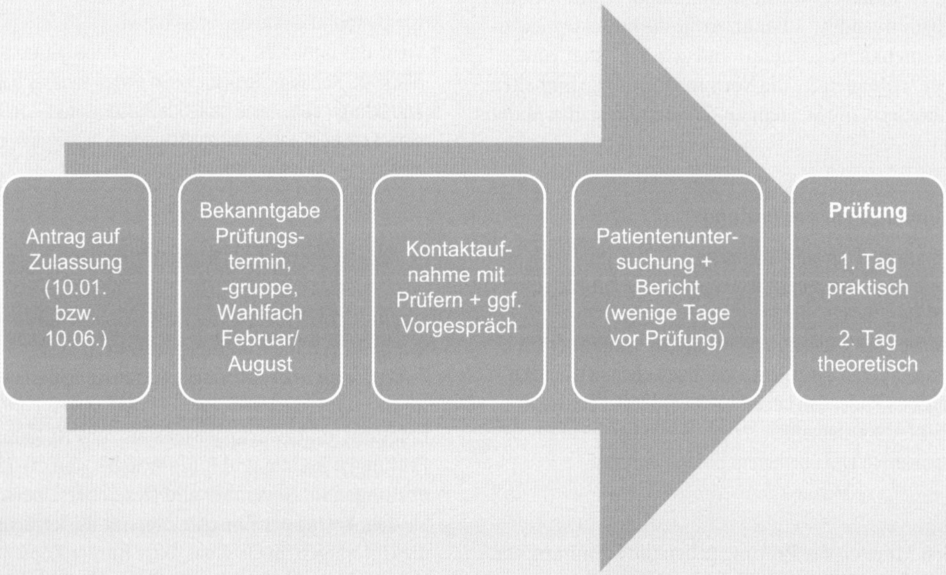

- Verständnisprobleme der Gruppenmitglieder können Sie zur Perfektion Ihrer didaktischen Fähigkeiten und damit zur noch besseren Durchdringung des Themas nutzen.
- Nur unter Gleichgesinnten können Sie die Prüfung realistisch simulieren. Wechseln Sie sich in der Rolle der prüfenden Person ab. Es geht nicht nur um Wissen, sondern um geschickte Kommunikation und Problembeherrschung in Grenzsituationen.

Als prüfende Person wird man mit einer studentischen „Prüfungsgruppe" konfrontiert, über die man primär wenig oder gar nichts weiß. Trotzdem entwirft die Gruppe in kürzester Zeit ein Bild von sich, das Gefallen oder Nichtgefallen auslösen kann. Dem Idealbild einer Prüfungsgruppe in der Fantasie der Prüfenden entspricht wohl die mehr oder minder befreundete Notgemeinschaft, deren Mitglieder sich zumindest teilweise zusammen vorbereitet haben und einigermaßen harmonieren. Sie gehen freundlich miteinander um, grenzen keinen aus und erscheinen gemeinsam zur Prüfung. Während der Prüfung sind sie dem aktuellen Prüfling und der prüfenden Person freundlich zugewandt und aufmerksam, jedoch strikt im Hintergrund. Sie haben in einem Korb eine Flasche Sekt und Gläser dabei, um direkt danach kurz zu feiern.

Im Examen und auf hoher See sind Sie in Gottes Hand!

In die Prüfung kommt ein junger Chirurg und holt ein Notfall-Thoraxbild mit kompletter Verschattung der rechten Thoraxhälfte hervor. Was der Prüfling denn davon halte? Nach langem Hin und Her, in dem sich der Prüfling wacker schlägt, jedoch die Diagnose nicht korrekt stellen kann, wird der Sachverhalt vom Prüfer geschildert: Es läge eine kongenitaler Zwerchfelldefekt vor; der gesamte Darm sei in den Thorax gerutscht, wobei die Appendix im Apex des Thorax zurechtgekommen sei. Und dort habe er dann zwanglos die Appendektomie vorgenommen, da eine eindeutige Appendizitis vorgelegen habe. Allgemeine Bewunderung des jungen Helden und Nachfrage durch das Prüfungsgremium, ob das denn schon publiziert sei. Noch nicht, aber er sei dabei. Beruhigende Blicke des Vorsitzes in Richtung des erschöpften Prüflings.

Der Vorsitz hat die Aufgabe, die Prüfung zu moderieren. Regelhaft wird er oder sie eingreifen, wenn die Prüfung atmosphärisch aus dem Ruder läuft. Jedem Prüfenden ist bewusst, dass die eigenen Fragen auch vom Kollegium mit Interesse angehört werden. Nicht selten lernen auch Prüfende selbst etwas über die anderen Prüfungsfächer hinzu.

Die Zusammenstellung der Prüfungskommission

Das jeweilige Landesprüfungsamt schreibt alle potenziellen Prüferinnen und Prüfer an, die daraufhin angeben, wann sie keine Zeit haben. Zu allen anderen Zeitpunkten können sie eingeteilt werden. Man merkt es schon – es handelt sich um eine hoheitliche Aufgabe. Hochschullehrende sind zu den Prüfungen gesetzlich verpflichtet – es müssen also alle „ran". Nur außergewöhnliche Belastungen (Dekansamt, ärztliches Direktorat etc.) werden als Begründung für eine generelle Befreiung akzeptiert. Üblicherweise wird vom Amt auch eine potenzielle Vertretung bestimmt.
Die Zusammensetzung der Prüfungskommission wird nur durch die zu prüfenden Fächer bestimmt, nicht durch Personen. Es gibt also keine „eingespielten" Kommissionen. In kleineren Fakultäten mag das gezwungenermaßen gelegentlich anders sein – etwa, wenn es nur sehr wenige Hochschullehrende für ein Fach gibt. In großen Fakultäten kann es vorkommen, dass sich die Prüfenden kaum kennen. Die Gruppendynamik innerhalb des Gremiums ist ebenfalls nicht unwichtig. Junge unerfahrene Prüfende stehen unter besonderem Stress und können aus der Rolle fallen – im Benehmen oder in der Auswahl ihrer Fälle. Auch komplizierte ältere Charaktere werden zu Prüfungen herangezogen. Es ist schon vorgekommen, dass solche bei wiederholten Problemen von ihrer Prüfungspflicht entbunden wurden.

Informationen über die Prüfenden sammeln

Sobald Sie die Namen der Prüfenden kennen, besorgen Sie sich deren Prüfungsprotokolle bei Ihrer Fachschaft oder dort bekannten Quellen. Vielfach funktioniert das als Tauschgeschäft mit Kaution: Sobald Sie das Protokoll Ihrer eigenen Prüfung abliefern, erhalten Sie den gezahlten Geldbetrag zurück. Das ist ein zweckmäßiges und solidarisches Verfahren.
Je nachdem, wie viele Prüfungen die Dozentin bzw. der Dozent bereits bestritten hat, ist mehr oder weniger Material vorhanden. Alte Hasen können schon mal einen dicken Stapel Protokolle im Archiv haben, junge Prüfende haben gegebenenfalls noch gar keine „Akte". Lassen Sie sich nicht entmutigen: viele Protokolle benötigen auch viel Zeit zum Durcharbeiten – dafür bekommen Sie oft ein recht genaues Bild, welche Schwerpunkte gesetzt werden.
Jüngere Prüfende können sich manchmal noch besser erinnern, was man als Student*in wissen sollte und was schon zum Facharztkatalog gehört; trotzdem sind sie schwieriger einzuschätzen. Sie sind auch in der Regel näher an der Forschung – und der eigenen Habilitation. Wer also besonders professionell vorgehen will, der sollte eine Literaturrecherche zu seinen Prüfenden machen. Lesen Sie sich in die Thematik ein. Vielleicht ergibt sich die Möglichkeit, in der

Prüfung einige Dinge aus diesem Bereich – extrem subtil und wie nebenbei – einzustreuen. Nicht nur wird man über Ihr Wissen hocherfreut sein, man wird auch gegenüber den Kolleg*innen im Gremium dokumentieren können, welche immense Relevanz gerade dieses Forschungsthema hat. Wenn die Fragen zum Thema zu speziell werden, bitten Sie freundlich um Verständnis dafür, nicht ganz in die Tiefe eingedrungen zu sein. Sie werden wahrscheinlich etwas behutsamer durch den Rest der Prüfung geführt, um den guten Eindruck nicht zu ruinieren. Wenn Sie das Ganze zu plump machen, ist der Effekt natürlich dahin.
Ältere Prüfende mit längerer Erfahrung sowohl in der Klinik als auch im Prüfungsgeschehen bleiben gewöhnlich dicht an den klinisch relevanten Aspekten. Zu ihnen gibt es auch mehr Unterlagen bei den einschlägigen Stellen.
Natürlich hat jeder so seinen Fundus an Fragen und Lieblingsthemen. Je kleiner das Fach ist, desto begrenzter müssen logischerweise die Prüfungsthemen sein, wenn das Ausbildungsziel des Medizinstudiums primär die Allgemeinmedizin ist. Manche Kolleg*innen haben genaue Vorstellungen, welche wesentlichen Aspekte ihres Faches jeder wissen und beherzigen sollte. Das können ganz wenige sein. Wenn die beherrscht werden, sind sie hochzufrieden. Also gut zuhören im Vorgespräch!

Die Prüfenden besuchen

Sobald Sie diese Analyse abgeschlossen haben, sollte ein Treffen mit den einzelnen Prüfenden stattfinden:
Die Mitglieder der Prüfungsgruppe gehen gemeinsam zu einem Vorgespräch, nachdem sie per Telefon geklärt haben, ob das gewünscht wird. Diese Nachfrage sollten Sie keinesfalls unterlassen. Nicht nur, um zu dokumentieren, dass Sie die üblichen Umgangsformen beherrschen, sondern im Wesentlichen, um Informationen über die prüfende Person und verschlüsselte Informationen über den Prüfungsinhalt zu bekommen. Die prüfende Person und das Fach kommen in der Prüfung am besten heraus, wenn im entsprechenden Fach besonders viel gewusst wird. Dafür wird so mancher Informationsbrocken im Vorgespräch ausgeworfen. Die Frage „Welches Buch empfehlen Sie uns?“ sollte in dem Vorgespräch nicht fehlen. „Welche Aspekte der Prüfung sind für Sie besonders wichtig?“ darf ebenfalls gefragt werden, ohne der prüfenden Person zu nahe zu treten. Mit etwas Glück werden dann die möglichen Schwerpunkte der Prüfung genannt. Bedauerlicherweise gibt es erstaunlich viele Studierende, die diese mehr oder weniger deutlichen Hinweise weder erkennen noch beherzigen. Wird dies in der Prüfung offenbar, kann mit Mitleid nicht gerechnet werden – man wird mit Recht an der Praxistauglichkeit des Prüflings zweifeln.
Nach dem Gespräch sollten Sie in der Runde der Prüflinge noch einmal analysieren, welche Erkenntnisse jeder Einzelne gewonnen hat: Ihre gemeinschaftliche Wahrnehmung ist wahrscheinlich umfassender als Ihre individuelle.
Manche Prüfenden legen auf das Vorgespräch keinen Wert oder meinen, die Zeit dafür nicht erübrigen zu können. Das ist ihnen überlassen. Wer aber das Gespräch erwartet hat, wird in einer Prüfung auf unbekannte Studierende verschnupft reagieren.

Die inhaltliche Vorbereitung

Sie sollten Ihr Lernprogramm nicht zu schmal kalkulieren. Neben den Themenspektren aus den Prüfprotokollen und den Informationen aus dem Vorstellungsgespräch gibt es natürlich weite Bereiche, die deshalb nicht angesprochen werden, weil sie als selbstverständlich gelten. Außerdem läuft keine Prüfung gleich ab. Spontane Exkursionen in benachbarte Themengebiete sind durchaus möglich.
Klassische Notfallsituationen müssen beherrscht werden. Wesentliche Definitionen müssen sitzen. Auch noch so tiefes Detailwissen hilft Ihnen nicht wirklich, wenn Sie in Standardsituationen die wesentlichen Vorgehensweisen nicht überzeugend vortragen können.
Für den Bereich der Radiologie gibt es einige gute Prüfungsbücher. PJ-Fallsammlungen der jeweiligen Abteilung sollte man durcharbeiten, wenn sie gut gemacht sind und Ihre Mitstudierenden davon profitiert haben. Prüfungsvorbereitende Seminare werden ebenfalls häufig angeboten – je interaktiver sie sind, desto besser bereiten sie auf die Prüfung vor.
In der Radiologie gilt – noch mehr als in anderen Fächern: verstehen ist besser als auswendig lernen. Aspekte der Physik und der Physiologie spielen hinein. Der große Vorteil der Radiologie ist, dass Sie anhand der Bilder eigentlich die meisten Fähigkeiten selbst und ohne weitere Hilfsmittel durchspielen können. Das unterscheidet die Radiologie z. B. von der Chirurgie.
Für alle Fächer trifft zu: Lernen Sie nicht nur Inhalte und Prinzipien, sondern üben Sie gleichzeitig deren systematische und zielführende Präsentation. Ist in der Prüfung eine Struktur Ihrer Gedanken offensichtlich, kann Ihnen in kritischen Situationen unmerklich geholfen werden. Ist Ihre Präsentation ohne klare Systematik, wird die Intervention eine ganz andere sein. Ihre Angriffsfläche steigt bei unzusammenhängenden, fehlerhaften und ungenauen Aussagen exponentiell an.

Die Prüfung

Nochmal: Die Kleidung

Praktischerweise sollten Sie hier zwischen dem ersten und zweiten Tag unterscheiden.
Die praktische Prüfung am Krankenbett am ersten Tag erfolgt im sauberen und gebügelten Kittel, bewaffnet mit Stethoskop, Reflexhammer, Spatel und Untersuchungstaschenlampe. Da man Ihre Hände bei der Untersuchung genau verfolgen wird, sollten Sie auch auf deren makelloses Aussehen achten. Der Kittel sollte bei der Untersuchung geschlossen sein. Etwaige Krawatten und Halsketten sind so zu tragen bzw. zu befestigen, dass sie nicht quer über die kranke Person pendeln oder sie gar berühren. Die Privatkleidung unter dem Kittel sollte sich am folgenden Tag orientieren.
Am zweiten Tag findet in der Regel kein Krankenkontakt statt. Nehmen Sie trotzdem für alle Fälle einen Kittel mit. Kleiden Sie sich angemessen. Sie wollen ja auch etwas von dem Gremium, nämlich eine gute Zensur. Die Kommission will andererseits feststellen, ob Sie als Arzt bzw. Ärztin tragbar sind. Dazu gehört untrennbar die äußere Erscheinung; sie ist ja auch für die Behandlungssituation wichtig. Im Verlauf der Prüfung kann sich eine erste Impression sicherlich vollkommen wandeln, aber nichts spricht dagegen, gleich von Anfang einen guten Eindruck zu machen. Zudem sollten Sie mit Ihrem eigenen Aussehen zufrieden sein, wenn Sie sich in die ungewisse Prüfungssituation begeben.

Kleiner „Style Guide"

- Keine Jeans, keine T-Shirts, keine Sportschuhe. Keine sichtbaren Tattoos oder Piercings.
- Keine aufdringlichen Parfums oder Gerüche.
- Dafür: Geputzte Schuhe, gepflegte Frisur, gepflegte Hände, kurze Fingernägel.
- Für die Herren: Gepflegte Rasur. Hose und Jackett. Krawatte (eher schlicht) muss nicht sein. Fliege, Manschettenknöpfe, Einstecktuch bitte nicht!
- Für die Damen: Keine tiefen Ausschnitte, keine superkurzen Röcke, keine hohen Absätze, kein aufwendiges Make-up, kein extravaganter Schmuck, keine Armreifen, kein farbiger Nagellack oder Fingernagelschmuck.
- Lange Haare bitte geschlossen tragen.
- Schlichte Eheringe sollten nicht schaden. Alle Ringe mit Verletzungspotenzial sind tabu.
- Schlichte Uhr mit Sekundenzeiger ist zweckmäßig.
- Smartphones vor Prüfungsbeginn auf lautlos, vibrationsfrei und Flugmodus schalten.

Der Krankenbericht

Je nach Universität und Prüfungsvorsitz erhalten Sie einige Tage bis wenige Stunden vor der Prüfung eine zu untersuchende Person, über die Sie einen schriftlichen Bericht verfassen sollen. Halten Sie den Bericht kurz und präzise – etwa wie einen Rapport, den Sie selber gerne eine Stunde vor der Visite lesen würden. Richtige Kliniker*innen hassen Geschwafel. Sie müssen nicht davon ausgehen, dass die anderen im Gremium ihn im Detail studieren. Dazu ist üblicherweise gar nicht die Zeit. Allerdings sollten Sie einkalkulieren, dass die erfolgte Diagnostik von der radiologischen Vertretung hinterfragt und weiter vertieft werden kann. Das gilt insbesondere, wenn die Bildgebung einen großen Anteil an der Diagnosefindung hat.
Gerne dient der Brief dem Vorsitz als Ausgangs- und Ankerpunkt für die theoretische Prüfung am zweiten Tag.

Der erste Tag

Am Tag der Prüfung erscheint die Gruppe am besten geschlossen und 5 Minuten vor der Zeit am verabredeten Treffpunkt. Sind alle Prüflinge und das Prüfgremium vor Ort und sind anhand der Personalausweise die Identitäten überprüft, kann der Vorsitz die Prüfung eröffnen.
Regelhaft wird zunächst kurz der technische Ablauf skizziert. Sodann geht es zur Person, die untersucht werden soll. Das kann die gleiche Person sein, über die Sie den Bericht erstellt haben. Auf Stationen mit kurzen Liegezeiten ist das jedoch eher unwahrscheinlich. Je nach Vorsitz geht die gesamte Prüfungsgruppe hinein oder die Prüflinge werden einzeln zur 45- bis 60-minütigen Einzelprüfung gebeten. Es liegt in der Natur der Sache, dass zwischendurch Raumwechsel vorgenommen werden, da unterschiedliche Personen untersucht werden.

Sehr wichtig

Vor Betreten und nach Verlassen des Zimmers die Hände desinfizieren! Das ist wie Anschnallen beim Führerschein.

Im Allgemeinen wird die prüfende Person während der Patientenvorstellung die Begrüßung und die Bitte um Kooperation übernehmen. Trotzdem sollte der Prüfling die kranke Person separat ansprechen und während der Vorstellung freundlichen und höflichen Kontakt halten. Versuchen Sie, sich so zu stellen, dass das Krankenbett zwischen Ihnen und der Prüfungskommission steht und diese freie Sicht auf Ihr Tun hat. Wenn es andere Kranke im Raum gibt, schirmen Sie mit Ihrem Körper die zu untersuchende Person so gut

es geht ab. Setzen Sie sich nicht, denn die Kommission wird normalerweise stehen. Im Gespräch mit der kranken Person sollte der Prüfling die Gesprächsführung behalten. Für manche Kranke ist die Prüfungssituation ein Augenblick allgemeiner Aufmerksamkeit, der weidlich ausgenutzt wird. Ist der Redefluss nicht zu stoppen, wenden Sie einen Trick an, den mir ein alter Internist verriet: Schauen Sie dem Patienten bedeutungsvoll in die Augen und legen Sie ihm die Hand fest auf die Schulter „Herr Schmidt, …" Meist verstummen die Kranken dann und Sie können die strukturierte Befragung fortsetzen. Auch der Umgang mit hilflosen Patient*innen ist eine Herausforderung.
In der Anamneseerhebung arbeiten Sie insbesondere die Aspekte heraus, die für die anderen im Gremium interessant sein könnten und die Ihnen thematisch liegen. Legen Sie sozusagen die Angel aus. Fragen Sie die Kranken nach Symptomen und nicht nach den Diagnosen, die andere schon gestellt haben. Strukturieren Sie das Gespräch von Anfang an freundlich und zuvorkommend so, dass Sie auf kurzem und systematischem Weg zu den wichtigen Erkenntnissen kommen. Verhindern Sie wenn möglich auf subtile Weise, dass die kranke Person selbst die Diagnose nennt. Wenn sie sie trotzdem erwähnt, weichen Sie nicht von Ihrem geplanten Vorgehen ab.
Die Untersuchung sollte einer eingeübten Systematik folgen und durch Erläuterungen begleitet werden. Die Prüfenden kommen in der Regel aus der Praxis und schätzen eine schnelle und zielgerichtete Untersuchung durchaus. Schritte, die bewusst ausgelassen werden, etwa um Zeit zu sparen oder weil offensichtlich das Problem nicht in dieser Richtung liegt, sollten verbal kurz angesprochen werden. Die prüfenden Person wird dann in der Regel einhaken, wenn die entsprechende Untersuchung doch relevant für die weitere Beurteilung ist oder dem Prüfling auf die Finger geschaut werden soll. Eine gute klinische Untersuchung ist das „A und O" – der hier entstandene Eindruck kann ausschlaggebend für das Gesamtergebnis sein.
Wichtig ist neben der Beherrschung der Untersuchungstechniken insbesondere Ihre Körpersprache, in der Anamneseerhebung und bei der körperlichen Untersuchung. Wenden Sie sich der kranken Person zu, wenn Sie mit ihr sprechen, blicken Sie ihr in die Augen und begleiten Sie ihre Aussagen durch bestätigende Gesten. Bei der Untersuchung zeigen Sie keine Angst vor der normalen Körperberührung, arbeiten Sie nicht mit „spitzen Fingern". Üben Sie Ihre Perkussion und stellen Sie sicher, dass Sie beim Klopfen einen sonoren Ton erzeugen können.
Wenn Sie sich einen Gesamteindruck verschafft haben, fassen Sie Ihre Befunde zusammen und nennen Sie die aus Ihrer Sicht wahrscheinlichste Diagnose. Schließen Sie Ihre Differenzialdiagnosen direkt an, am besten in der Reihenfolge ihrer Wahrscheinlichkeit. Man wird dann vertiefend nachfragen und möglicherweise weitere praktische Untersuchungen von Ihnen erbitten. Die anderen im Gremium werden sich die Untersuchungstechniken ihrer Spezialität vorführen lassen und dazu weiterführende Fragen stellen. Entsprechende Punkte der Anamnese nehmen sie dafür gerne auf.
Von radiologischer Seite werden möglicherweise Fragen zur stattgefundenen oder weiterführenden Bildgebung gestellt. Dankbare Themen sind auch die Indikationsstellung für bildgebende Untersuchungen, die assoziierten Risiken und Kontraindikationen sowie der Strahlenschutz.
Als Mitprüfling verhält man sich komplett passiv, freundlich und zurückhaltend.

Hier und für die ganze Prüfung gilt:

- Die Präsentation muss sitzen – trainieren, trainieren, trainieren!
- Systematik ist superwichtig!
- Nie aus der Hüfte schießen, selbst wenn die Diagnose offensichtlich ist.
- Reden und agieren Sie, sonst redet und agiert die prüfende Person!
- Keine weitergehende Diagnostik fordern, bevor Sie Ihre Schlussfolgerungen aus Anamnese und Untersuchung gezogen haben.
- Freundlichen Kontakt zur kranken Person halten!

Der zweite Tag

Der zweite Prüfungstag ist der Theorie gewidmet. Nur in Ausnahmefällen werden Sie Patient*innen zu Gesicht bekommen. Üblicherweise sitzen Sie in einem Seminarraum neben den anderen Prüflingen und Ihnen gegenüber das Prüfungsgremium.
Im Allgemeinen beträgt die Zeit pro Fach und Prüfungstag 15 Minuten, egal, ob „großes" oder „kleines" Fach. Das ist so knapp bemessen, dass die Zeit gut genutzt werden muss. Der Rest des Gremiums wird sich währenddessen nur in Ausnahmefällen zu Wort melden. Die Gesamtzeit pro Prüfling darf 45 Minuten nicht unter- und 60 Minuten nicht überschreiten. Die Prüflinge werden abwechselnd geprüft, sodass Gelegenheit zur Erholung besteht. Das muss nicht immer der offensichtlichen Reihe nach gehen, denn nach jeder Runde muss gesprungen werden. Es gilt also, konstant aufmerksam zu sein.
Für das Gremium gilt das nur bedingt. Wenn die anderen ihre Fragen stellen, kann sich der Rest entspannen. Auf die Toilette gehen oder sich mit offensichtlich prüfungsfremden Dingen beschäftigen darf ein Gremiumsmitglied nicht. Notizen zur Prüfung können auf dem Smartphone natürlich gemacht werden, Telefonate sind in der Prüfungszeit aber nicht möglich. Dafür muss die Prüfung unterbrochen werden. Wird eine prüfenden Person für einen Notfall aus

der Prüfung gerufen, ist die gesamte Prüfung ungültig. Manchen Kolleg*innen fällt es schwer, nachmittäglich durchgehend wach zu bleiben. Dabei gilt jedoch: Auch mit geschlossenen Augen kann man hochkonzentriert sein!

Tipp

Auf den ersten Tag wird nur selten Bezug genommen – trotzdem sollten Sie wesentliche Wissenslücken, die am Vortage zutage getreten sind, am Vorabend noch schließen. Es wäre zu peinlich, wenn das Gremium darauf zurückkäme.

Die Prüfenden bereiten sich auch auf die Prüfung vor. Das mag sich darauf beschränken, einen Fall auszuwählen, die Akte noch einmal zu studieren und/oder alte Notizen herauszukramen. Viele beginnen mit Fallbeispielen, um dann den Kanon Symptome – Diagnostik – Therapie durchzuspielen. Viele haben eine Sammlung typischer Befunde, auf die sie praktischerweise zurückgreifen – unabhängig von der erkrankten Person des vorigen Prüfungstages. Im internistischen Fach ist das klassischerweise ein EKG, eine Elektrophorese oder ein Blutbild, in der Anästhesie vielleicht eine Blutgasanalyse, bei der Neurologie ein EEG. Röntgenbilder im weitesten Sinne, also auch MRT und CT, sind beliebt bei schneidenden Fächern. Es handelt sich in der Regel um klare, klassische Fälle. Das umso mehr, wenn die anderen Kommissionsmitglieder ebenfalls Fachwissen besitzen könnten. Nur ungern setzt sich jemand innerhalb der Sitzung oder bei der anschließenden Beratung Nachfragen der Kolleg*innen aus.

Die Bildanalyse in der Prüfung

In der Prüfung werden Ihnen häufig bildgebende Untersuchungen vorgestellt – unabhängig davon, ob die Radiologie eines der Prüfungsfächer ist. Möglicherweise werden nichtradiologische Prüfende sogar mehr Bilder in ihren Prüfungsteil integrieren, wenn die Radiologe nicht zugegen ist, da sie dann nicht mit diesem Fach „interferieren“. Wichtig ist es, der Kommission gegenüber zu dokumentieren, dass Sie wissen, wie man mit Bildgebungsuntersuchungen umgeht und sie systematisch interpretiert.

Nur in den seltensten Fällen werden Ihnen heutzutage noch Bilder auf Film präsentiert – aus dem einfachen Grunde, dass es diese Filme im Alltag nicht mehr gibt. Stattdessen werden Ihnen bildgebende Untersuchungen auf Computerbildschirmen vorgestellt werden. Da die Befunde auf Prüfungsbildern in der Regel deutlich sind, sollte die Diagnosefindung in diesem Rahmen dadurch nicht beeinträchtigt werden. Legt man Ihnen nun eine Untersuchung zur Beurteilung vor, gehen Sie grundsätzlich wie folgt vor: Betrachten Sie das Bild möglichst, ohne der Kommission den Blick zu verstellen.

Handelt es sich um einen Monitor, richten Sie den Monitor so aus, dass Sie und die Kommission nicht geblendet werden und Spiegelungen minimiert werden.

Erbitten Sie freundlich Angaben zu Alter und Geschlecht, wenn es der Aufnahme nicht zu entnehmen ist. Ist es vermerkt, erwähnen Sie das zu Anfang Ihrer Analyse. Das macht Ihre professionelle Herangehensweise von Anfang an klar.

Klären Sie für sich, um welche Art der Untersuchung es sich handelt, und verkünden Sie das der Kommission, z. B.: „Es handelt sich um eine Thoraxaufnahme im Liegen“, oder „Ich sehe ein Kniegelenk in zwei Ebenen.“

Schauen Sie auf korrekte Positionierung und Bildqualität, bei Thoraxaufnahmen auf die ausreichende Inspiration: „Korrekte Positionierung, gute Bildqualität, der Patient hat gut eingeatmet.“

Bei der folgenden Analyse gehen Sie systematisch vor und lassen die Kommission an der Analyse teilhaben, z. B.: „Das Mediastinum ist mittelständig und nicht verbreitert. Das Herz ist normal groß und regelrecht konfiguriert, etc.“

Im Idealfall erkennen Sie die Pathologie sofort – trotzdem sollten Sie das systematische Vorgehen beibehalten. Beschreiben Sie im Rahmen Ihrer Analyse die Abweichung kurz, ordnen Sie sie örtlich zu, z. B.: „Es stellt sich eine Verschattung im Oberfeld dar. Darauf komme ich zurück.“ Komplettieren Sie dann planmäßig die Bildbetrachtung. Gehen Sie dann zur Abweichung zurück und analysieren Sie sie.

Am Ende wiederholen Sie noch einmal die einzelnen beobachteten Abweichungen und versuchen, sie alle unter einen Hut zu bringen. Daraus ergibt sich die Differenzialdiagnose.

Im Idealfall reihen Sie die möglichen Diagnosen nach ihrer Wahrscheinlichkeit und Häufigkeit. Bedenken Sie dabei Alter, Geschlecht und auch die Anamnese, falls bekannt: „Die Verdichtung im Oberlappen bei einem 65-jährigen Raucher entspricht am ehesten einem Bronchialkarzinom. Bei entsprechender Klinik müsste man eine Pneumonie erwägen, die allerdings auch durch ein Karzinom begünstigt werden kann. Bei einem Oberlappenprozess muss auch eine Tuberkulose ausgeschlossen werden.“

Wenn man Ihre Analyse unterbricht bzw. Zwischenfragen stellt, hören Sie genau hin. Vielleicht wurde Ihr planvolles Vorgehen zur Kenntnis genommen und nun soll der Prozess etwas beschleunigt werden. Oder Sie haben im Rahmen der Analyse etwas übersehen und man will Sie wieder auf den rechten Pfad führen. Folgen Sie diesen Hilfestellungen bereitwillig.

Weitere Vorgehensweisen, Tipps und Tricks für die Einzeluntersuchungen werden im Rahmen der Fallerläuterungen behandelt.

Die Prüfungsbenotung

Nach der Prüfung verlassen alle Prüflinge den Raum. Das Gremium berät sich und legt die Zensuren fest. Regelhaft werden die Prüflinge zur Notenverkündung wieder hereingerufen.
Das Gremium realisiert im Allgemeinen, welche Rolle die Prüfungszensur für Ihre beruflichen Pläne spielt. Leichtfertig werden schlechte Zensuren selten vergeben, eher ist das Gegenteil der Fall. Die Diskussion in der Kommission dreht sich am Anfang meist darum, ob irgendjemand nach oben oder nach unten aus der Gruppe herausragt. Dann wird die Note für das Mittelfeld bestimmt und die Ausreißer werden darum herum arrangiert. Bekommt ein Prüfling in einem Fach eine schlechtere Note als „ausreichend", so entscheidet allein das Gremium und im Zweifelsfall der Vorsitz über die endgültige Note. Demnach kann ein Prüfling eine Prüfung bestehen, auch wenn er in einem Fach schlechter als „ausreichend" eingeschätzt wurde.
Prinzipiell kann man sicher sagen, dass niemand ein Interesse daran hat, Sie durchfallen zu lassen. Das Gremium sieht Sie eher bereits als zukünftige Kolleg*innen. Und genau diese Vision dürfte auch in die Bewertung mit einfließen: Wenn dieser Prüfling nächste Woche auf meiner Station anfängt, muss ich mich um die Krankenversorgung sorgen oder kann ich mich über diesen Glücksgriff freuen? Bei schlechten Prüfungen kommt in der abschließenden Notendiskussion häufig die Sprache darauf, ob man sich – selbst erkrankt – dem Prüfling anvertrauen könnte: „Was mache ich, wenn ich im Altersheim in diese ärztliche Obhut komme?" Ist diese Phase erreicht, wird die Kommission grausam.
Der Vorsitz teilt dem Prüfling das Ergebnis der mündlich-praktischen Prüfung mit. Auf Wunsch des Prüflings muss das Ergebnis dabei begründet werden. Ist die Prüfung nicht bestanden, schlägt die Prüfungskommission dem Landesprüfungsamt vor, ob, wie lange und in welchem Fach oder welchen Fächern der Prüfling erneut an einer praktischen Ausbildung nach § 3 ÄAppO teilnehmen sollte. Die Zeit der Teilnahme beträgt mindestens vier, höchstens sechs Monate. Da die Kommission nie wieder in gleicher Sache tagt, werden Beschlüsse dieser Art sofort gefällt und dem Prüfling in der Regel direkt mitgeteilt. Diskussionen mit dem Vorsitz sind zu diesem Zeitpunkt sinnlos.
Die letzte Entscheidung über Art und Dauer der Nachausbildung trifft allerdings das Landesprüfungsamt selbst. In die Nachprüfung gehen die Zensuren der ersten Prüfung rechnerisch nicht ein. Es ist also wirklich eine ganz neue Chance.
Ein Dank an die Prüfungskommission beeinflusst das Ergebnis zwar nicht mehr, ist aber trotzdem eine höfliche Geste, die Sie – genau wie den persönlichen Händedruck mit allen Mitgliedern – zum Abschied nicht vergessen sollten.

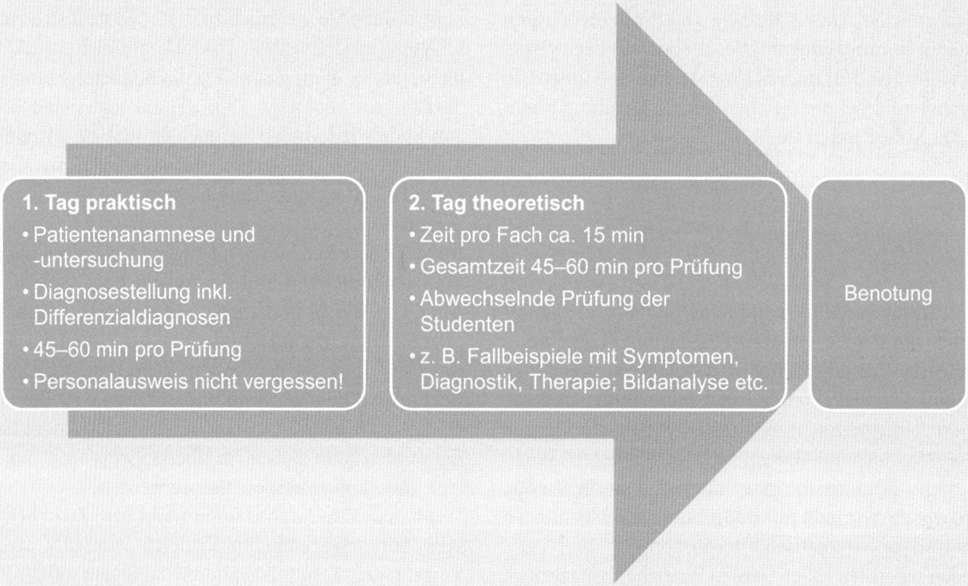

Abschließender Tipp

Tauchen Sie in der Prüfungsvorbereitung so tief in die Bildgebung ein, dass Sie die Faszination des Gebietes spüren und der Prüfungskommission vermitteln können. Dann sind Sie auf dem richtigen Kurs.

Die Fälle

01 Reine Routine?

Anamnese

Bei einem 21-jährigen Medizinstudenten mit Morbus Crohn soll vor Einleitung einer Interferon-Therapie eine Thoraxaufnahme zum Ausschluss einer Tuberkulose angefertigt werden (➤ Abb. 1.1). Eigentlich erwarten Sie keine Pathologie. Bevor Ihre Oberärztin vorbeikommt, um die Befunde mit Ihnen zu besprechen, wollen Sie sich aber absolut sicher sein, nichts übersehen zu haben. Außerdem schaut Ihnen der junge Kollege erwartungsvoll über die Schulter, um etwas von Ihnen zu lernen. Sie legen ihm in kurzen Sätzen dar, wie Sie systematisch vorgehen. Dabei benennen Sie die anatomischen Strukturen korrekt.

Merke

Bildqualität

Es ist immer ratsam, zunächst die Bildqualität zu beurteilen, bevor das Thoraxbild systematisch analysiert wird. Abgesehen von der oben genannten Positionierung des Patienten und der Einatemtiefe gibt es noch weitere Aspekte. Eine optimal belichtete Aufnahme zeigt die Lungengefäße hinter dem Herzen, unter der Zwerchfellkontur und im Lungenkern. Das hängt natürlich auch von der Konstitution des Patienten ab (dick oder dünn). Mit den digitalen Aufnahmetechniken wird die Bildschwärzung unabhängig von der Dosis nachjustiert. Über- und Unterdosierungen erkennen nur Fachleute.

1. **Wie bestimmen Sie die Qualität der Aufnahme?**

2. **Wie analysieren Sie ein Thoraxbild?**

3. **Welche Lymphknotenstationen können Sie in der Thoraxübersicht zeigen?**

4. **Welche Fissur können Sie in der Übersicht erkennen?**

5. **Handelt es sich um eine Aufnahme im Liegen oder im Stehen? Warum?**

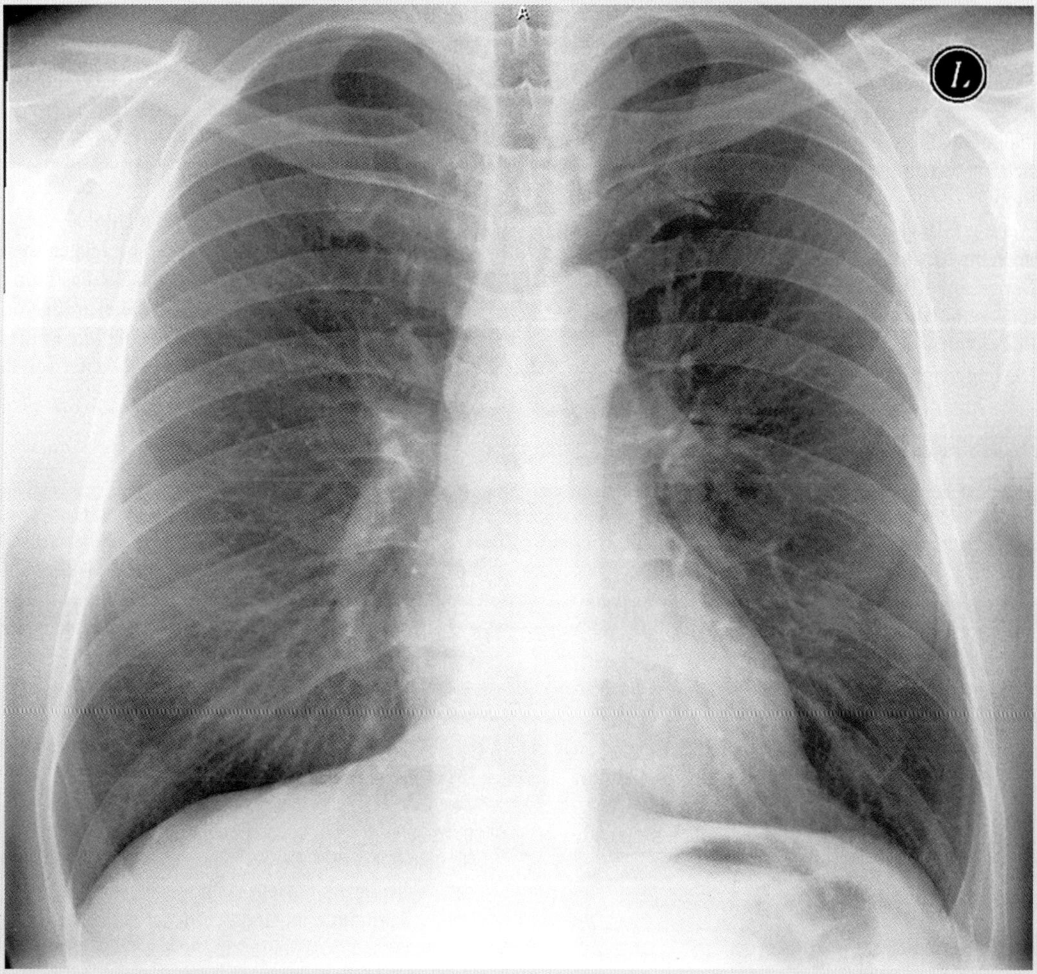

Abb. 1.1 Thorax p.a.

1. Qualität der Aufnahme

- Bei einer gerade positionierten Thoraxaufnahme stehen die Processus spinosi mittig zwischen den medialen Klavikulaenden. Diese wiederum projizieren sich in etwa über die dorsalen Ansätze der vierten Rippe.
- Wenn gut eingeatmet worden ist, steht das Zwerchfell im 9. bis 10. dorsalen Interkostalraum.
- Der gesamte Thorax ist abgebildet, wenn Lungenspitzen und die tiefen lateralen Pleurasinus auf dem Bild sichtbar sind.
- Die Lungengefäße im Herzschatten sind erkennbar.

2. Analyse eines Thoraxbildes

Es empfiehlt sich eine **strukturierte Vorgehensweise,** die alle wichtigen Regionen und Aspekte einschließt. Hier ein Beispiel:

- Oberes Mediastinum (Verbreiterung, Trachealverlagerung/Stenose)
- Herzgröße/Konfiguration
- Hilus beidseits (Vergrößerung, Verziehung, Lage zueinander)
- Lungenkern (Gefäße, Verschattungen)
- Lunge im Herzschatten und unter Zwerchfellkontur
- Lungengrenzen (Pleura, periphere Lunge)
- Abschließend knöcherner Thorax und angrenzende Weichteile

3. Lymphknotenstationen

Vergrößerte Lymphknoten erkennt man am leichtesten im Azygoswinkel (➤ Abb. 1.2a, weißer Pfeil), im aortopulmonalen Fenster (➤ Abb. 1.2a, weißer Kreis) und subkarinal (➤ Abb. 1.2a, schwarzer Pfeil) an der Aufspreizung der Hauptbronchien.

4. Fissuren

Nur die Fissura minor können Sie in der Übersicht erkennen ➤ Abb. 1.2a, Punktlinie). Die Fissurae majores kommen nur in der Seitaufnahme zur Darstellung (➤ Abb. 1.2b).

5. Handelt es sich um eine Aufnahme im Liegen oder im Stehen? Warum?

- Der Flüssigkeitsspiegel des Magens (➤ Abb. 1.2a, weißes Oval) beweist die **stehende Position** in diesem Fall.
- Die Schulterblätter liegen eher lateral, die Schultern sind nach vorne gezogen. In einer optimalen Aufnahme lägen die Schulterblätter außerhalb der Lungenfelder.
- Im Liegen wird die Schulter nicht nach vorne gezogen. Das Herz ist filmfern und damit etwas vergrößert abgebildet.
- Die Atemtiefe ist normal, weil der Bauchinhalt das Zwerchfell nicht nach kranial drückt. Im Liegen ist die Atemtiefe tendenziell geringer, das Mediastinum gestauchter. Das Herz projiziert sich dabei größer, da es bei anterior-posteriorem Strahlengang (die Röhre schwebt einen Meter über dem Körper) weiter von der Aufnahmekassette entfernt liegt.

Kommentar

Positionierung für die Aufnahme

Die Qualität der Thoraxaufnahme hängt im Wesentlichen davon ab, ob sie im Liegen oder im Stehen angefertigt wird.

- Der im Stehen vorhandene hydrostatische Druckabfall der Lungengefäße führt zur physiologischen Mehrdurchblutung der unteren Lungenanteile. Im Liegen ist er aufgehoben, weshalb die Gefäßkaliber in den Ober- und Unterfeldern sich angleichen. Bleibt das im Stehen so – „Umverteilung", ist der Druck im Lungenkreislauf erhöht und es droht eine Stauung. Im Liegen schieben sich die Zwerchfelle – auch abhängig von der Fülle des abdominalen Inhalts – weiter nach kranial und stauchen das Mediastinum und Herz. Der vermehrte venöse Rückfluss lässt das Kaliber der Azygosvene kräftig zunehmen.
- Bei der **Aufnahme im Liegen** liegt der Rücken entspannt auf der Kassette. Die Röhre schwebt etwa einen Meter darüber. Die Schulterblätter und die sie umgebenden Weichteile projizieren sich dann in die Lungenfelder. Das Herz ist filmfern und damit etwas vergrößert abgebildet. Flüssigkeitsspiegel, etwa im Magen, werden nicht orthograd getroffen und sind damit nicht sichtbar. Freie Luft im Pleuraraum bei Pneumothorax steigt zur vorderen Thoraxwand hoch und ist dort nicht ohne Weiteres erkennbar.
- Bei der **Aufnahme im Stehen** lehnt die Brust gegen das Aufnahmestativ. Dabei sollen die Schultern nach vorne und damit die Skapula aus dem Lungenfeld gezogen werden. Die Röhre ist etwa zwei Meter dahinter, wodurch geometrische Verzeichnungen geringer sind als im Liegen. Der horizontale Strahlengang bringt es mit sich, dass Flüssigkeitsspiegel gut erkannt werden. Freie Luft im Pleuraraum steigt nach oben in die Spitze des Thorax, wo sie genauso wie die orthograd getroffene und von der Pleura parietalis abgelöste Pleura visceralis meist gut zu erkennen ist. Wann immer möglich, sollte man daher eine Aufnahme im Stehen oder zumindest im Sitzen anstreben.

Kommunikation

Kranke mit professionell-medizinischem Hintergrund sind gar nicht so selten und bedürfen eines besonderen Einfühlungsvermögens. Ängste, Unsicherheit und Verdrängung trifft man auch bei ihnen an. Es gilt, alle Antennen auszufahren und sorgfältig einzuschätzen, wie eine zielführende Kommunikation auszusehen hat.

Zusammenfassung

Dieser Fall soll Ihnen helfen, strukturiert eine Thoraxaufnahme zu befunden. Es handelt sich um einen Normalbefund. Hinweise auf eine abgelaufene Tuberkulose (wie verkalkte Lymphknoten, Granulome oder Pleuraschwielen) oder auf eine aktive Tuberkulose (wie Infiltrate, Kavernen, miliares Muster) liegen nicht vor.

Auch ein Normalbefund kann Ihnen in der Prüfung vorgelegt werden.

Was wäre, wenn ...

... es eine Aufnahme im Liegen wäre?

- In der Aufnahme wären Herz und Mediastinum gestauchter, die Vena azygos kräftiger gefüllt, die medialen Skapulagrenzen lägen im Lungenfeld.
- Es gäbe sicher keine Seitaufnahme (wird allerdings auch im Stehen nicht immer angefertigt)
- Die erkrankte Person müsste aus irgendeinem Grund unfähig sein, zu stehen oder Bettruhe einhalten müssen (Hinweis auf die Klinik). Sonst würde man immer die bessere Technik im Stehen wählen!
- Das Kriterium der Umverteilung bei der Stauung könnten Sie nicht mehr nutzen.
- Einen Pneu könnten Sie sehr viel leichter übersehen, weil die Luft nicht apikal, sondern unsichtbar hinter dem Sternum läge.

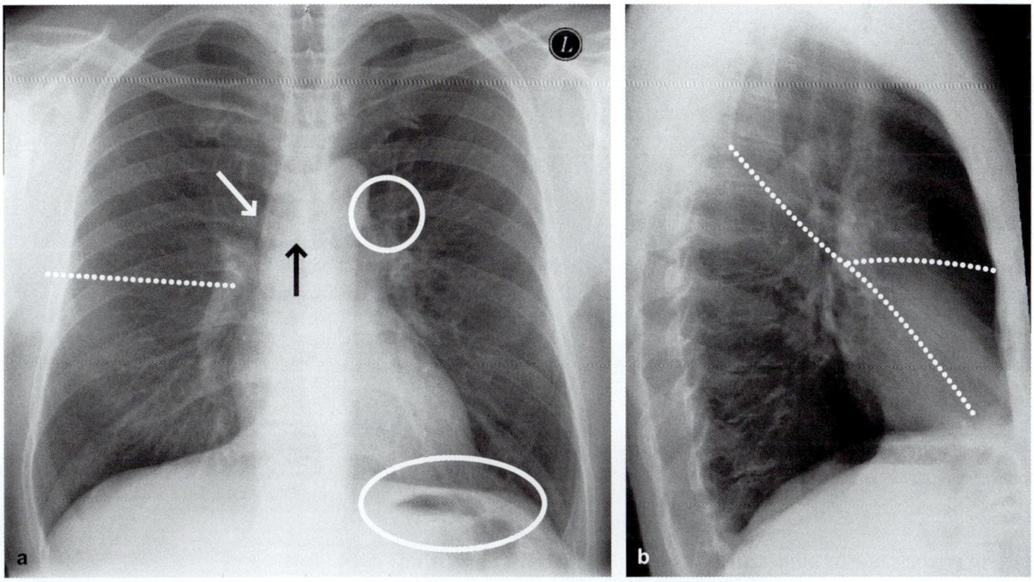

Abb. 1.2 a) Thorax p.a. eines lungengesunden Patienten mit Markierung wesentlicher Strukturen: Azygoswinkel (weißer Pfeil), aortopulmonales Fenster (Kreis), Aufspreizung der Hauptbronchien subkarinal (schwarzer Pfeil), Fissura minor (Punktlinie), Flüssigkeitsspiegel des Magens (Oval)
b) Thorax seitlich mit markierten Fissuren der rechten Seite (major und minor)

02 Wenn Rücken und Füße schmerzen

Anamnese

Sie haben eine Praxis für Allgemeinmedizin in einer kleineren Stadt im Süden. Die abgebildeten repräsentativen Röntgenbilder (➤ Abb. 2.1, ➤ Abb. 2.2) hat ein 35-jähriger türkischer Patient mitgebracht, der der deutschen Sprache nicht mächtig ist. Die 11-jährige Tochter des Patienten erzählt im schönsten Schwäbisch, dass der Patient seit Jahren über chronische Rückenschmerzen und seit einigen Wochen über Belastungsschmerzen im Fuß klage. Der beiliegende radiologische Befund ist auf Türkisch.

Merke

Radiologische Analyse der Knochenstruktur

Der Knochen besteht aus dem äußeren festen Knochenkortex und der inneren wabenartigen Spongiosa. Der **Knochenkortex** ist dicht wie Elfenbein und wird von Gefäßkanälen durchzogen, nach außen und innen ist er glatt begrenzt. Innere Prozesse nagen den Kortex von innen an (z. B. Plasmozytom, Metastasen). Ganz aggressive Prozesse blättern den Kortex auf, zeigen eine unregelmäßige Kontur und brechen schließlich in die Weichteile durch. Wenn es bei Verletzungen, Entzündungen oder malignen Prozessen zu einer periostalen Reaktion kommt, stellt sich die sonst glatte äußere Begrenzung des Kortex im Röntgenbild unscharf dar.

Die **Spongiosa** verleiht dem Knochen mit ihrer trabekulären Struktur, bei nur geringem Gewicht, Stabilität. In ihren Hohlräumen liegt das gut durchblutete Knochenmark. Entzündliche und maligne Prozesse zerstören die röntgenologisch typische schwammartige Spongiosazeichnung. Bei dicken Knochen und Darmüberlagerungen können große Defekte in der Spongiosa lange unerkannt bleiben.

1. **Diese Wirbelsäule ist eingeschränkt beweglich. Was ist der Grund?**
2. **Welche anderen Krankheiten führen zur Bewegungseinschränkung? Wie unterscheiden sie sich von der vorliegenden?**
3. **Wie beschreiben Sie die Knochenstruktur (Wirbelsäule und Fuß)? Welche hauptsächlichen generalisierten Knochenstrukturveränderungen gibt es?**
4. **Der Fuß ist schmerzhaft. Aus welchem Grund? Wie hängt diese Läsion mit der Grunderkrankung zusammen?**
5. **Was ist Ihre Hauptdiagnose? Wie nennt man die Manifestation an der Wirbelsäule, wie die am Fuß? Auf welche anderen Skelett-Manifestationen muss man gefasst sein?**

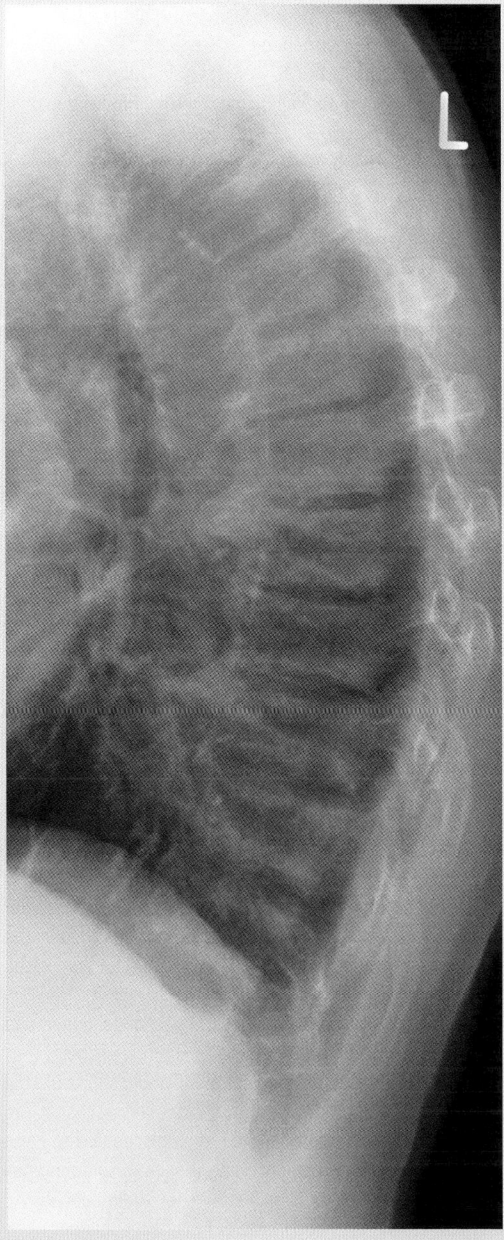

Abb. 2.1 Laterale BWS

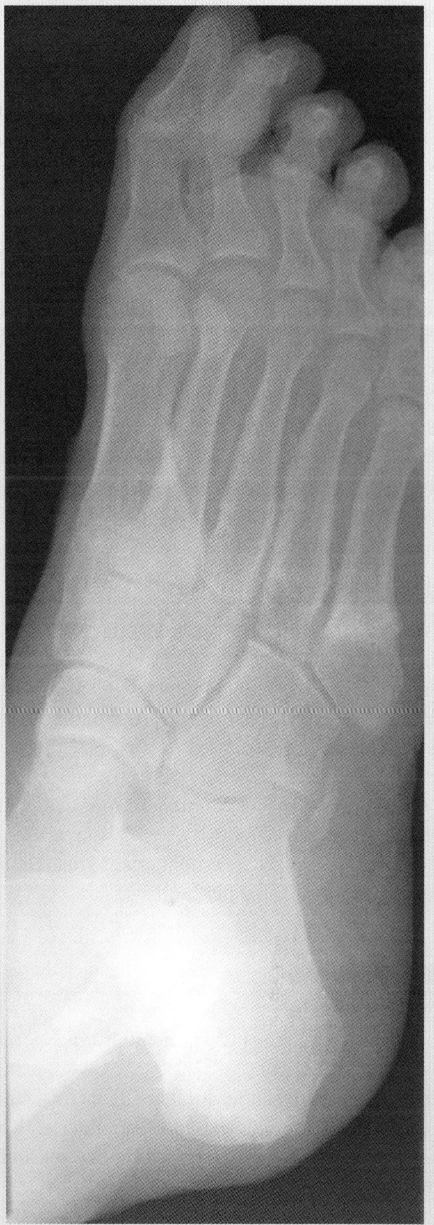

Abb. 2.2 Schrägaufnahme des Fußes

1. Befund und Diagnose

Es besteht eine schwere pontifizierende (überbrückende) Spondylose mit ventralem knöchernem Band (➤ Abb. 2.3a, Pfeile) – **diffuse idiopathische Skeletthyperostose (DISH),** auch **Morbus Forestier** genannt.

2. Differenzialdiagnosen

- Morbus **Bechterew:** Bei Morbus Bechterew kommt es vorzugsweise zum Befall der Iliosakralfuge und zur Verknöcherung sämtlicher umgebender Bänder der Wirbelsäule – zur sog. **Bambuswirbelsäule.**
- Auch schwerste **Degenerationen** der Bandscheibe und der Intervertebralgelenke führen zu Bewegungseinschränkungen. Allerdings sind diese nicht durch knöcherne Spangenbildung bedingt.

3. Knochenstruktur und -veränderungen

- Die Knochenstruktur ist unscharf ohne Dichteminderung, an der Wirbelsäule zeigen sich Sklerosebänder an den Deck- und Grundplatten – der Befund passt zur **Osteomalazie.**
- Andere generalisierte Veränderungen sind:
  - **Osteoporose:** Dichte vermindert, meist konstitutionell und altersabhängig
  - **Osteosklerose:** Dichte erhöht, meist kongenital, aber auch medikamenteninduziert

4. Läsion des Fußes

- Konturunterbrechung mit Verdichtung am 5. Strahl (➤ Abb. 2.3b, Kreis)
- Schon länger bestehende, durch inadäquates Trauma verursachte Fraktur des stabilitätsgeminderten Knochens mit Kallusbildung – typisch für den **sekundären Hyperparathyreoidismus**

5. Hauptdiagnose und Manifestationen

- Das Bild passt zur **Osteomalazie** (z. B. sekundärer Hyperparathyreoidismus wie bei renaler Osteopathie).
- Die horizontale Streifung der Wirbelkörper (➤ Abb. 2.3a, Kreis) wird auch als **Rugger-Jersey-Spine** bezeichnet, die Fraktur am Fuß wird auch **Looser-Umbauzone** genannt.
- Die renale Osteopathie bzw. der sekundäre Hyperparathyreoidismus führen zu:
  - einem **braunen Tumor** als hämorrhagische Destruktion des Knochens
  - **Pfeffer-und-Salz-Muster** des Schädels
  - Resorptionen an Nagelkränzen und Phalangen.

Kommentar

Generalisierte Knochenstrukturänderungen

Knochenaufbau und -abbau halten sich normalerweise die Waage. Die Knochendichte nimmt allerdings bis etwa zum 40. Lebensjahr zu und fällt dann physiologischerweise ab. Bei Frauen ist dieser Vorgang häufig ausgeprägter als beim Mann, da er östrogengesteuert ist. Die Normalverteilung für das jeweilige Alter ist in großen Kollektiven ermittelt worden. Mit der **Osteodensitometrie,** mittels CT oder speziellem Osteodensitometriegerät, wird der individuelle Wert bestimmt.

Pathologische Frakturen

Bei vorgeschädigten Knochen führen normale Belastungen zu Frakturen.

Die **Osteoporose** bekommt Krankheitswert, wenn der Knochen normale Belastungen nicht mehr aushalten kann und bei geringen Traumata frakturiert. Die Knochendichte ist radiologisch vermindert, die Spongiosa und der Kortex stellen sich sehr zart dar. In der Routine ist das am besten an Röntgenaufnahmen der Lendenwirbelsäule zu erkennen, die dann auch die typischen Fischwirbelfrakturen (➤ Abb. 2.3c, Pfeil) und Höhenverluste (➤ Abb. 2.3c, Kreise) zeigen können. Der dichte- und stabilitätsgeminderte Knochen des **hohen Alters** und der **Osteoporose** bricht bevorzugt im Bereich des Schenkelhalses und der Wirbelsäule. Die Wirbelkörpersinterungen etwa führen zur vermehrten Kyphosierung der Brustwirbelsäule und zum Größenverlust der Betroffenen. Die Osteoporose ist einer der wichtigsten Gründe für chronische Schmerzen im Alter.

Osteomalazie, Knochenmetastasen, Knocheninfektionen und Knochentumoren können ebenfalls zu Frakturen führen.

Bei der **Osteomalazie** des Hyperparathyreoidismus wird die Knochenzeichnung vor allem unscharf, „verwaschen". Die Zahl der Trabekel nimmt ab, die radiologische Dichte kann vermindert, aber auch erhöht sein. Je nach Ausprägung des Krankheitsbildes kommt es im Rahmen des Strukturabbaus zu:

- Frakturen, auf die mit periostaler Knochenneubildung reagiert wird **(Looser-Umbauzonen)**
- Zystenbildungen im Knochen (**braune** Tumoren)
- multiplen kleinen Herden im Schädel **(Pfeffer-und-Salz-Muster)**
- Resorptionen an den Phalangen und den Nagelkränzen.

Eine Sonderform der pathologischen Fraktur ist die **Osteoradionekrose.**

Kommunikation

Sie finden bei dem Patienten kein offensichtliches Nierenproblem. In diesem Fall ist wahrscheinlich die Überweisung in eine endokrinologische Fachpraxis die beste Lösung. Sie erklären der Tochter des Patienten die Diagnose als Störung der Hormone und lassen im Einvernehmen mit dem Patienten einen Termin organisieren.

Zusammenfassung

Zu den generalisierten Knochenerkrankungen zählen Osteoporose, Osteomalazie und Osteosklerose.

Was wäre, wenn ...

... der Knochen homogen verdichtet wäre?

Zu einer generalisierten Erhöhung der Knochendichte kommt es vor allem bei kongenitalen Erkrankungen wie der **Osteopetrosis** oder der **Camurati-Engelmann-Erkrankung** sowie durch Medikamente. Die Osteosklerose Camurati-Engelmann kann zu Stenosen der Neuroforamina führen mit entsprechenden beeindruckenden Ausfällen z. B. der Hirnnerven. Ein längere Doxycyclingabe z. B. im Rahmen der Malariaprophylaxe und eine zu hohe Fluorgabe führen zu homogen verdichteten Knochen.

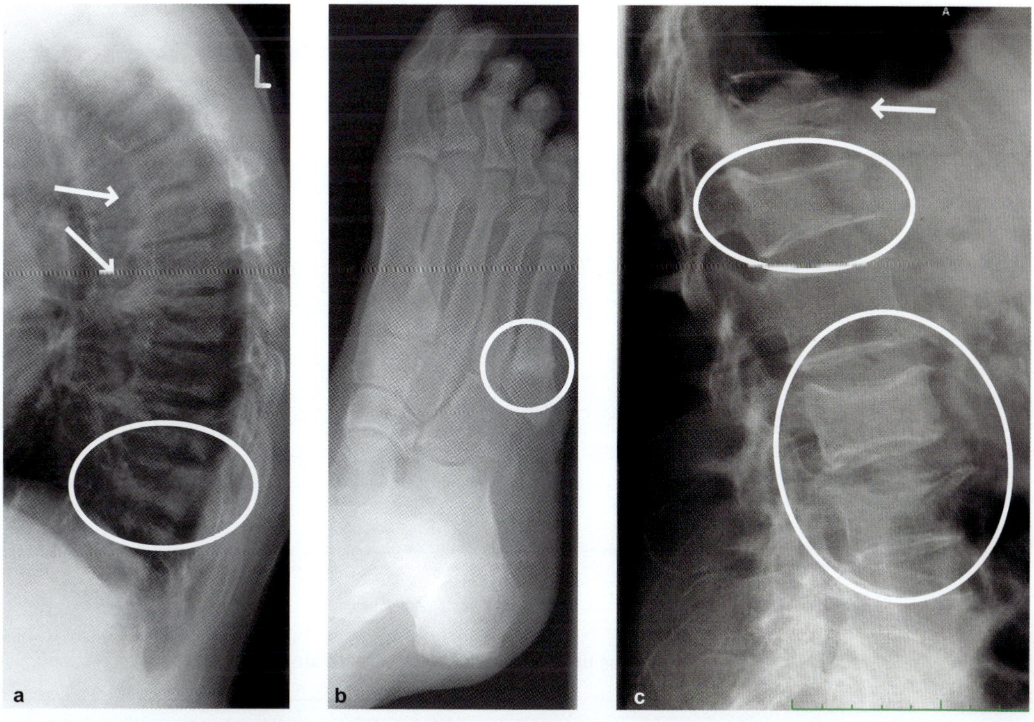

Abb. 2.3 a) Osteomalazie: pontifizierende Spondylose mit ventralem knöchernem Band (Pfeile), horizontale Streifung der Wirbelkörper (Kreis)
b) Konturunterbrechung mit Verdichtung am 5. Strahl (Kreis)
c) Osteoporose: Fischwirbelbildung BWK 11 (Pfeil), Höhenminderung BWK 12, LWK 2–3 (Kreise)

03 Drückende Kopfschmerzen

Anamnese

In der Notaufnahme sitzen an einem verlängerten Wochenende zwei Patientinnen und ein Patient beieinander. Schnell haben sie gemerkt, dass sie ein gemeinsames Problem haben: Alle klagen seit einigen Tagen über lästige Kopfschmerzen. Patientin 1 (➤ Abb. 3.1) hat zudem seit Wochen Schnupfen. Patient 2 (➤ Abb. 3.2) misst seit gestern subfebrile Temperaturen. Patientin 3 (➤ Abb. 3.3) wird seit Jahren wegen einer Migräne behandelt. Sie lassen von allen dreien Aufnahmen anfertigen.

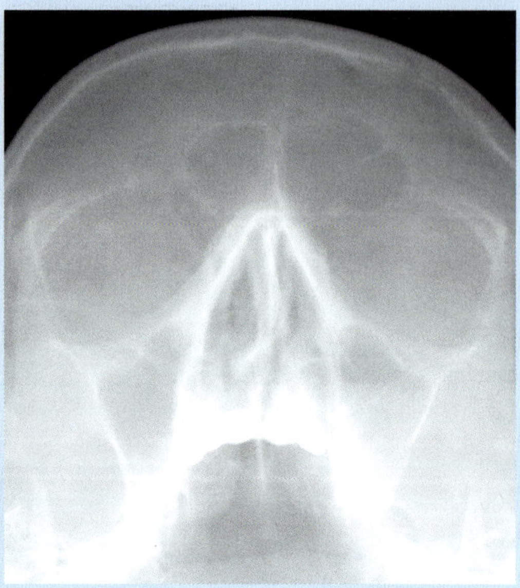

Abb. 3.1 Aufnahme von Patientin 1

1. **Was für eine Aufnahme (➤ Abb. 3.1) ist das und zu welchem Zweck wird sie angefertigt?**

2. **Wie lautet die Diagnose? Welche Differenzialdiagnosen müssen Sie bedenken?**

3. **Welche Befunde erheben Sie in ➤ Abb. 3.2?**

4. **Welche Sinus sieht man in ➤ Abb. 3.3?**

5. **Welche Komplikationen einer Sinusitis sind zu bedenken?**

6. **Welche weitere Bildgebung ist erwägenswert?**

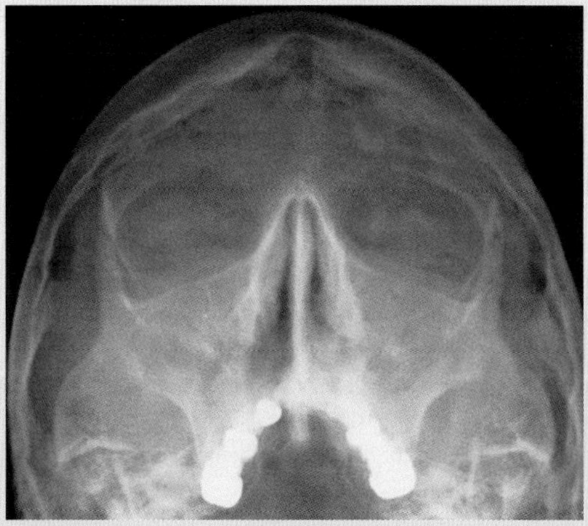

Abb. 3.2 Aufnahme von Patient 2

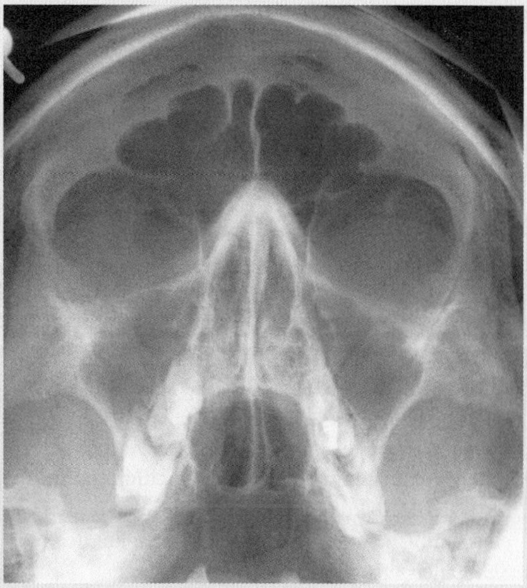

Abb. 3.3 Aufnahme von Patientin 3

1. Aufnahmetyp und Zweck der Aufnahme

Dies ist eine Nasennebenhöhlenspezialaufnahme, genauer eine okzipitomentale Aufnahme. Sie wird bei klinisch nicht eindeutiger oder therapieresistenter Sinusitis angefertigt.

2. Diagnose und Differenzialdiagnosen

Diagnose: Der Spiegel im linken Sinus maxillaris (➤ Abb. 3.4, Pfeile) deutet auf eine akute Sinusitis hin.
Differenzialdiagosen:

- **Chronische Sinusitis:** Die Sinus sind ebenfalls verdichtet, jedoch typischerweise ohne Spiegel, eher geschrumpft, und die Wände sklerotisch verdichtet.
- **Retentionszysten** (eher groß) und **Schleimhautpolster** (eher flach) können die Sinus auffüllen und zeigen eine rundliche Kontur. Retentionszysten können die Sinus auch aufweiten.
- Bei therapieresistenter Verschattung und Knochenarrosion muss an ein **Karzinom** gedacht werden.

3. Befunde in ➤ Abb. 3.2

Komplettverschattung sämtlicher einsehbarer Sinus – **Pansinusitis**

4. Sinus in ➤ Abb. 3.3

Die Nasennebenhöhlenaufnahme bildet die Sinus maxillares, ethmoidales, frontales und sphenoidales ab. In dieser normalen Aufnahme sind sie alle luftgefüllt, wie es sich gehört. Der Sinus sphenoidale wird teilweise durch das Cavum nasi überlagert und ist im CT-Bild besser zu erfassen (➤ Abb. 3.5a, Kreis).

5. Mögliche Komplikationen einer Sinusitis

Wesentliche Komplikation ist der Durchbruch nach intrakranial mit:

- Abszessbildung (➤ Abb. 3.5b, Kreis)
- Meningitis (➤ Abb. 3.5b, Pfeile), Enzephalitis

6. Weitere Bildgebung

- CT zur Darstellung der ossären Verhältnisse (➤ Abb. 3.5a)
- MRT mit Kontrastmittel bei Verdacht auf intrakraniellen Durchbruch (➤ Abb. 3.5b)

Kommunikation

Bei Patientin 1 und Patient 2 wird die Sinusitis behandelt. Patient 2 wird sich auch HNO-ärztlich vorstellen müssen. Bei Patientin 3 ist die Sache komplizierter. Weitere Diagnostik und ein neurologisches Konsil müssen erwogen werden, wenn der Schmerzcharakter für die Patientin neu ist.

Zusammenfassung

Diese Gruppe der Patientinnen und Patienten dokumentiert die wichtigsten zu erwartenden Befunde der Nasennebenhöhlen – die akute und chronische Sinusitis mit ihren Komplikationen. Patientin 3 hat gar keine Erkrankung der Nebenhöhlen. Bei ihr liegt eine weitere Episode ihrer Migräne vor.
Die Differenzialdiagnose bei Kopfschmerzen ist lang. Substanzmissbrauch ist eine häufige Ursache.

Was wäre, wenn …

… der Kopfschmerz akut und vernichtend wäre?

Die gefährlichste Erkrankung mit dieser Symptomatik wäre die **subarachnoidale Blutung**, die besonders bei Blutdruckspikes (Sport, Geschlechtsverkehr) auftreten kann. Es müsste umgehend ein natives CCT angefertigt werden, da eine Angiografie zum Nachweis und zur Lokalisation des rupturierten Aneurysmas sowie eine neuroradiologische oder neurochirurgische Intervention ebenfalls so schnell wie möglich erfolgen müssten.

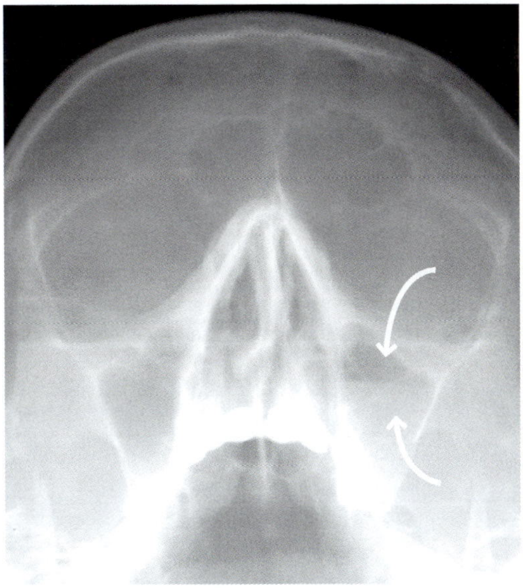

Abb. 3.4 Nasennebenhöhlenaufnahme: Die Pfeile markieren den Flüssigkeitsspiegel im Sinus maxillaris rechts.

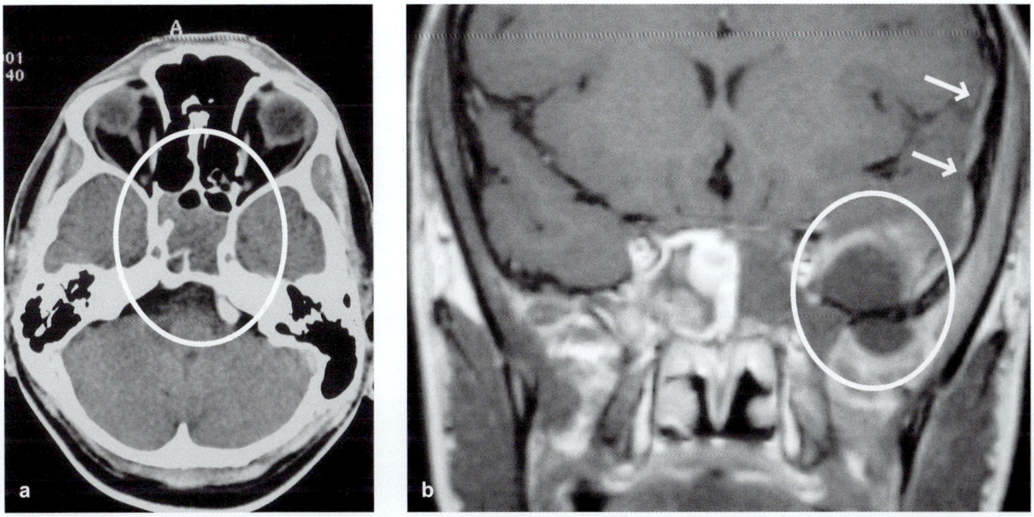

Abb. 3.5 a) CT durch die Schädelbasis: Der Sinus sphenoidalis (Markierung) ist verschattet. Je nach Anamnese liegt hier eine Einblutung als Hinweis auf Schädelbasisfraktur oder eine Sinusitis vor.
b) Koronales MRT in T1-Wichtung nach Kontrastmittelgabe: Ein von einer dicken kontrastmittelaufnehmenden Wand begrenzter Verhalt (Kreis) entspricht einem Empyem infolge durchgebrochener Sinusitis. Die benachbarten Meningen (Pfeile) sind ebenfalls entzündlich verändert.

04 Zunehmende Luftnot

Anamnese

Das Thoraxbild einer 45-jährigen Patientin, die von ihrem Hausarzt akut eingewiesen wurde, wird Ihnen als Stationsärztin auf der Aufnahmestation vorgelegt (➤ Abb. 4.1). Die Patientin klagt seit vorgestern über zunehmende Dyspnoe. Bisher sind gar keine relevanten Erkrankungen bekannt.

Merke

Als Raumforderung wird eine unphysiologische Volumenzunahme einer Struktur im Körperinneren bezeichnet. Geht eine Raumforderung mit einem Trauma einher, handelt es sich in der Regel um eine Blutung aus einem großen Gefäß. Ein Kontrastmittel-CT des Thorax ist dann dringlich, z. B., um ein traumatisches Aneurysma zu diagnostizieren. Ursachen für Raumforderungen ohne Trauma können bösartige Neoplasien, kongenitale und gutartige Tumoren (etwa Zysten) oder entzündliche Prozesse (etwa Abszesse) sein. Eine schnell zunehmende Symptomatik erfordert eine umgehende Klärung des Prozesses.

1. **Beschreiben Sie die Pathologie!**

2. **Welche Differenzialdiagnosen müssen Sie bedenken?**

3. **Welche weitere Bildgebung, welche weitere Diagnostik ist akut erforderlich?**

4. **Welche Bedingungen muss die Patientin vor einer Intervention erfüllen?**

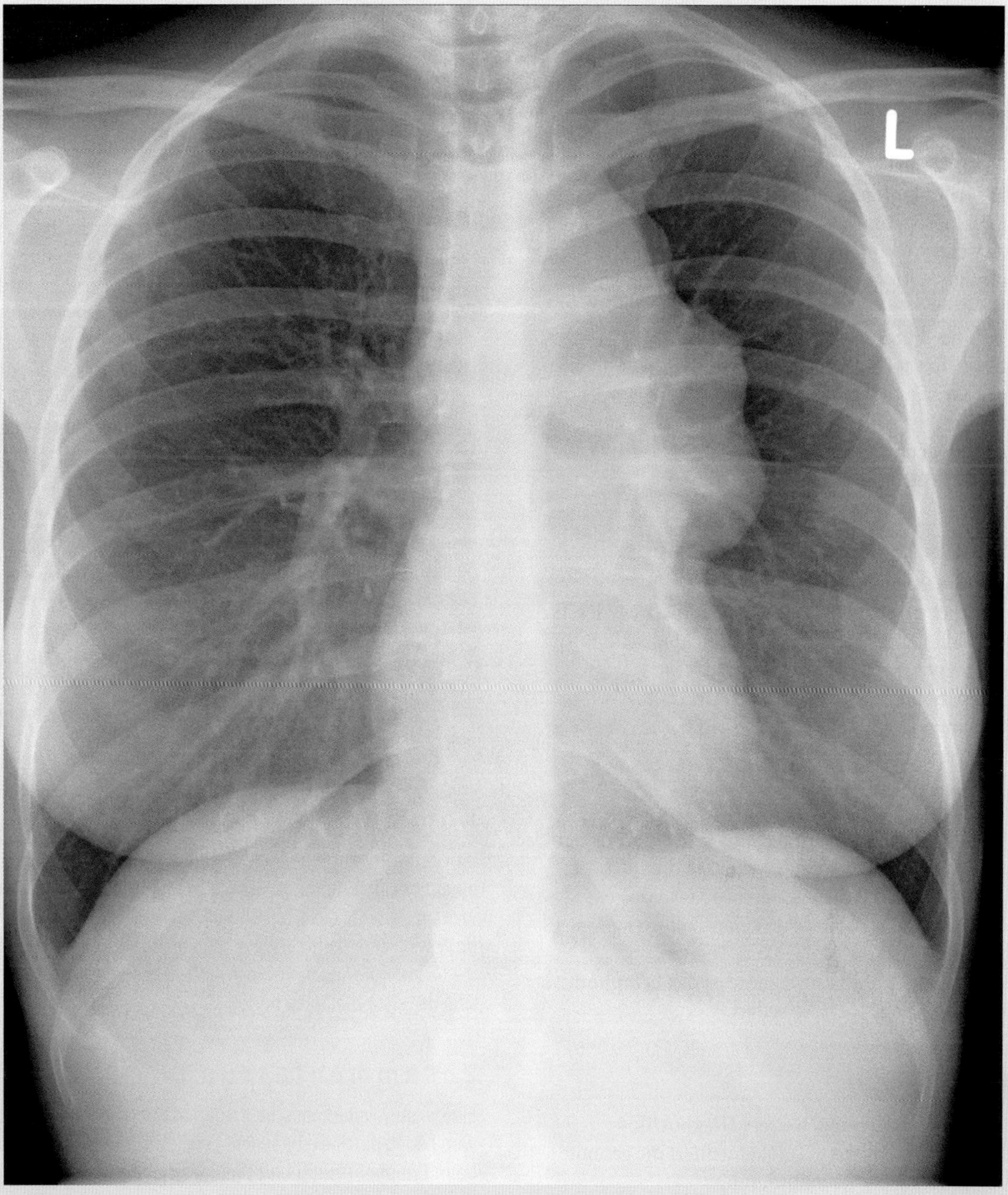

Abb. 4.1 Thorax p.a.

1. **Pathologische Befunde**

- Es ist eine mehrfach bogig begrenzte Raumforderung (➤ Abb. 4.2, großer Kreis) zu sehen, die sich weder von der Aorta noch dem oberen linken Herzrand eindeutig abgrenzen lässt.
- Die Raumforderung befindet sich also eher im vorderen Mediastinum.
- Zwischen A. pulmonalis und Aortenknopf ist ein aufgefülltes aortopulmonales Fenster zu erkennen.
- Der Azygoswinkel (rechts tief paratracheal, Pfeil in ➤ Abb. 4.2) ist normal.
- Es ist eine normale Carina (Trachealbifurkation, kleiner Kreis in ➤ Abb. 4.2) zu sehen.
- Die Trachea ist verlagert, jedoch nicht eingeengt.
- Die Lungenfelder sind frei.
- Ein Erguss ist nicht sichtbar.

2. **Differenzialdiagnosen**

- Zu beachten sind die klassischen **englischen vier Ts** bei Raumforderungen des vorderen Mediastinums:
  - Thyroid (Schilddrüsenstruma)
  - Thymoma
  - Teratoma
  - Terrible Lymphoma
- Eine typische **Struma** läge weiter kranial und verlagert/stenosiert typischerweise die Trachea.
- **Thymom** und **Teratom** sind eher selten und zeigen typischerweise keine akute Symptomatik.
- Außerdem sind **Aneurysmen** des Aortenbogens zu beachten, die ebenfalls eher keine akute Symptomatik zeigen. Ausnahme ist das akute Trauma.
- Die wahrscheinlichste Diagnose ist das **Lymphom,** das einer schnellen Therapie bedarf.

3. **Weitere Bildgebung, weitere Diagnostik**

- Die sofortige Thorax-CT dokumentiert die gesamte Ausdehnung der Raumforderung.
- Das CT-Bild zeigt mögliche Zugangswege für die perkutane Biopsieentnahme (➤ Abb. 4.3).
- Eine CT-gestützte Biopsie kann im Anschluss erfolgen.

4. **Bedingungen vor einer Intervention**

Die Punktion des Mediastinums birgt die Gefahr der Blutung, der Gefäßverletzung und des Pneumothorax. Die Gerinnung sollte also ausreichend für einen tiefen Eingriff sein:

- Thrombozyten nicht unter 50.000/µl
- Quick-Wert (TPZ) nicht unter 50 %
- Keine Aspirineinnahme für eine Woche
- Keine respiratorische Insuffizienz, da kurzzeitig Pneus toleriert werden müssen.

Kommentar

Die genaue histologische **Klassifikation der Lymphome** bedarf der Analyse relativ großer und repräsentativer Biopsien. Die Zytologie ist keinesfalls ausreichend. Wünschenswert ist die Entnahme multipler großkalibriger Zylinder durch eine Biopsienadel, die durch eine Führungsnadel mehrfach in den Tumor vorgeführt werden kann. Dabei besteht im Bereich des Mediastinums sowohl die Gefahr eines Pneumothorax als auch einer Verletzung der großen Gefäße. Eine einfache Prozedur hilft, diese Komplikationen zu vermeiden – die **Saline-Tunnel-** oder **Kochsalztunnel-Technik** (➤ Abb. 4.3, von links nach rechts). Dabei wird durch ein Kochsalzpolster die Pleura oder das Gefäß zur Seite gedrängt, sodass eine Führungsnadel gefahrlos bis an den Tumor vorgeschoben werden kann. Dann wird die eigentliche Biopsienadel durch die Führungsnadel in die Läsion geschoben, um dort mehrere Gewebezylinder zu gewinnen.

Ist eine Chemotherapie eines Lymphoms abgeschlossen, bedarf das Mediastinum besonderer Aufmerksamkeit. Der Thymus schrumpft bei Stress, also auch bei Chemotherapie. In der Erholungsphase wird er wieder größer – diesen „thymus rebound" muss man von einem Rezidiv unterscheiden.

Kommunikation

Im Gespräch mit der Patientin sollten Ausmaß und Dynamik einer etwaigen Atemnot oder einer Einflussstauung geklärt werden. Es sollte das Gefühl vermittelt werden, dass Ihr Team professionell und effizient die richtigen Schritte einleitet, um die bedrohliche Situation in den Griff zu bekommen. Sie selbst sind der erste Therapieschritt.

Zusammenfassung

Eine akute symptomatische Raumforderung im Mediastinum wird häufig durch ein Lymphom bedingt. Die Diagnostik muss beim Lymphom zügig und therapieorientiert erfolgen! CT-Punktion sofort anstreben.

Was wäre, wenn …

… das Thoraxbild ganz normal wäre?

Die gefährlichste Erkrankung mit dieser Symptomatik wäre die Lungenembolie. Die Bestimmung der D-Dimere ist der erste Schritt zu ihrem Ausschluss. Ein Lungenembolie-CT beweist die signifikante Embolie als Aussparung in den kontrastmittelgefüllten Lungenarterien (➤ Abb. 4.4).

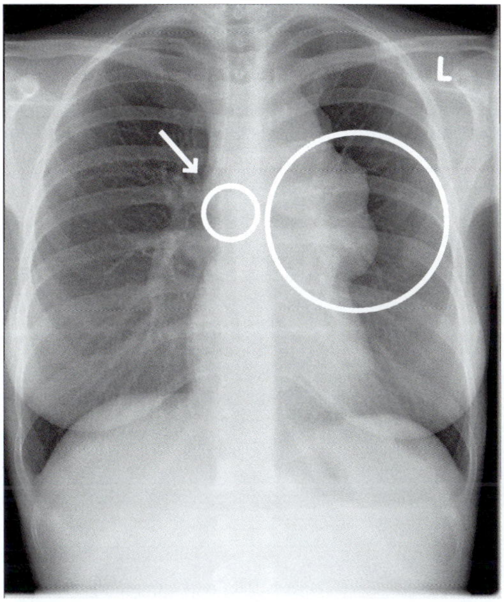

Abb. 4.2 Raumforderung im Mediastinum (großer Kreis), normaler Azygoswinkel (Pfeil), normale Carina (kleiner Kreis)

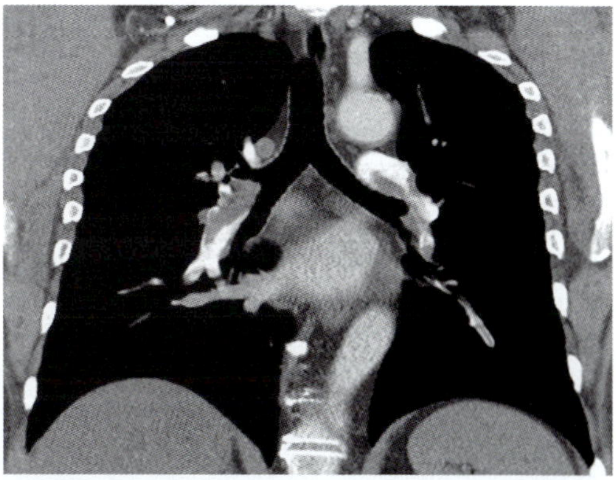

Abb. 4.4 Koronal rekonstruiertes CT des Thorax zum Embolienachweis: Große Thromben in beiden Pulmonalarterien sind als Kontrastmittelaussparung zu erkennen.

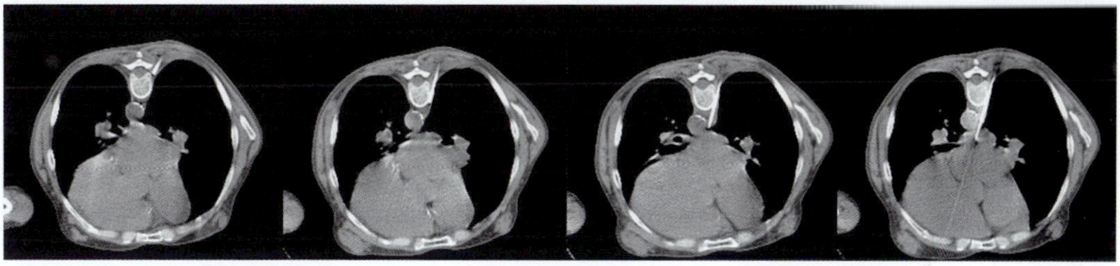

Abb. 4.3 Kochsalztunnel-Technik im CT

05 Eine Unterredung im Eisstadion

Anamnese

Ein junger Mann kommt in Begleitung seiner hübschen Freundin vom Eisstadion direkt in Ihre neue chirurgische Praxisklinik. Auf dem Eis kam es unglücklich zu einem Zusammenstoß mit einer Gruppe alkoholisierter Schlittschuhläufer und zu einer folgenden Rangelei. Dabei wurde dem jungen Mann ins Gesicht geschlagen und er fiel unglücklich auf das Eis. Jetzt schmerzt der Ellenbogen. Das Gesicht des Patienten ist aufgequollen und voller Einblutungen. Ein Schädel-CT wurde bereits durchgeführt und zeigte keine intrakranielle Blutung. Die NNH-Aufnahme (➤ Abb. 5.1) wird gemacht, um das Mittelgesicht zu beurteilen. Eine Aufnahme des Ellenbogens in zwei Ebenen haben Sie ebenfalls anfertigen lassen (➤ Abb. 5.2).

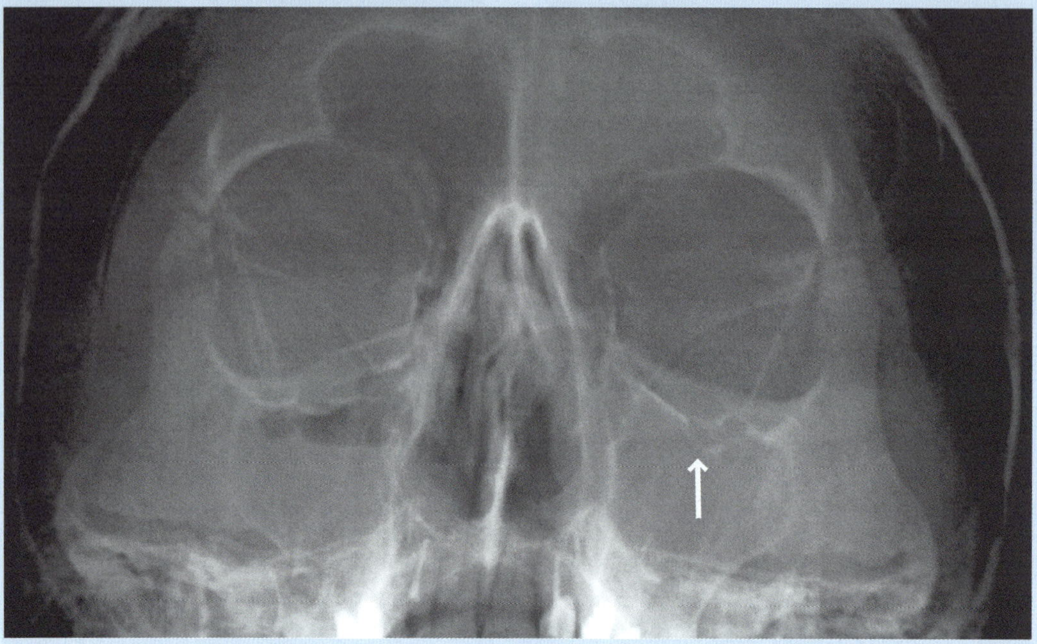

Abb. 5.1 NNH-Aufnahme des Patienten

1. **Welche Befunde erheben Sie in ➤ Abb. 5.1?**

2. **Auf welche Struktur deutet der Pfeil in ➤ Abb. 5.1 und was tritt hier durch?**

3. **Was ist Ihre Diagnose? Welche weitere Diagnostik ist erforderlich?**

4. **Welche Verletzung liegt in ➤ Abb. 5.2 vor?**

5. **Welches typische Zeichen für einen Gelenkerguss liegt vor und wie ist es zu erklären?**

6. **Welche andere Ellenbogen-Verletzung geht mit einer Luxation des Radius einher und welche Verletzung stellt dessen Spiegelbild am distalen Unterarm dar?**

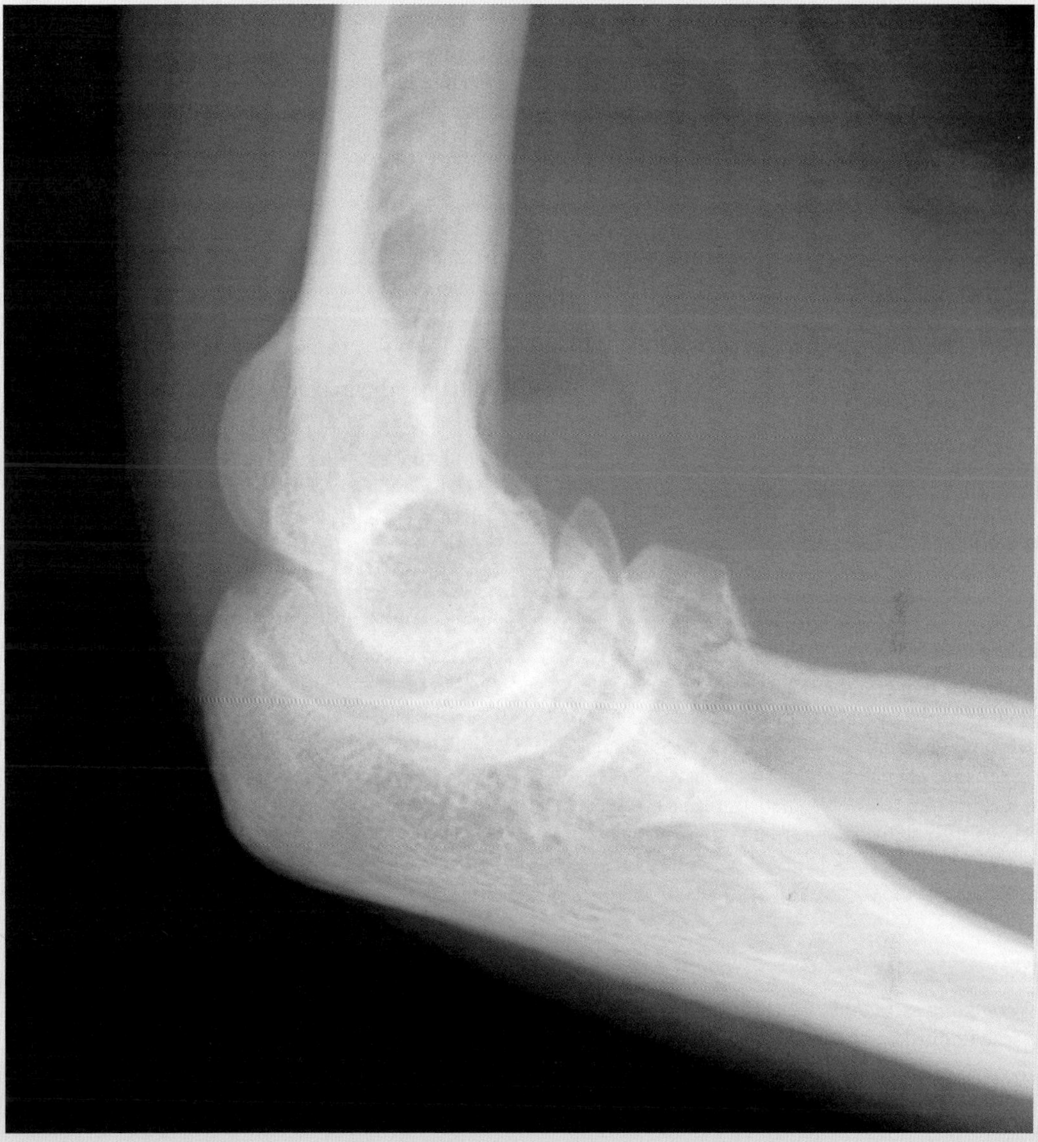

Abb. 5.2 Aufnahme des Ellenbogens lateral

1. Befunde aus ➤ Abb. 5.1

- Stufe im Orbitaboden rechts (vgl. ➤ Abb. 5.3, Normalbefund, und ➤ Abb. 5.4, weiße Doppelpfeile)
- Flüssigkeitsspiegel im Sinus maxillaris rechts (➤ Abb. 5.4, weißer Einzelpfeil)
- Homogene Verschattung von Sinus maxillaris und frontalis links (➤ Abb. 5.4, beide Kreise)
- Verdacht auf Fraktur des Os zygomaticum rechts (➤ Abb. 5.4, gestrichelter Pfeil, vgl. normale Gegenseite)
- Verdacht auf Sprengung der Sutura frontozygomatica (➤ Abb. 5.4, gestrichelter Kreis, vgl. normale Gegenseite)

2. Struktur in ➤ Abb. 5.1

Foramen infraorbitale; Durchtritt des N. infraorbitalis, einem Endast des N. maxillaris

3. Diagnose und erforderliche weitere Diagnostik

Komplexe Mittelgesichtsfraktur mit Orbitabodenfraktur rechts mit Einblutung (➤ Abb. 5.4, Pfeile), Sprengung der Sutura frontozygomatica rechts (➤ Abb. 5.4, Strichkreis) und V. a. Fraktur des Os zygomaticus rechts (➤ Abb. 5.4, Strichpfeil), Einblutung Sinus frontalis und maxillaris links (➤ Abb. 5.4, Kreise)
Weitere Diagnostik: CT des Mittelgesichts

4. Verletzung in ➤ Abb. 5.2

Typische **Radiusköpfchenfraktur** (➤ Abb. 5.5, Kreis)
Tipp:
Bei Radiusköpfchenfraktur besonders gut einblenden und eventuell Raumbeleuchtung anpassen!

5. Welches typische Zeichen für einen Gelenkerguss liegt vor und wie ist es zu erklären?

Ventrales Fettpolsterzeichen oder „fat pad sign" (➤ Abb. 5.5, Pfeil): In den Fossae coronoidea und olecrani des Humerus liegende Fettpolster, die als Stoßdämpfer der Ellenbogenbewegung dienen. Sie sind an der Gelenkkapsel befestigt und klappen bei Auffüllung der Kapsel durch Blut oder Erguss nach außen.

6. Andere mit einer Luxation des Radius einhergehende Ellenbogen-Verletzung, Spiegelverletzung am Unterarm

Ellenbogen-Verletzung: Der **Monteggia-Komplex,** der aus einer Luxation des Radiusköpfchens und einer Fraktur der proximalen Ulna besteht.
Spiegelverletzung am Unterarm: Der **Galeazzi-Komplex,** der aus einer distalen Radiusfraktur und einer Luxation des Ulnaköpfchens besteht.

Kommentar

Mittelgesichtsfrakturen

Die Mittelgesichtsfrakturen stehen bis zum **Ausschluss kranialer Blutungen** im Hintergrund. Nach der Erstversorgung sollte die Diagnostik dann allerdings zügig erfolgen. Zum Ausschluss knöcherner Verletzungen ist die konventionelle **Röntgenaufnahme** in der Regel ausreichend. Wird es komplexer und soll operativ versorgt werden, ist heutzutage ein **CT** indiziert.

Radiusköpfchenfrakturen

Die **Radiusköpfchenmeißelfraktur,** so genannt, weil ein Teil des Köpfchens durch den Epicondylus radialis des Humerus „abgemeißelt" wird, ist die häufigste Fraktur am Ellenbogen. **Stauchungsfrakturen** des Radiusköpfchens können leicht übersehen werden, wenn man allein auf das Köpfchen achtet. Sie gehen aber meist mit einem Gelenkerguss oder einer Einblutung einher. Nach dem **Fettpolsterzeichen** sollte man daher beim Ellenbogen immer bewusst suchen, da es auf eine hohe Frakturwahrscheinlichkeit hinweist. Wenn man eine Fraktur auf den Aufnahmen in zwei Ebenen nicht erkennen kann, sollte man zwei Schrägaufnahmen oder ein CT des Ellenbogengelenks anschließen.

Kommunikation

Bei mehrfach traumatisierten Patientinnen und Patienten gilt es, die Übersicht zu behalten und Befunde zusammenhängend und klar an das Behandlungsteam zu kommunizieren. In gut geführten Polytraumaambulanzen gibt es dafür eine Protokollperson, die alles aufnimmt und einordnet. Neben den umgehenden schriftlichen Befund tritt die persönliche Kommunikation mit dem Team im Notfallraum bei großer Signifikanz.

Zusammenfassung

In diesem Fall werden zwei typische Verletzungsmuster der Notaufnahme dargestellt: die komplexe Mittelgesichtsfraktur und die Radiusköpfchenfraktur.

Was wäre, wenn ...

... im CCT der Sinus sphenoidale und/oder Mastoidzellen flüssigkeitsgefüllt wären?

Man müsste von einer Schädelbasisfraktur (vergleiche auch ➤ Abb. 3.5a) ausgehen, die sofortiger neurochirurgischer Betreuung – häufig sogar auf Intensivstation – bedarf. Aber auch ohne den Nachweis einer Schädelbasisfraktur hätte in diesem Fall ein signifikantes Schädel-Hirn-Trauma stattgefunden. Eine 24-Stunden-Überwachung des Bewusstseinszustandes wäre auf jeden Fall erforderlich.

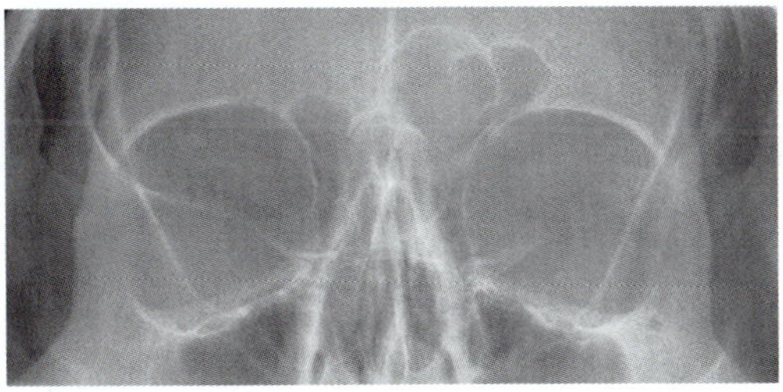

Abb. 5.3 NNH Normalbefund

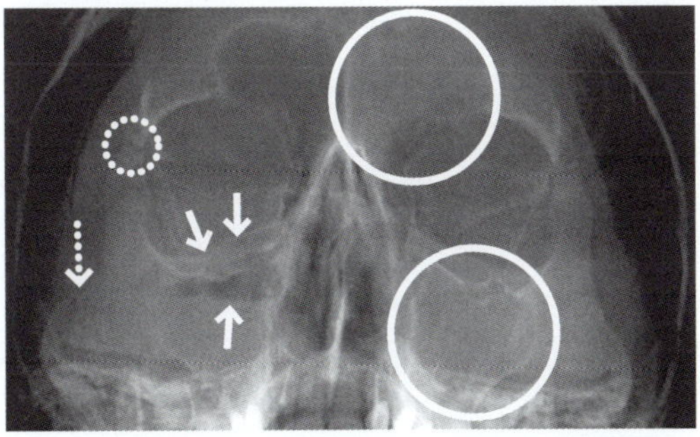

Abb. 5.4 Komplexe Mittelgesichtsfraktur mit Orbitabodenfraktur rechts mit Einblutung (Pfeile), Sprengung der Sutura frontozygomatica rechts (Strichkreis) und V. a. Fraktur des Os zygomaticus rechts (Strichpfeil), Einblutung Sinus frontalis und maxillaris links (Kreise)

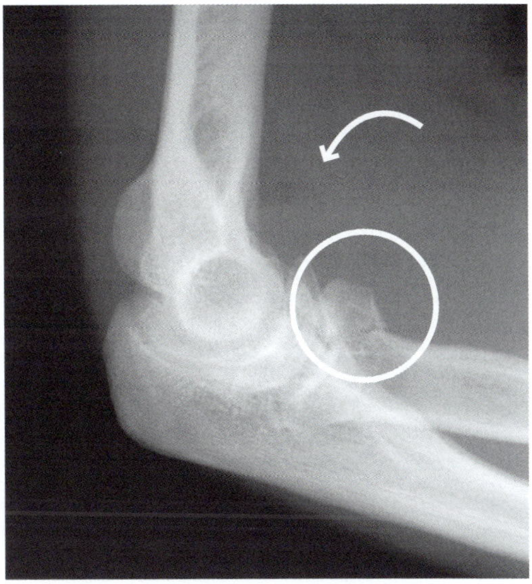

Abb. 5.5 Radiusköpfchenfraktur (Kreis) mit Gelenkerguss (Pfeil)

06 Akute Brustschmerzen und Dyspnoe

Anamnese

Ein älterer Herr wird in die Notaufnahme gebracht. Er klagt seit einigen Stunden über Brustschmerzen und Atemnot. Der junge Internist vom Dienst hat Sie als erfahrene Kollegin zur Beurteilung des Thorax (➤ Abb. 6.1) hinzugebeten. Das EKG-Resultat liegt zunächst noch nicht vor, die Laborwerte sind frisch abgenommen.

Der junge Kollege ruft schließlich durch und sagt Ihnen, dass die EKG-Zeichen auf eine Lungenembolie hinweisen könnten.

Gleich nach ihm wurde ein 35-jähriger Patient mit Dyspnoe von der Notfallrettung gebracht. Der Aufnahmearzt hat einen Thorax erbeten. Die Fragestellung auf dem Überweisungsschein lautet: „Infiltrate, Stauung, Pneu?". Sie sehen diese Aufnahme (➤ Abb. 6.2), ohne den Patienten untersucht zu haben.

Später erfahren Sie auf Rückfrage beim Aufnahmearzt, dass es sich um einen HIV-positiven, nicht sesshaften Drogenabhängigen handelt.

1. **An welche Diagnosen denken Sie zunächst bei dem älteren Herren?**

2. **Welche radiologischen Befunde würden Sie dabei erwarten? Welche können Sie jetzt erheben?**

3. **Welche Diagnostik empfehlen Sie zur Etablierung dieser Diagnose und weshalb?**

4. **Beschreiben Sie die Befunde in ➤ Abb. 6.2! Welche Diagnosen erwägen Sie?**

5. **Welches ist die wahrscheinlichste Diagnose?**

6. **Welche Diagnose wäre bei einem stark immunsupprimierten Patienten wahrscheinlich?**

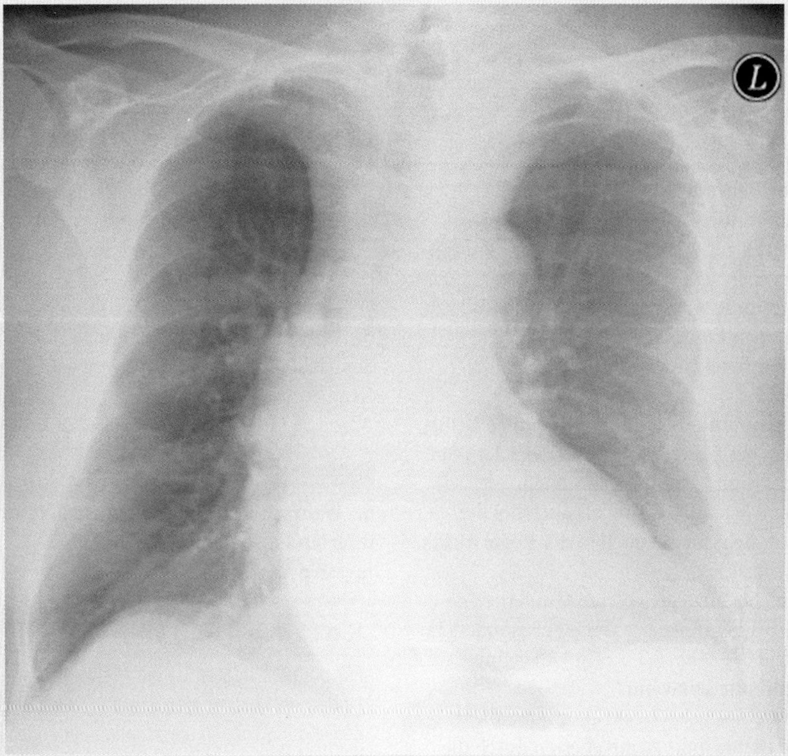

Abb. 6.1 Thoraxaufnahme des älteren Herrn

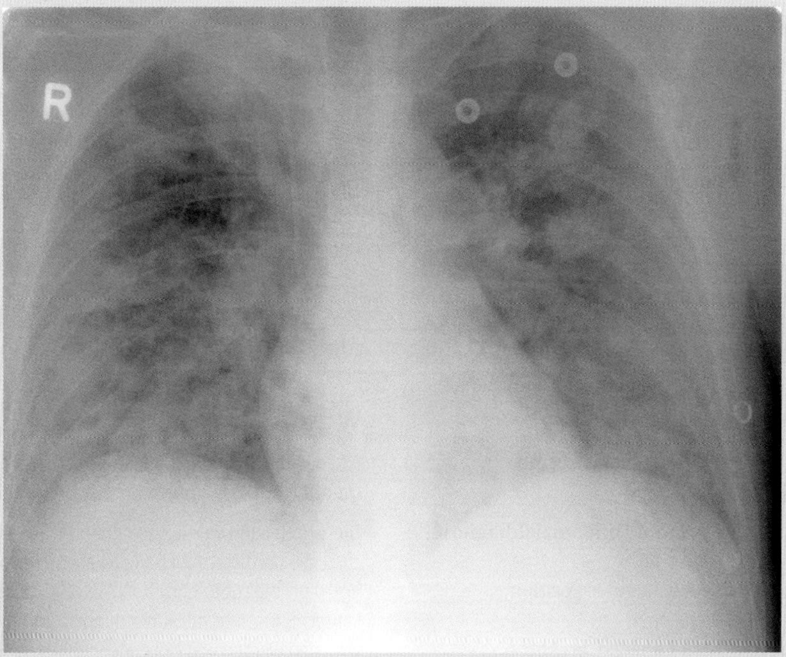

Abb. 6.2 Thoraxaufnahme des 35-jährigen Patienten

1. Differenzialdiagnose älterer Herr

Herzinfarkt, Pneumonie, Aortendissektion, Lungenembolie.

2. Radiologische Befunde

Zu erwartende Befunde:

- Beim **Herzinfarkt** mit Atemnot könnte eine kardiogene Stauung zu sehen sein.
- Bei einer **Pneumonie** würde man pulmonale Infiltrate und eventuell einen Erguss erwarten.
- Bei einer **Aortendissektion** könnte die Aorta verbreitert sein.
- Bei der **Lungenembolie** sieht man gelegentlich Belüftungsstörungen, periphere Infiltrate als Korrelate von Infarkten, Ergüsse und Minderperfusionen.
- **Sowohl bei der Aortendissektion als auch bei der Lungenembolie sieht man jedoch in der Regel nichts.**

Befunde in ➤ Abb. 6.1:

- Man erkennt im Seitenvergleich eine Minderperfusion (kleinere und rarefizierte Gefäße) besonders im rechten Oberfeld (➤ Abb. 6.3, Kreise), die Hinweis auf eine **Lungenembolie** sein kann.
- Außerdem ist die Aorta stark gekrümmt und dicht.
- Die vermehrte Dichte links ist am ehesten durch die Rotation des Patienten bedingt.

3. Diagnostik zur Bestätigung der Diagnose Lungenembolie

Zur Bestätigung der Diagnose sollte eine **CT-Angiografie der Arteria pulmonalis,** möglichst auch mit sofort anschließender **CT-Venografie,** durchgeführt werden. Die Untersuchung beweist die relevante Lungenembolie, indem sie die umflossenen Thromben in der A. pulmonalis zeigt (➤ Abb. 6.4, Pfeile), den möglicherweise resultierenden Lungeninfarkt (➤ Abb. 6.5, Pfeile) sowie die relevante Thrombose in den Oberschenkeln und im Becken (➤ Abb. 6.6, Pfeil). Pneumonien, Aortendissektionen oder Tumore, die eine ähnliche Symptomatik hervorrufen können, werden in derselben Untersuchung ausgeschlossen oder nachgewiesen.

4. Befunde in ➤ Abb. 6.2 und Differenzialdiagnose

Befunde:

- Aufnahme im Liegen, ZVK in guter Position (➤ Abb. 6.7, Kreis), kein Pneu
- Multiple Herde in beiden Lungen (➤ Abb. 6.7, Pfeile), einige Herde mit zentraler Aufhellung (Zerfall; ➤ Abb. 6.7, gestrichelte Kreise)
- Im CT Nachweis ausgeprägter Kavernenbildung (➤ Abb. 6.8)
- Nebenbefund: Piercing linke Thoraxwand

Als **Diagnose** kommen alle Entitäten infrage, die zu multiplen, zentral zerfallenden Herden der Lunge führen: Septische Embolien, bakteriell oder mykotisch; tuberkulöse Kavernen; zentral nekrotische Metastasen; Morbus Wegener; nekrotisierende Rheumaherde.

5. Wahrscheinlichste Diagnose

Septische Embolie bei intravenösem Drogenabusus (i. v.-Drug-Abuser-Lunge)

6. Wahrscheinlichste Diagnose bei immunsupprimierten Patienten

Invasive Aspergillose

Kommunikation

Für beide Patienten ist die Atemnot besonders bedrohlich. Lindernde Maßnahmen wie die Sauerstoffgabe und ruhige Zuwendung können die Situation beruhigen. Die Anlage eines Zugangs bei infektiösen Patienten muss entsprechend geschützt erfolgen. Ist die Gefäßlage bei Drogenabhängigen schwierig, legen manche sich den Zugang auch schon mal selbst. Besondere Infektiosität muss selbstverständlich allen weiterbehandelnden Kolleginnen und Kollegen kommuniziert werden.

Zusammenfassung

Zwei Typen von Embolien werden hier vorgestellt: Die Lungenembolie ist sehr häufig, wird aber oft übersehen, die septische Pulmonalembolie ist selten, hat aber eine typische Anamnese. Zerfallende Herde in der Lunge können viele Ursachen haben. Anamnese und Symptomatik weisen in den meisten Fällen den Weg. Wenn das Foramen ovale offen ist, können bei der septischen Pulmonalembolie auch Herde im Körperkreislauf auftreten.

Was wäre, wenn ...

... in der Thoraxaufnahme des jungen Mannes wenige eher apikale Kavernen zu sehen wären?

Diese Verteilung würde eher für eine offene Tuberkulose sprechen, die bei dieser Risikogruppe ebenfalls häufiger vorkommt. Vor dem mikrobiologischen Ausschluss einer Tuberkulose sollten Erkrankte mit Kavernenbildungen mit Mundschutz versehen werden und Isoliermaßnahmen eingehalten werden. Vorsicht ist die Mutter der Porzellankiste!

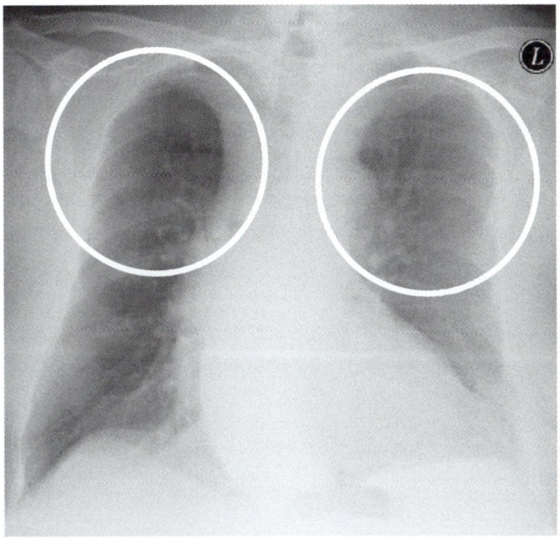

Abb. 6.3 Thorax p. a. des älteren Herren: Man erkennt im Seitenvergleich eine Minderperfusion (kleinere und rarefizierte Gefäße) besonders im rechten Oberfeld (Kreise), die Hinweis auf eine Lungenembolie sein kann.

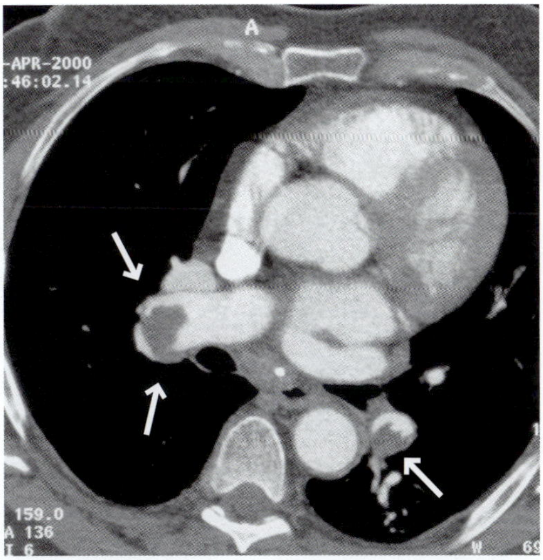

Abb. 6.4 CT-Angiografie der A. pulmonalis: umflossene Thromben (Pfeile)

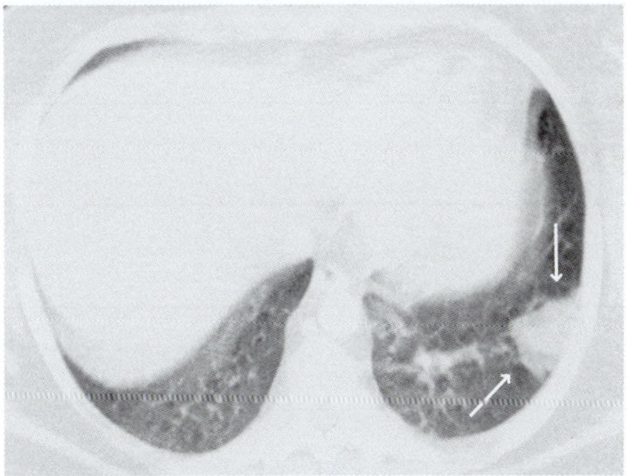

Abb. 6.5 CT-Angiografie Lunge: Lungeninfarkt (Pfeile)

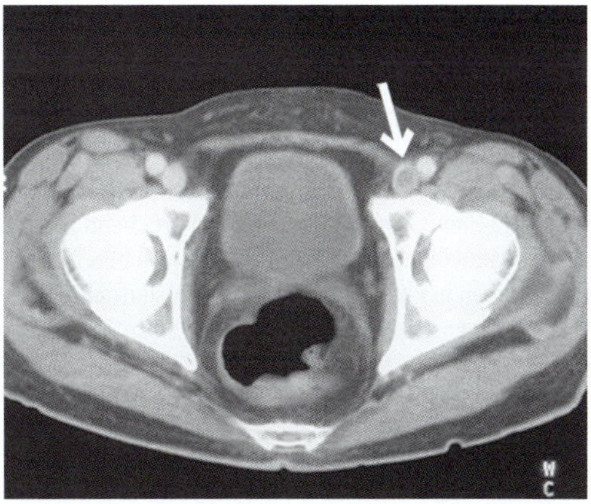

Abb. 6.6 CT-Venografie: Thrombose in den Oberschenkeln und im Becken (Pfeil)

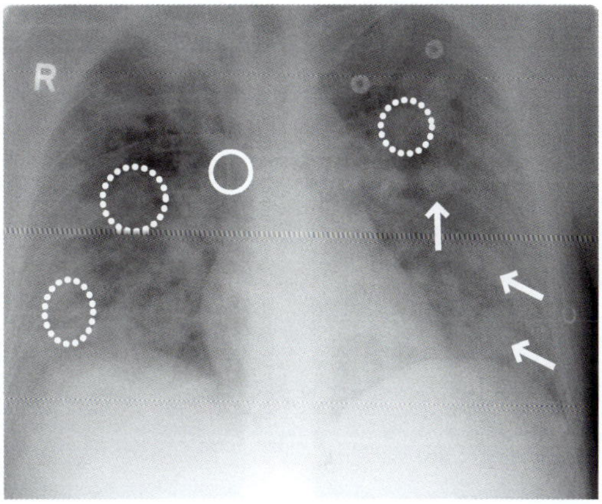

Abb. 6.7 Thorax p. a. des 35-Jährigen: Multiple Herde (Pfeile), z. T. mit zentralem Zerfall (gestrichelte Kreise), ZVK (Kreis)

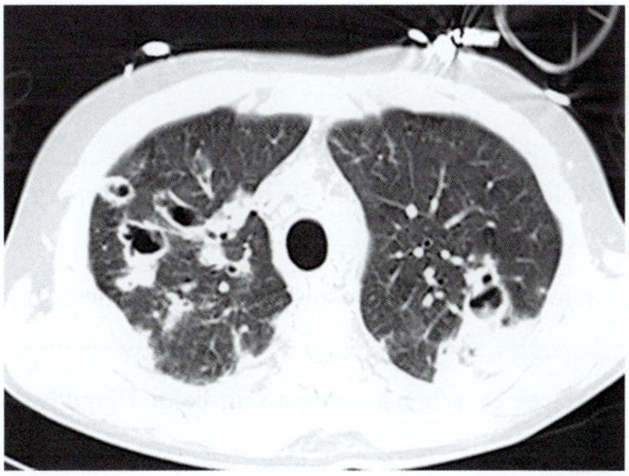

Abb. 6.8 CT des 35-Jährigen: Die resultierenden Kavernen sind dickwandig, zentral nekrotisch und haben Anschluss an das Bronchialsystem gefunden.

07 Kegelfreunde mit Rückenschmerzen

Anamnese

Zwei Patienten stellen sich in Ihrer allgemeinmedizinischen Sprechstunde vor. Sie klagen über Rückenschmerzen, die teilweise in letzter Zeit deutlich zunehmen und sie beim gemeinsamen Kegelsport arg behindern. Die „üblichen Spritzen in den Po" verhelfen nur vorübergehend zur Linderung. Aktuell haben sie keine neurologischen Ausfälle. Sie lassen von beiden Patienten Übersichtsaufnahmen der LWS anfertigen (➤ Abb. 7.1a, b).

Merke

Einige Veränderungen an der Wirbelsäule können im CT und im MRT übersehen werden, andere auf konventionellen Aufnahmen sicher erkannt, daher sollten immer zuerst LWS-Aufnahmen angefertigt werden. Wird auf konventionelle Aufnahmen ganz verzichtet, müssen im CT Rekonstruktionen angefertigt werden.

1. **Welche Diagnose sehen Sie in ➤ Abb. 7.1a, welche in ➤ Abb. 7.1b?**
2. **Wie misst man die Ausprägung und welche liegt jeweils vor?**
3. **Welche Ursachen kennt man für beide Diagnosen?**
4. **Wie unterscheidet man beide Entitäten im Seitenbild?**
5. **Welche Zusatzaufnahmen könnte man zur Verifizierung anfertigen?**

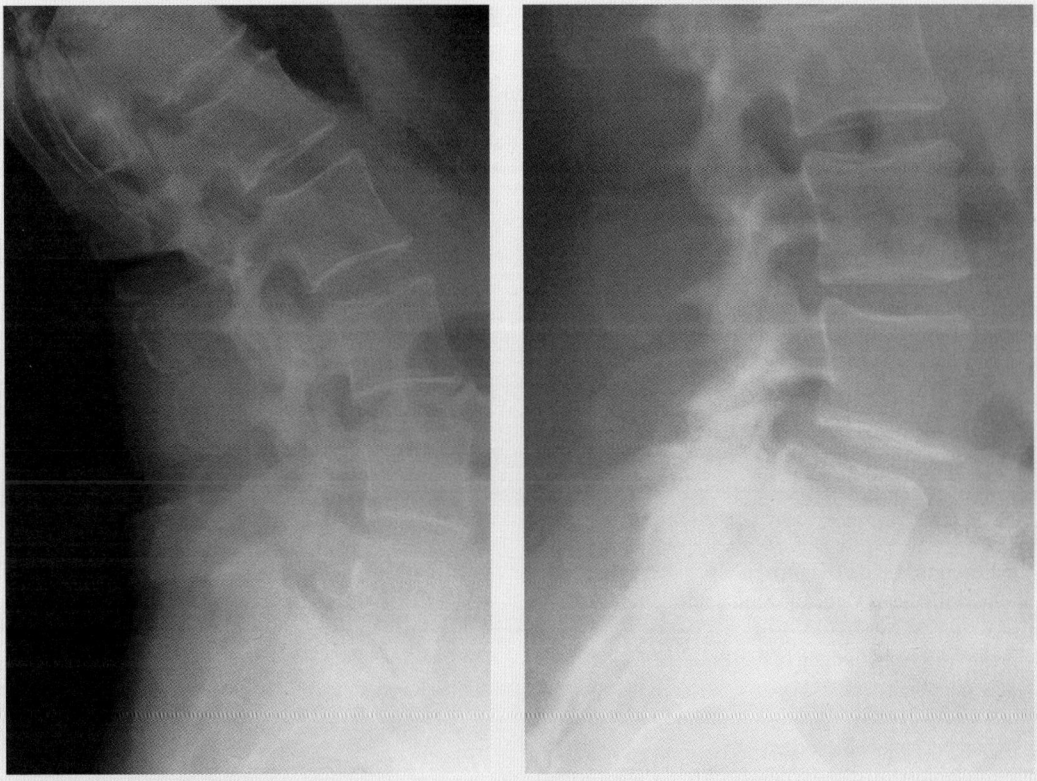

Abb. 7.1 Übersichtsaufnahme LWS Patient 1 (a) und Patient 2 (b)

1. Diagnosen in ➤ Abb. 7.1a und ➤ Abb. 7.1b

➤ Abb. 7.1a: Spondylolisthesis vera von L5/S1;
➤ Abb. 7.1b: Pseudospondylolisthesis von L4/L5

2. Wie misst man die Ausprägung und welche liegt jeweils vor?

Der sagittale Durchmesser der unteren Deckplatte wird geviertelt. Man unterscheidet nach Meyerding vier Schweregrade. Der **Meyerding-Grad** richtet sich danach, über welchem dieser Viertel I–IV die Hinterkante des oberen Wirbels steht.

In ➤ Abb. 7.1a liegt ein Meyerding II, in der ➤ Abb. 7.1b ein Meyerding I vor.

3. Ursachen für beide Diagnosen

- **Spondylolisthesis vera:** kongenital oder posttraumatisch:
  - beidseitige Spaltbildung in der Pars interarticularis des Wirbelkörpers
  - bis zu 4 % der Bevölkerung betroffen, Beschwerden schon bei jungen Menschen
- **Pseudospondylolisthesis:** degenerativ, Gefügestörung bei Älteren:
  - Intervertebralgelenksarthrose
  - Osteochondrose der Bandscheibe

4. Unterscheidung beider Entitäten im Seitenbild

Die **Spondylolisthesis vera** zeigt eine Ventralverschiebung des Wirbelkörpers, ohne dass der dazugehörige, jedoch abgetrennte Processus spinosus sich mitbewegt: Die Gefügestörung ist daher ventral eine Stufe tiefer als dorsal (➤ Abb. 7.2a).

Die **Pseudospondylolisthesis** zeigt eine Ventralverschiebung des gesamten Wirbelkörpers inkl. Processus spinosus in den Intervertebralgelenken und der Bandscheibe: Die Gefügestörung ist daher ventral und dorsal auf einer Stufe (➤ Abb. 7.2b).

5. Zusatzaufnahmen zur Verifizierung

Schrägaufnahmen zeigen den defekten Wirbelbogen aufgedreht (➤ Abb. 7.3a). Eine **Hundefigur** oder ein „Scottie dog" wird erkennbar (➤ Abb. 7.3b). Der obere Gelenkfortsatz ist das Ohr, der untere die vordere Tatze. Der Defekt bei der Spondylolisthesis vera entspräche dem Hundehalsband des unteren Hundes.

Kommunikation

Rückenbeschwerden sind die häufigste Symptomatik in der allgemeinmedizinischen Sprechstunde. Wenn die Bildgebung eine Pathologie entdeckt, heißt das noch lange nicht, dass sie die Beschwerden erklärt. Nicht selten werden durch therapeutische Eingriffe die Beschwerden noch weiter verschlechtert. Es bedarf daher einer ruhigen Hand: Wir behandeln keine Bilder, sondern Patientinnen und Patienten. Das sollte ihnen vermittelt und mit den Kolleginnen und Kollegen abgesprochen werden.

Zusammenfassung

Die Spondylolisthesis vera tritt kongenital oder posttraumatisch auf, die Pseudospondylolisthesis ist hingegen eine degenerative Gefügestörung bei älteren Menschen.

Was wäre, wenn …

… neurologische Symptome vorlägen?

Bei jeder Gefügestörung werden die Foramina und der Spinalkanal enger – Ausfälle einzelner Nervenwurzeln sind genauso möglich wie Cauda-equina-Schäden (➤ Abb. 7.4). Bei anhaltenden relevanten Symptomen muss eine OP durchgeführt werden, die sich von der üblichen Bandscheiben-OP radikal unterscheidet: Mittels einer Osteosynthese mit pedikulären Schrauben wird die Gefügestörung so weit wie möglich korrigiert.

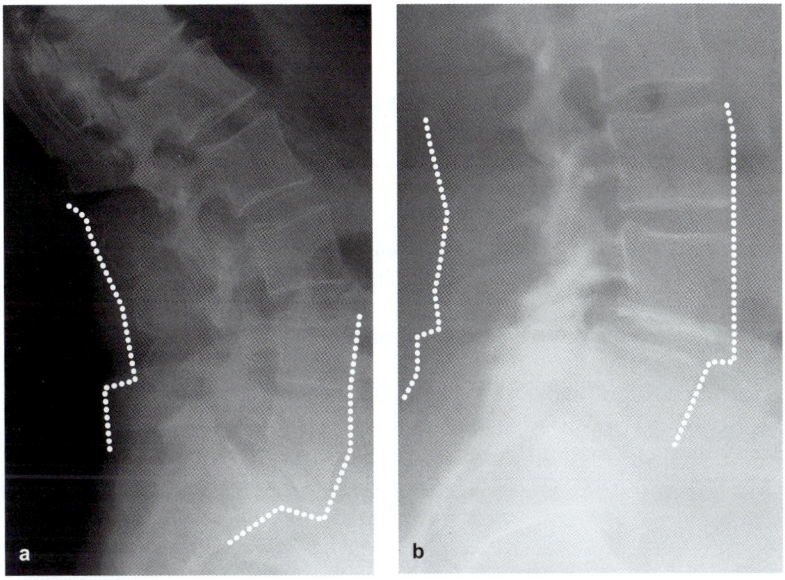

Abb. 7.2 a) Spondylolisthesis vera
b) Pseudospondylolisthesis

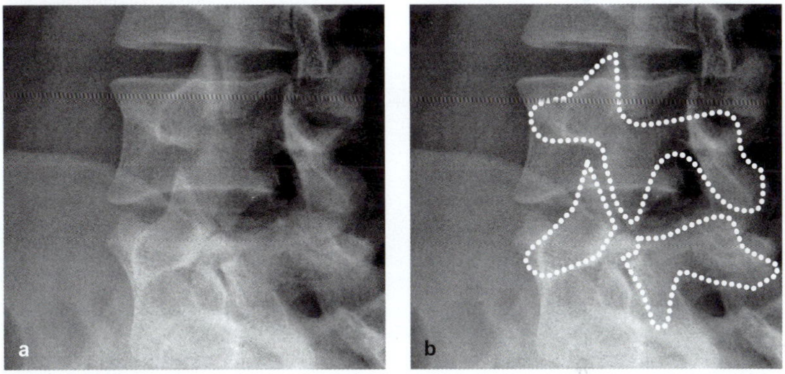

Abb. 7.3 Schrägaufnahme LWS bei Spondylolisthesis ohne (a) und mit (b) Markierungen

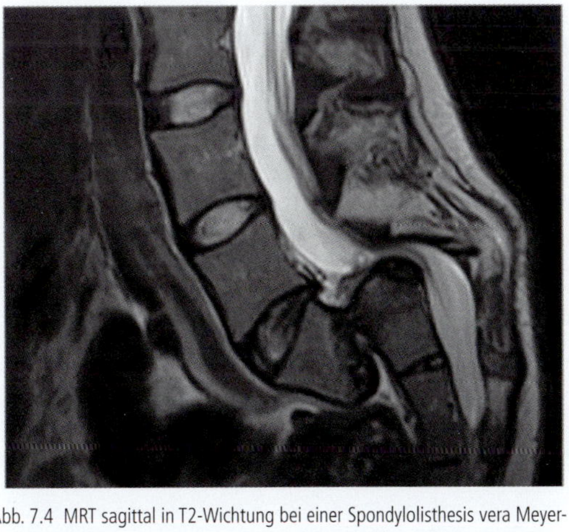

Abb. 7.4 MRT sagittal in T2-Wichtung bei einer Spondylolisthesis vera Meyerding IV: kompletter Verlust des Spinalkanals mit Cauda-equina-Kompression

08 Das akute Abdomen

Anamnese

An diesem Samstagnachmittag kommen mit wenigen Stunden Abstand zwei Patienten mit akutem Abdomen in Ihre Notfallaufnahme:
Eine ältere Dame wird von ihren Enkelkindern in die Notfallaufnahme gebracht. Sie klagt über Schmerzen im Abdomen und Übelkeit. Den letzten Stuhlgang hatte sie vor 2 Tagen. Sie wurde vor 3 Jahren an beiden Hüften operiert. Sie haben eine Abdomenübersicht im Stehen erbeten (➤ Abb. 8.1).
Die zweite Patientin wird von den Rettungssanitätern gebracht. Die Frau krümmt sich vor Schmerzen und kann kaum Aussagen zur Vorgeschichte machen. Das Abdomen ist geschwollen und extrem druckempfindlich. Ihr Kollege hat bereits eine CT angeregt. Die zuständige Chirurgin will erst eine Abdomenübersicht haben (➤ Abb. 8.2).

Merke

Am sichersten – und am schnellsten – erfolgt der Ausschluss einer Darmperforation mit der **Abdomenübersicht.** Auf der rechten Seite zwischen Leber und Zwerchfell erkennt man die freie Luft schon bei wenigen Millilitern. Unter das linke Zwerchfell geht sie zwar auch, muss dort aber von Luft in Magen und Kolon differenziert werden.
Die Analyse der intraintestinalen Luftverteilung ist der nächste Schritt. Gas im Dickdarm ist normal. Luftgefüllte Dünndarmschlingen („**Wächterschlingen"**) zeigen Störungen des Transports. Ist die Peristaltik beim dynamischen/obstruktiven Ileus erhalten oder vermehrt, treibt sie die Flüssigkeitsspiegel einer Wächterschlinge auf unterschiedliche Niveaus. Liegen die Spiegel auf ähnlichem Niveau, handelt es sich eher um einen paralytischen Ileus. Allerdings kann auch ein obstruktiver Ileus schließlich „ermüden".
Hinter einem kompletten Verschluss wird die Luft resorbiert. Ist der Dickdarm komplett luftleer, geht man von einem Verschluss im Dünndarm aus. Beim **Volvulus** – der Drehung des Darms um seine mesenteriale Aufhängung – liegt ein isoliertes geblähtes Darmstück vor.

1. **Welche Diagnostik fordern Sie beim akuten Abdomen an und warum?**

2. **Welchen Hauptbefund sehen Sie in ➤ Abb. 8.1?**

3. **Welche Ursachen kennen Sie für dieses Krankheitsbild?**

4. **Was ist bei der Aufnahmeanfertigung besonders zu beachten?**

5. **Welche Befunde sehen Sie in ➤ Abb. 8.2?**

6. **Welche Diagnose/Differenzialdiagnose erheben Sie?**

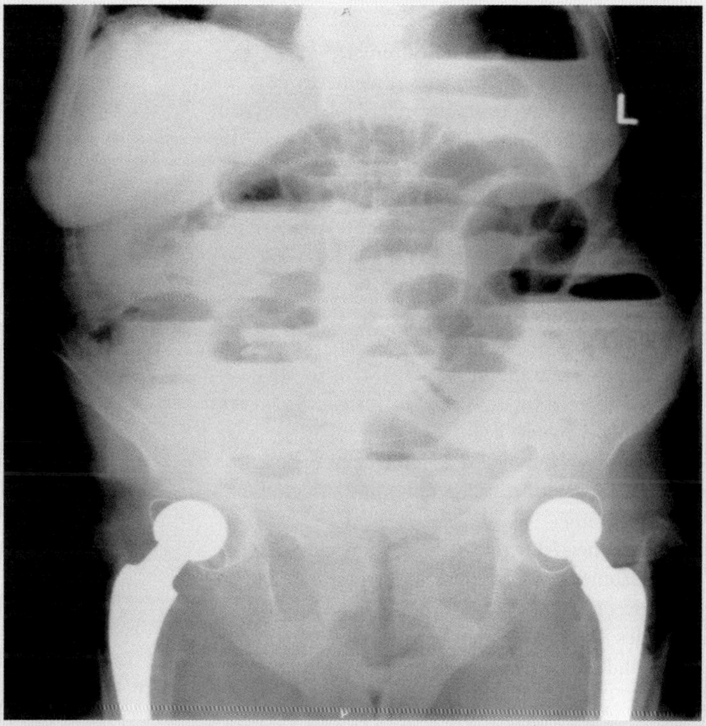

Abb. 8.1 Abdomenübersicht Patientin 1

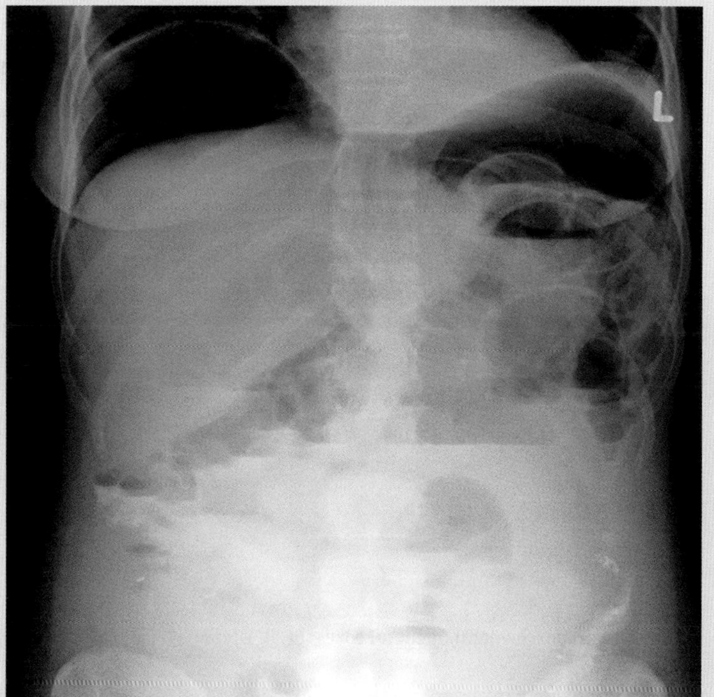

Abb. 8.2 Abdomenübersicht Patientin 2

1. Diagnostik beim akuten Abdomen

- **Ultraschalluntersuchung** des Abdomens:
  - Ausschluss bzw. Nachweis freier Flüssigkeit (Blut, Aszites, Darminhalt)
  - Beurteilung von abdominaler Aorta (Aneurysma, Dissektion), Gallenblase (Cholezystitis), Nieren (Stauung, Konkremente), Blase (Füllungszustand, Konkremente in der Uretermündung), Weite der Dünndarmschlingen, Peristaltik
- **Abdomenübersicht:**
  - Nachweis freier Luft (Ruptur Magen, Darm), peristaltischer Störung/Ileus
  - Dokumentation typischer Luftverteilungsmuster (z. B. bei Sigmavolvulus)
  - Nachweis typischer Verkalkungen (z. B. bei chronischer Pankreatitis, Nieren- und Harnleiterkonkremente)
- **Thoraxübersicht:** vor allem zum Ausschluss freier subdiaphragmaler Luft, basaler Pneumonie, Stauung (bei Herzinfarkt)
- **CT des Abdomens:** wenn Fragen offen sind und der Zustand des Patienten es erlaubt

2. Hauptbefund ➤ Abb. 8.1

- Keine freie Luft unterm Zwerchfell
- Multiple aufgestellte luftgefüllte Dünndarmschlingen (➤ Abb. 8.3a, großer Kreis)
- Ausgeprägte Flüssigkeitsspiegelunterschiede (➤ Abb. 8.3a, großer Kreis) als Hinweis auf starke Peristaltik bei Obstruktion (dynamischer oder obstruktiver Ileus)
- Luftgefüllte Schlinge in Projektion auf die linke Leiste (➤ Abb. 8.3a, kleiner Kreis)
- Nur minimale Luft im Kolonrahmen als Hinweis auf davor gelegene Obstruktion
- **Diagnose:** dynamischer oder obstruktiver Ileus, am ehesten **Dünndarmileus,** hier wohl durch inkarzerierte Leistenhernie links bedingt (➤ Abb. 8.3b, Kreis im beweisenden CT)

3. Ursachen Dünndarmileus

- Bridenileus
- Tumorobstruktion
- Obstruktion durch entzündlichen Prozess (z. B. Divertikulitis)
- Obstruktion durch inkarzerierte Hernie/Volvulus

4. Bei Aufnahmeanfertigung beachten

- Der Patient kann stehen: Untersuchung stehend zusammen mit Thorax posterior-anterior
- Der Patient kann nicht stehen: Untersuchung in Linksseitenlage
- Der Strahlengang ist jeweils horizontal.
- Die Lage muss jeweils 5–10 Minuten eingehalten werden, damit die Luft nach oben wandern und die Peristaltik die Spiegel in den Wächterschlingen verändern kann.
- Die Aufnahme in Linksseitenlage muss insbesondere den rechten subphrenischen Raum zeigen.

5. Befunde in ➤ Abb. 8.2

- Freie Luft unter dem Zwerchfell (➤ Abb. 8.4, großer Kreis)
- Stehende Dünndarmschlingen, z. B. im linken Mittelbauch (➤ Abb. 8.4, kleiner Kreis), **Wächterschlinge** oder „sentinel loop“ genannt mit Flüssigkeitsspiegeln unterschiedlicher Höhen (➤ Abb. 8.4, schwarzer Pfeil).
- **Darmwand innen und außen sichtbar** (➤ Abb. 8.4, weißer Pfeil) **beweist: Darmschlinge von Luft umgeben**
- Postoperative Clips im rechten Unterbauch

6. Diagnose/Differenzialdiagnose

- Wahrscheinliche Perforation des Colon ascendens
- Zeichen des obstruktiven **Dünndarmileus**

Kommunikation

Beim akuten Abdomen läuft die Zeit: Verzögerungen erhöhen die Gefahr einer Peritonitis, eines letalen Ausganges und natürlich die Schmerzen und die Angst der Patientinnen und Patienten. Die Befundung sollten kurz, präzise und umgehend erfolgen und wesentliche Befunde dem Behandlungsteam direkt demonstriert werden. Den Patientinnen und Patienten sollte kontinuierlich vermittelt werden, dass ihr Problem zügig und professionell gelöst wird.

Zusammenfassung

Beim akuten Abdomen wegen einer Darmperforation ist die Abdomenübersichtsaufnahme im Stehen oder in Linksseitenlage die schnellste und verlässlichste Untersuchung auf dem Weg zur lebensrettenden Operation. Wenn dies keine Klärung gibt und wenn die Zeit es erlaubt, sollte eine CT angeschlossen werden, um den abdominellen Situs zu komplettieren.

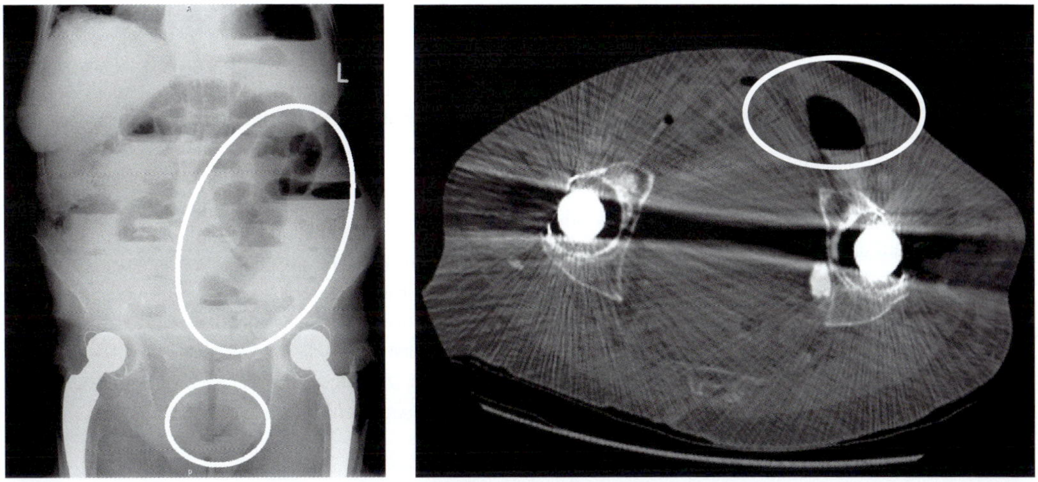

Abb. 8.3 a) Abdomenübersicht p.a. im Stehen: Dünndarmileus mit Wächterschlingen und enormen Unterschieden in den Flüssigkeitsspiegeln (großer Kreis) als Hinweis auf anhaltende Peristaltik bei Obstruktion durch inkarzerierte Leistenhernie links (kleiner Kreis).
b) CT durch die Leistenregion: Luftgefüllte Dünndarmschlinge im Leistenkanal (Kreis) bei inkarzerierter Hernie

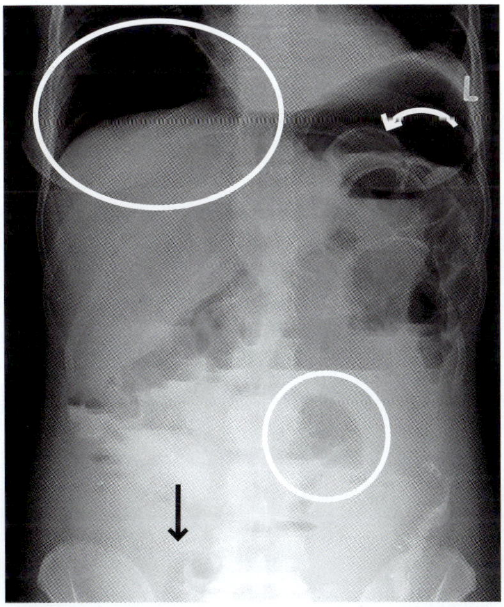

Abb. 8.4 Abdomenübersicht im Stehen mit massiver Luft in der freien Bauchhöhle, am besten zu erkennen unter dem rechten Zwerchfell (großer Kreis). Innen und außen abgrenzbare Darmwand („Rigler"-Zeichen, gekrümmter weißer Pfeil) als weiterer Beweis. Wächterschlingen (kleiner Kreis) mit sehr unterschiedlichen Flüssigkeitsspiegeln (schwarzer Pfeil) als Hinweis auf gleichzeitige peristaltische Störung.

Was wäre, wenn …

… die Abdomenübersicht normal wäre?

Ein CT mit intravenöser Kontrastmittelgabe wäre zwingend erforderlich, um folgende Diagnosen auszuschließen bzw. zu beweisen: eine Appendizitis oder Cholezystitis, eine Darmischämie (➤ Abb. 8.5) oder Aortendissektion, die Divertikulitis, eine Pankreatitis oder rupturierte Ovarialzysten.

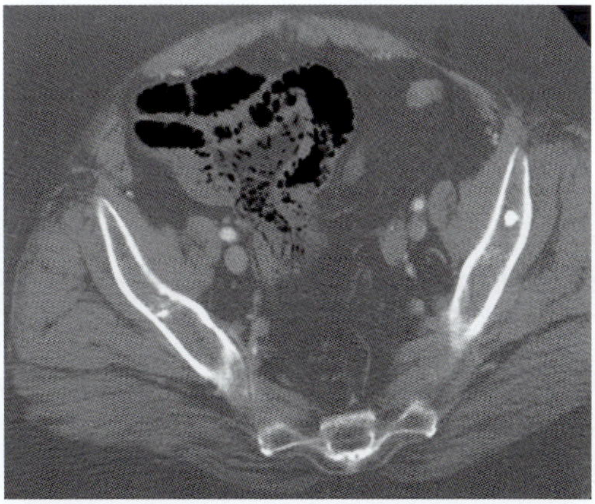

Abb. 8.5 CT durch das Abdomen, das im Becken Darmschlingen mit kleinen Gasdepots in der Wand zeigt sowie bereits Gas in den mesenterialen Venen, das Endotoxine in die Leber spülen wird. Grund ist ein kranial gelegener mesenterialer Infarkt.

09 Sport ist Mord?

Anamnese

In Ihre renommierte sportmedizinische Sprechstunde kommt ein Vater-Tochter-Gespann. Die Tochter ist Tennishalbprofi, der Vater war seinerzeit ein bekannter Handballer. Beide haben starke Schulterbeschwerden, die Tochter in der linken Schulter, der Vater in der rechten. Neben ihnen stöhnt eine Volleyballspielerin, die bei einer besonders heftigen Attacke auf die Gegenmannschaft plötzlich über stärkste Schmerzen in der rechten Schulter klagte. Der lassen die beiden natürlich den Vortritt. Röntgenaufnahmen der Schulter werden von allen angefertigt.

Merke

Die Schulter ist das beweglichste Gelenk des Körpers – die Führung erfolgt vor allem durch Ligamente und Muskeln. Es kann bei kraftvollen Bewegungen zu Luxationen sowie begleitenden Knochenprellungen und -impressionen kommen. Die Überlastung der Muskelansätze infolge der enormen Hebelkräfte am Arm führt zu Degenerationen mit Verkalkungen. Der Subakromialraum, durch den die Rotatorenmanschette verläuft, wird durch osteophytäre Anbauten des Akromioklavikulargelenks eingeengt, sodass es zu Druckschäden an der Manschette und Reizungen der Bursa subacromialis kommen kann. Bilden sich reaktive Verkalkungen, nimmt der Raum noch weiter ab. Die dargestellten Aufnahmen zeigen nur zwei von über 20 möglichen Projektionen der Schulter.

1. Was für Projektionen sehen Sie in ➤ Abb. 9.1a und ➤ Abb. 9.1b?

2. Welche Diagnose erheben Sie? Was muss sofort geschehen?

3. Welche Befunde können Sie in ➤ Abb. 9.2a erheben und zu welcher Diagnose kommen Sie?

4. Welche Befunde können Sie in ➤ Abb. 9.2b erheben und zu welcher Diagnose kommen Sie?

5. Welche Befunde würde man bei einer Arthritis erheben?

6. Welche Bildgebung würden Sie veranlassen, wenn Sie bei anhaltenden Schulterbeschwerden in der Röntgenaufnahme keine Auffälligkeit sehen?

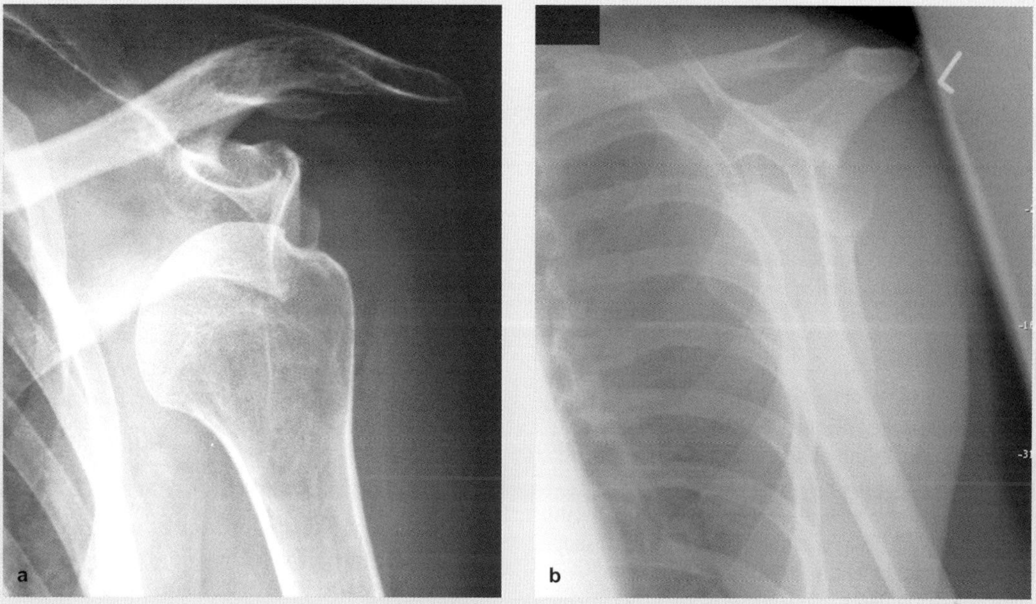

Abb. 9.1 Röntgenaufnahmen 1 (a) und 2 (b) der Schulter der Volleyballspielerin

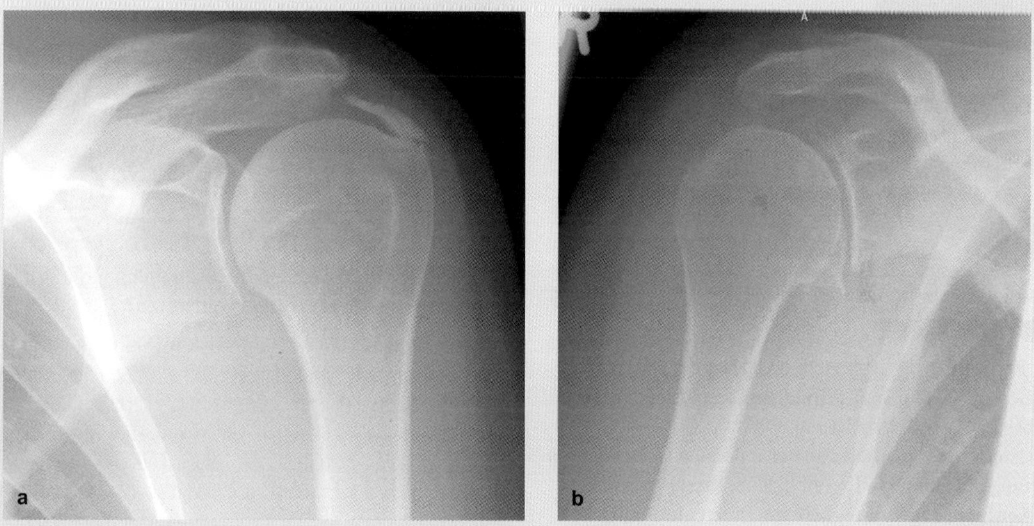

Abb. 9.2 Röntgenaufnahmen der Schulter der Tochter (a) und des Vaters (b)

1. Projektionen in ➤ Abb. 9.1a und ➤ Abb. 9.1b

- ➤ Abb. 9.1a (➤ Abb. 9.3a): Aufnahme im anterior-posterioren Strahlengang – die übliche Übersichtsaufnahme der Schulter
- ➤ Abb. 9.1b (➤ Abb. 9.3b): Y- oder „Mercedesstern"-Aufnahme: Das Glenoid steht in Zentrum eines Sterns aus dem Akromion, dem Pars supraspinatus der Scapula sowie dem Scapulablatt, das in dieser Aufnahme tangential getroffen ist.

2. Diagnose und Sofortmaßnahmen

- **Posttraumatische anteriore Luxation des Schultergelenks:** In der Y-Aufnahme steht der Humeruskopf (➤ Abb. 9.3b, gestrichelte Kontur) thoraxseitig des Glenoids (➤ Abb. 9.3b, blauer Kreis). In der a.-p.-Aufnahme (➤ Abb. 9.3a) erkennt man den Humeruskopf, der zum Glenoid nicht mehr in Beziehung steht.
- Sofort repositionieren, um Gefäße, Nerven, Ligamente und Muskeln zu schonen.

3. Befunde in ➤ Abb. 9.2a und Diagnose

- Dichte **Verkalkung** des Rotatorenmanschettenansatzes am Tuberculum majus (➤ Abb. 9.4a, Kreis)
- Keine **osteophytären Anbauten** am Schulter- und Akromioklavikulargelenk
- Normale **Gelenkspaltbreite** im humeroglenoidalen Gelenk
- Diagnose: **Ansatztendinose**

4. Befunde in ➤ Abb. 9.2b und Diagnose

- Geringe **Gelenkspaltminderung** humeroglenoidal mit begleitender Sklerosierung
- **Osteophytärer Anbau** an der medialen Gelenkbegrenzung des Humerus (➤ Abb. 9.4b, Kreis)
- **Konturunregelmäßigkeit** am Tuberculum majus (➤ Abb. 9.4b, Pfeil)
- Diagnose: **Omarthrose** (Arthrose des humeroskapulären Gelenks)

5. Befunde bei Arthritis

- Eher gleichmäßige Gelenkspaltminderung
- Gelenknahe Entkalkung
- Knöcherne Usuren in der Gelenkperipherie
- Ankylosen in der Spätphase

6. Bildgebung bei Röntgenaufnahmen ohne Auffälligkeit

- MRT dokumentiert umfassend Muskeln, Ligamente, Kapselanteile, Knorpel und Knochen.
- Bei Verdacht auf Labrumläsion auch CT- oder MRT-Arthrografie

Kommunikation

Bei einer Luxation bleiben die Chirurg*innen idealerweise bei den Verletzten, um sofort nach der Bildgebung die Reposition durchzuführen – bei eindeutiger Klinik wird die Reposition vorgezogen und nur die Stellung radiologisch kontrolliert. Verletzte und ärztliches Team sind dabei in Tuchfühlung.

Zusammenfassung

Die wichtigsten Pathologien des Schultergelenks, die mit Röntgenaufnahmen zu diagnostizieren sind, wurden in diesem Fall zusammengestellt – die Luxation, die Omarthrose und die Rotatorenmanschetten-Ansatztendinose.

Was wäre, wenn …

… Schulterbeschwerden in Zusammenhang mit internistischen Erkrankungen aufträten?

Man müsste auch eine **Humeruskopfnekrose** erwägen. Diese kann unter anderem bei Sichelzellanämie, Morbus Gaucher, Diabetes, Immunsuppressiva-, Kortison- und Zytostatikatherapie, Alkoholismus und Nikotinabusus sowie nach Transplantationen auftreten. Sie kann in konventionellen Röntgenaufnahmen sehr subtil ausgebildet sein – das MRT zeigt das Frühstadium, in dem nicht-prothetische Therapien noch möglich sind (➤ Abb. 9.5). Natürlich kann die Humeruskopfnekrose auch idiopathisch auftreten.

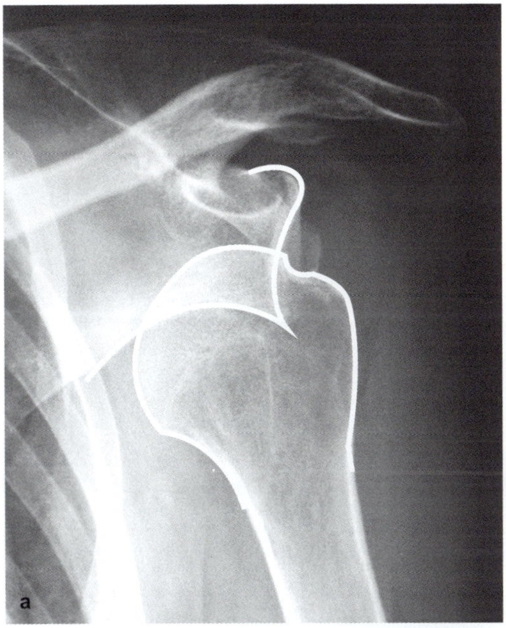
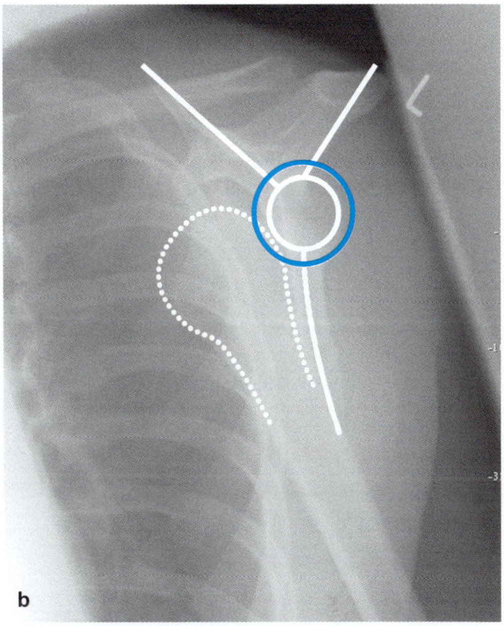

Abb. 9.3 a) Linke Schulter der Volleyballspielerin a. p. (Übersichtsaufnahme)
b) Linke Schulter der Volleyballspielerin in der Y- oder „Mercedesstern"-Aufnahme: posttraumatische anteriore Luxation des Schultergelenks

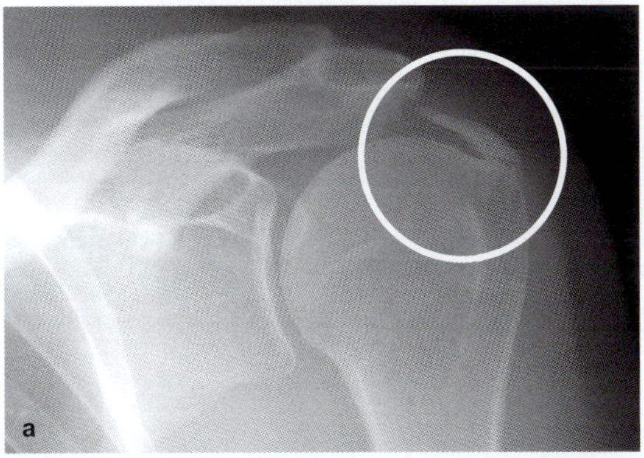
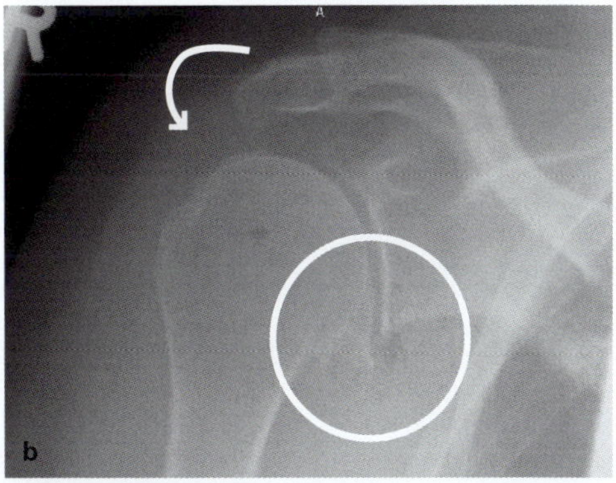

Abb. 9.4 a) Ansatztendinose: dichte Verkalkung des Rotatorenmanschettenansatzes am Tuberculum majus (Kreis)
b) Omarthrose: Geringe Gelenkspaltminderung humeroglenoidal mit begleitender Sklerosierung, osteophytärer Anbau an der medialen Gelenkbegrenzung des Humerus (Kreis), Konturunregelmäßigkeit am Tuberculum majus (Pfeil)

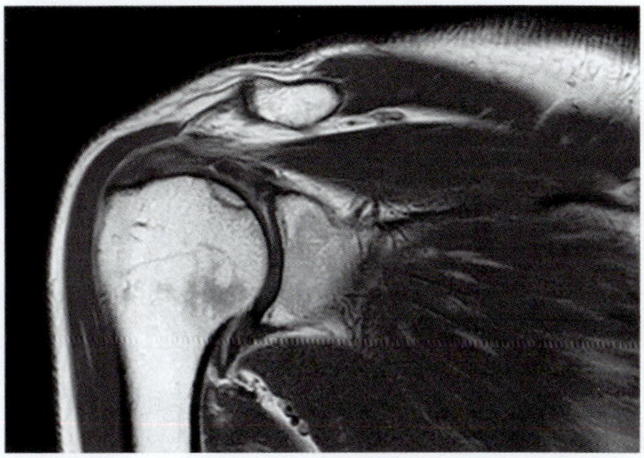

Abb. 9.5 Humeruskopfnekrose im Frühstadium: In der koronalen T1-Wichtung subchondraler bogiger Verlust des normalen Fettsignals. Die Kopfkontur ist noch erhalten. Die konventionelle Aufnahme war nur minimal auffällig.

10 Rückkehr aus Ladakh

Anamnese

Nach dreijährigem Aufenthalt in einer Klostergemeinschaft auf dem Dach der Welt haben zunehmende gesundheitliche Probleme zwei Patienten wieder in heimatliche Gefilde zurückgeführt. Einer von ihnen wurde direkt nach der Rückkehr im Krankenhaus versorgt. Der weiteren Behandlung hat er sich zunächst entzogen und jede weitere Auseinandersetzung mit seiner Krankheit abgelehnt. Am rechten Brustkorb trägt er einen Verband. Sein Freund wird seinen Husten nicht mehr los. Nach einer ersten Untersuchung haben Sie bei beiden eine Thoraxröntgenuntersuchung (➤ Abb. 10.1; ➤ Abb. 10.2) erbeten.

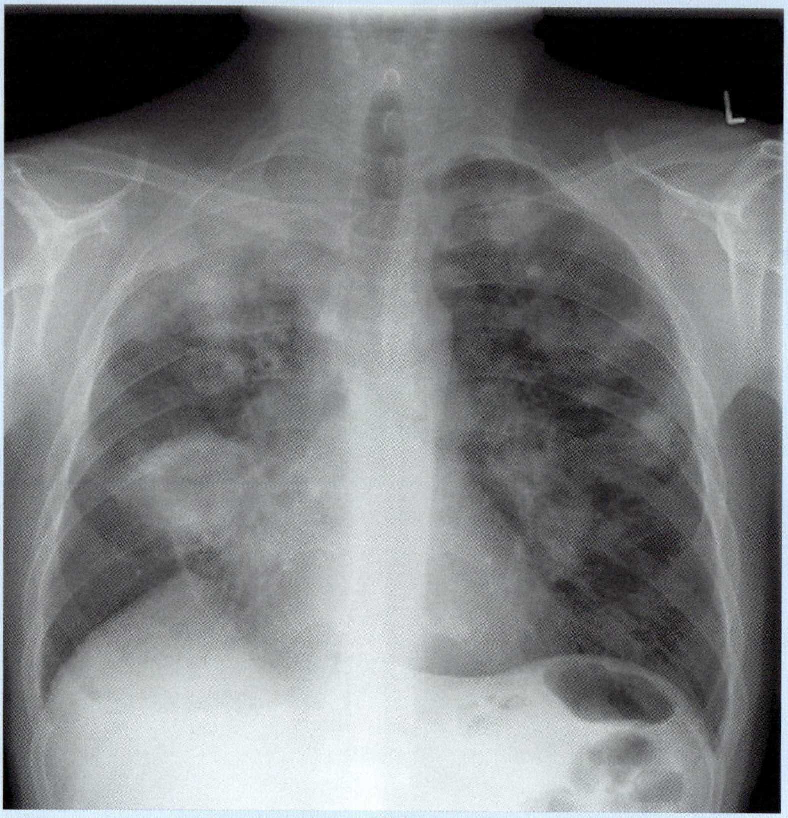

Abb. 10.1 Thoraxröntgen Patient 1

1. **Welche Befunde erheben Sie in ➤ Abb. 10.1 und zu welcher Diagnose kommen Sie?**

2. **Welche Befunde erheben Sie in ➤ Abb. 10.2 und zu welcher Diagnose kommen Sie?**

3. **Welche Maßnahmen würden Sie in Ihrer Praxis einleiten?**

4. **Welche extrapulmonalen Manifestationen der Erkrankung kennen Sie?**

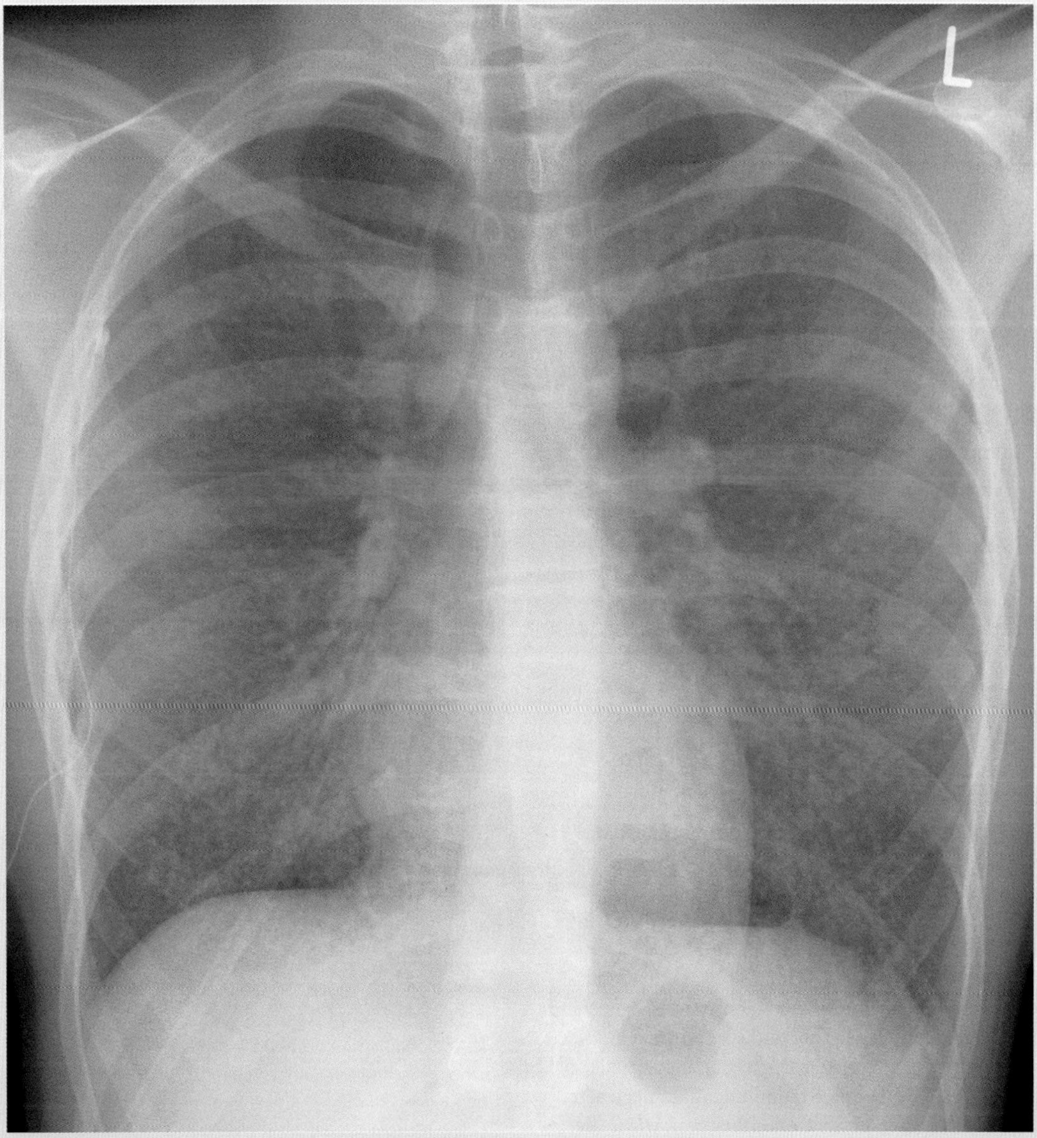

Abb. 10.2 Thoraxröntgen Patient 2

1. Befunde in ➤ Abb. 10.1 und Diagnose
Befunde:
- Dickwandige **Lungenkaverne** im rechten Mittelfeld (➤ Abb. 10.3a, Kreis)
- Apikale Pleuraverdickung rechts
- Kranialraffung des rechten Hilus
- Verstreute Herde in beiden Lungenfeldern (➤ Abb. 10.3a, Pfeile)

Diagnose: **Offene Tuberkulose** mit Kaverne und kontralateralen Streuherden entlang des Bronchialbaums (siehe auch CT in ➤ Abb. 10.4a)

2. Befunde in ➤ Abb. 10.2 und Diagnose
Befunde:
- Multiple hirsekorngroße (lat. Milium = Hirse) **Knötchen** im Lungenkern (Vergrößerung ➤ Abb. 10.3b), im CT dorsal im Unterlappen als kleine rundliche Fleckschatten erkennbar (➤ Abb. 10.4b)
- Pleuradrainage rechts (entlang der Thoraxwand lateral), wohl nach Pneumothorax

Diagnose: Miliares Muster, bei entsprechender Anamnese und Klinik gut passend zu einer **Miliartuberkulose.**

3. Maßnahmen in Ihrer Praxis/Kommunikation
Bei offener Tuberkulose sind folgende Maßnahmen einzuleiten:
- **Mundschutz** und entsprechende Unterweisung für den Patienten
- **Scheuer-Wisch-Desinfektion** der benutzten Räume sowie der darin befindlichen Flächen und Gegenstände
- Bei bestätigter offener Tuberkulose **Meldung** an das Gesundheitsamt sowie die betriebsärztliche Stelle.
- Meldung sämtlicher an Behandlung und Pflege beteiligter Mitarbeiter an das Gesundheitsamt sowie die betriebsärztliche Stelle.

4. Extrapulmonale Manifestationen der Tuberkulose
- Tuberkulöse Meningitis
- Tuberkulöse Spondylitis
- Lymphknotentuberkulose
- Nierentuberkulose

Kommentar

Die Tuberkulose wird von *Mycobacterium tuberculosis* ausgelöst und ist eine weltweit verbreitete Infektionskrankheit. Sie manifestiert sich meist in der Lunge, kann aber auch in anderen Organen oder generalisiert auftreten sowie streuen. Bei geschwächtem Immunsystem kann sich bei einer generalisierten Tuberkulose als Komplikation die sog. Miliartuberkulose entwickeln; dabei bilden sich winzige (miliare) Herde im ganzen Organismus.
Die Tuberkulose nimmt in den letzten Jahren zahlenmäßig wieder zu, nachdem sie über einen langen Zeitraum an Bedeutung verlor. Man muss täglich mit ihr rechnen.

Zusammenfassung

Die meist unbemerkt verlaufende primäre Tuberkulose des immunkompetenten Patienten manifestiert sich in apikalen Schwielen, kleinen verkalkten Granulomen und Lymphknotenverkalkungen. Die sekundäre, aktivierte Tuberkulose kann bronchogen zu Kavernenbildung und hämatogen zur miliaren Aussaat in der Lunge führen. Andere Organe können ebenfalls befallen sein.

Was wäre, wenn …

… der erste Patient ernstlich immunsupprimiert wäre?

Das Bild in ➤ Abb. 10.1 könnte bei Patienten in Neutropenie nach Chemotherapie, nach Transplantationen oder unter längerer Kortisontherapie auch einer Pilzinfektion der Lunge entsprechen. Omnipräsente Aspergillen könnten tracheal die Immunbarriere durchbrechen und vaskulär verschleppt zu peripheren Infarzierungen und Infiltraten der Lunge führen. Auch hier kommt es im Verlauf zu Kavernenbildungen.
Wird die Immunbarriere aktiv umgangen, indem z. B. intravenös verschmutzte Drogen gespritzt werden und septische Lungenembolien verursachen, kann es ebenfalls zu solch einer radiologischen Präsentation kommen.

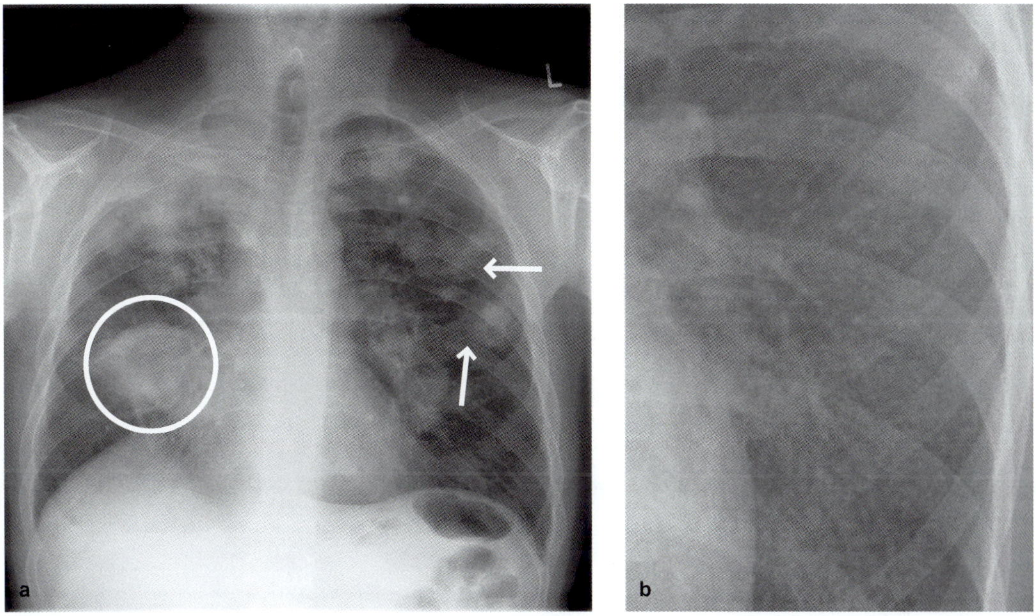

Abb. 10.3 a) Offene Tuberkulose mit Kaverne (Kreis) und peribronchialen Streuherden (Pfeile)
b) Miliares Muster bei Miliartuberkulose

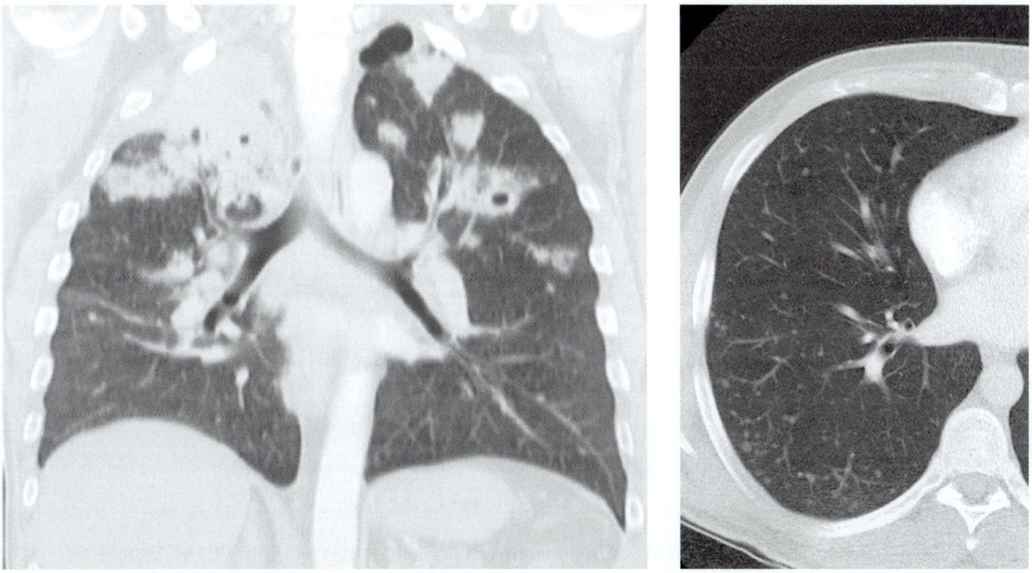

Abb. 10.4 a) CT: Die koronale Rekonstruktion durch die Carina zeigt die durch die Atmung und Hustenanfälle aus der Kaverne über den Bronchialbaum eingeschleppten kleineren Entzündungsherde.
b) CT: Multiple hirsegroße Herde im Unterlappen bei der miliaren Form der Tuberkulose

11 Auf dem Weg ins Pflegeheim

Anamnese

Bei glatter Fahrbahn sind zwei Patienten mit ihrem PKW gegen einen Alleebaum geknallt. Es handelt sich um einen 75-jährigen Herrn, der von seinem Enkel (25 Jahre) nach der weihnachtlichen Familienfeier wieder ins Seniorenheim gebracht werden sollte. Beide schienen, nachdem sie von den Feuerwehrleuten aus dem Wrack befreit worden waren, zeitlich und örtlich nicht einwandfrei orientiert zu sein und weisen Frakturen an den Unterschenkeln auf. Die CT-Bilder des Kopfes (➤ Abb. 11.1a und ➤ Abb. 11.1c) haben Sie anfertigen lassen, um Verletzungen am Kopf auszuschließen.

Merke

Das Hirn sagt von allen Organen am meisten über Alter und Lebensstil aus. Das Hirnvolumen nimmt mit dem Alter ab. Der erste Blick bei einer Schädeluntersuchung (CT- oder MRT-Aufnahme) geht daher auf das Geburtsdatum, da nur so das Volumen richtig einzuschätzen ist. Um Veränderungen im CT leichter erkennen zu können, empfiehlt es sich zudem, mit Vergleichsbildern von gesunden Gleichaltrigen zu arbeiten.

1. **Woran erkennen Sie eine Blutung und welche Hauptarten gibt es? Liegt bei dem jungen Mann (➤ Abb. 11.1a) eine Blutung vor?**

2. **Was fällt in ➤ Abb. 11.1a sonst noch auf?**

3. **Zufällig haben Sie ein normales Kopf-CT-Bild eines Gleichaltrigen dabei (➤ Abb. 11.1b). Welche Diagnosen müssen Sie nun bei dem jungen Patienten erwägen?**

4. **Der repräsentative CT-Schnitt des älteren Herren (➤ Abb. 11.1c) zeigt eine deutliche Veränderung. Welche?**

5. **Das Vergleichsbild eines normalen Gleichaltrigen (➤ Abb. 11.1d) bringt Sie weiter. Welche Diagnosen müssen Sie erwägen?**

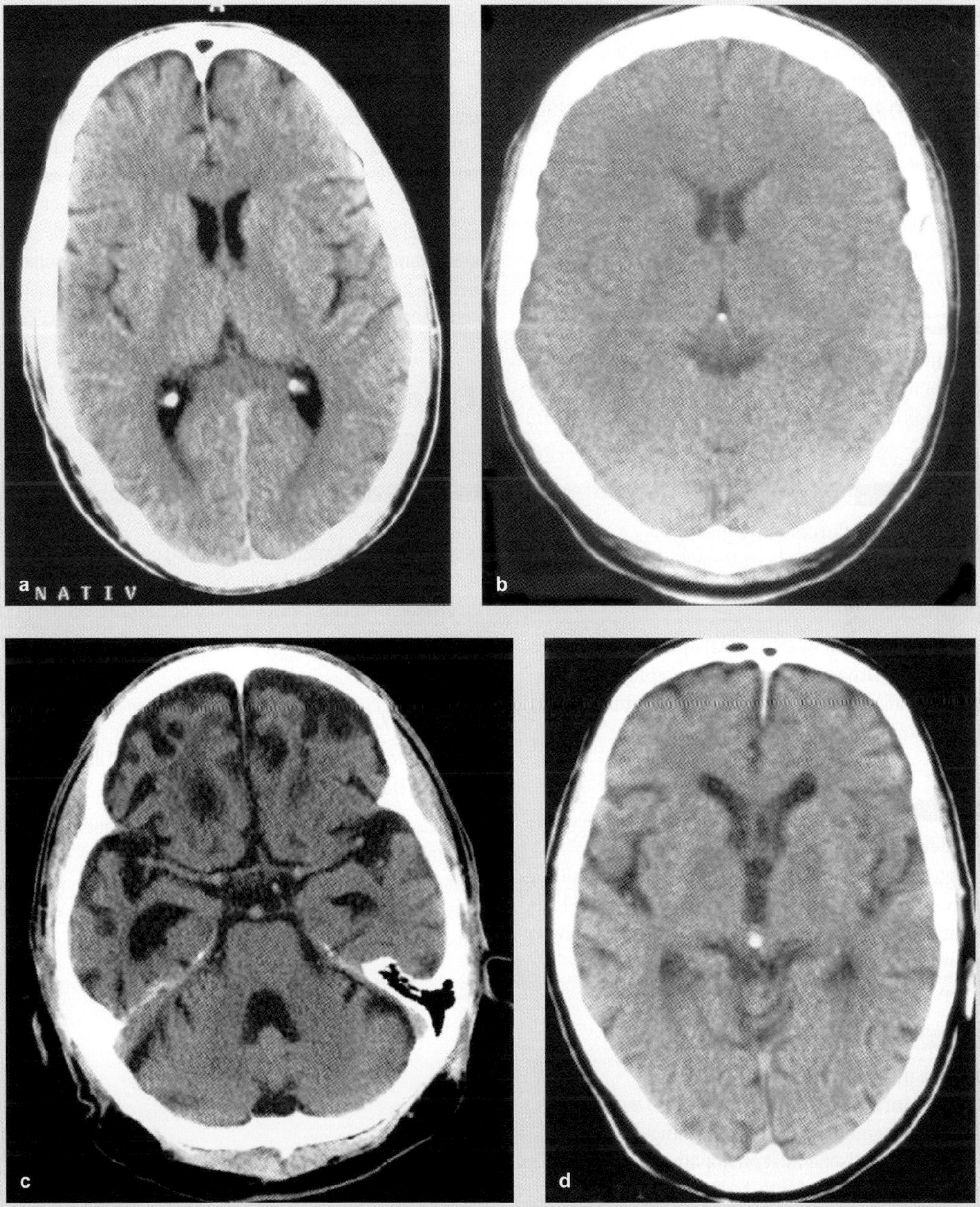

Abb. 11.1 a) Kopf-CT des Enkels
b) Kopf-CT eines gleichaltrigen jungen Mannes
c) Kopf-CT des Großvaters
d) Kopf-CT eines gleichaltrigen älteren Mannes

1. Woran erkennen Sie eine Blutung und welche Hauptarten gibt es? Liegt bei dem Enkel (➤ Abb. 11.1a) eine Blutung vor?

- Blutungen sind im nativen CT an hoher Dichte zu erkennen.
- Hauptarten: intraparenchymatöse, subdurale, epidurale, subarachnoidale und ventrikuläre Blutung
- Bei dem jungen Mann stellt sich keine Blutung dar.

2. Auffälligkeit in ➤ Abb. 11.1a

Für das Lebensalter (25) zu deutliche Demarkierung der äußeren und inneren Liquorräume (➤ Abb. 11.2a, Pfeile)

3. Diagnose und Differenzialdiagnosen

- **Temporärer Volumenverlust:** Dehydratation, Unterernährung (z. B. Anorexia nervosa), Kortikosteroidmedikation
- **Irreversibler Volumenverlust, Atrophie:** chronischer Alkoholismus, Drogenabusus, HIV-Enzephalopathie (in diesem Fall), Z. n. Meningitis, Z. n. Hirnbestrahlung/Chemotherapie

4. Veränderungen im CT des Großvaters

Ausgeprägte generalisierte Atrophie mit starker Aufweitung der inneren und äußeren Liquorräume (➤ Abb. 11.2b, Markierungen), die mit einer entsprechenden Demenz einhergehen sollte.

5. Diagnose und Differenzialdiagnosen

- Diagnose: **Morbus Alzheimer** (60 % der Demenzen)
- Differenzialdiagnosen: Morbus Binswanger/subkortikale arteriosklerotische Enzephalopathie (25 %) und Morbus Pick (frontal betonte Atrophie, 10 %)

Kommentar

Trügerisch sind die Folgen der Kortikosteroidmedikation: Die dadurch bedingten Veränderungen sind in CT-Aufnahmen nicht von einer „normalen" Atrophie zu unterscheiden, sie können sich aber nach Behandlungsende komplett zurückbilden. Aber auch Dehydratation oder Unterernährung können zu einem (vorübergehenden) Volumenverlust des Gehirns führen.

Bei CT-Bildern empfiehlt sich außerdem ein Blick auf das Übersichtstopogramm, da darauf der Gebissstatus erkennbar ist, der wiederum orientierende Rückschlüsse auf den Lebensstil – genauer die Mundhygiene – zulässt.

Zusammenfassung

Ein Volumenverlust des Gehirns kann viele Ursachen haben. Im Alter liegt einer Atrophie häufig eine demenzielle Erkrankung zugrunde.

Chronischer Alkohol- oder Drogenabusus führt zu Volumenverlust und ist in Notaufnahmen häufig überrepräsentiert. Bei entsprechender Grunderkrankung ist eine HIV-Enzephalopathie zu erwägen. Häufige Ursachen für eine Atrophie bei onkologischen Patienten sind Chemotherapien und Hirnbestrahlungen.

Was wäre, wenn …

… einer der Patienten einen Kreislaufstillstand erlitten hätte?

Bei einem länger anhaltenden Kreislaufstillstand – etwa bei protrahierter Reanimation – kann es zu einem Hirnödem kommen. Dabei nimmt das Hirnvolumen zu, die Sulci sind verstrichen, die Differenzierung von Hirnrinde und Hirnmark lässt nach (➤ Abb. 11.3).

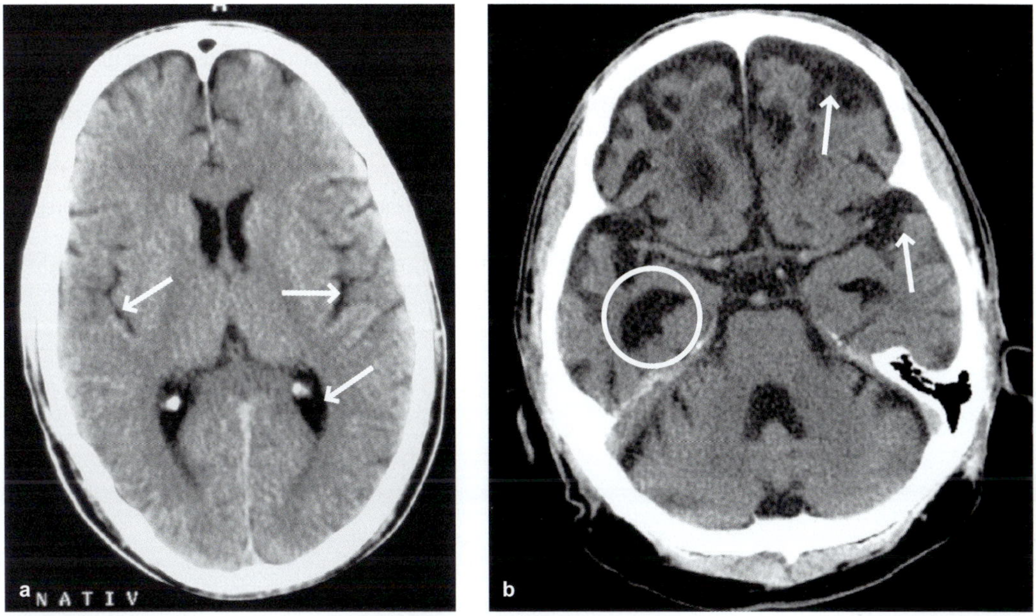

Abb. 11.2 a) Deutliche Demarkierung der Liquorräume bei HIV-Enzephalopathie (Pfeile)
b) Ausgeprägte generalisierte Atrophie mit starker Aufweitung der inneren (Kreis) und äußeren Liquorräume (Pfeile) bei Morbus Alzheimer

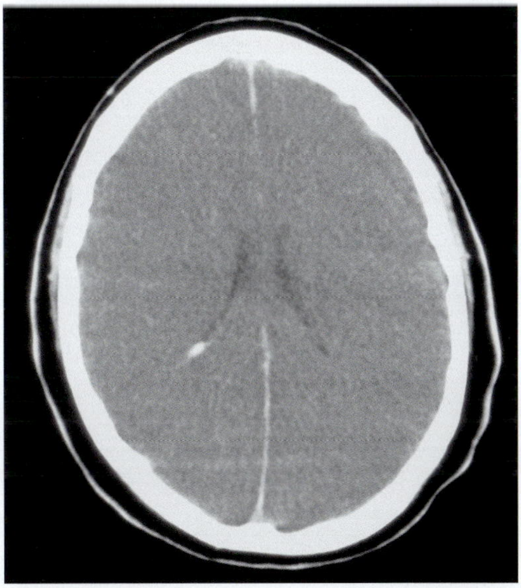

Abb. 11.3 CT des Kopfes nach längerer Reanimation im Rahmen eines Verkehrsunfalles. Patient ist komatös. Die Ventrikel sind schlitzförmig verengt, die äußeren Liquorräume sind nicht mehr abgrenzbar, Rinde und Mark lassen sich nicht mehr abgrenzen.

12 Kontrolle bei Lymphomtherapie

Anamnese

Auf dem Anforderungsschein einer 67-jährigen Patientin steht „ZNS-Lymphom, Thoraxroutine unter Therapie". Sie haben in Anbetracht der Primärdiagnose einen Thorax in zwei Ebenen anfertigen lassen (➤ Abb. 12.1 und ➤ Abb. 12.2).

Merke

Bei einer umschriebenen Verschattung in der Lunge empfiehlt es sich, folgende Fragen zu beantworten:

- Ist es wirklich eine singuläre Läsion?
- Wo ist die Läsion?
- Ist die Binnenstruktur homogen oder inhomogen?
- Ist die Begrenzung der Verschattung glatt oder unregelmäßig, gerade oder gelappt?
- Besteht ein Volumenverlust oder ein Volumenzuwachs?

1. Welche Einzelbefunde können Sie in ➤ Abb. 12.1 erheben?

2. Zu welcher Diagnose kommen Sie auf dieser Basis?

3. Die Seitaufnahme (➤ Abb. 12.2) bestätigt die Diagnose. Welche Einzelbefunde können Sie erheben?

4. Welche Ursachen kann die dargestellte Veränderung haben?

5. Wo würde man genauer hinschauen?

6. Welche weitere Diagnostik würden Sie empfehlen?

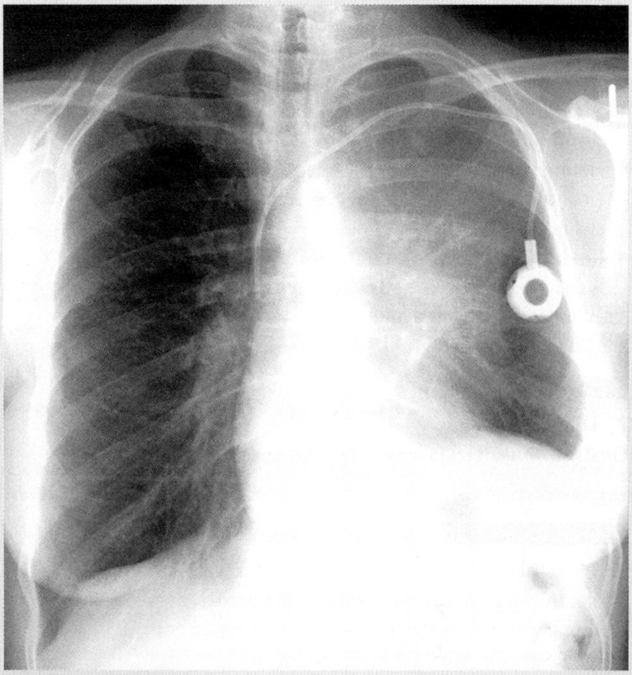

Abb. 12.1 Thorax p. a.

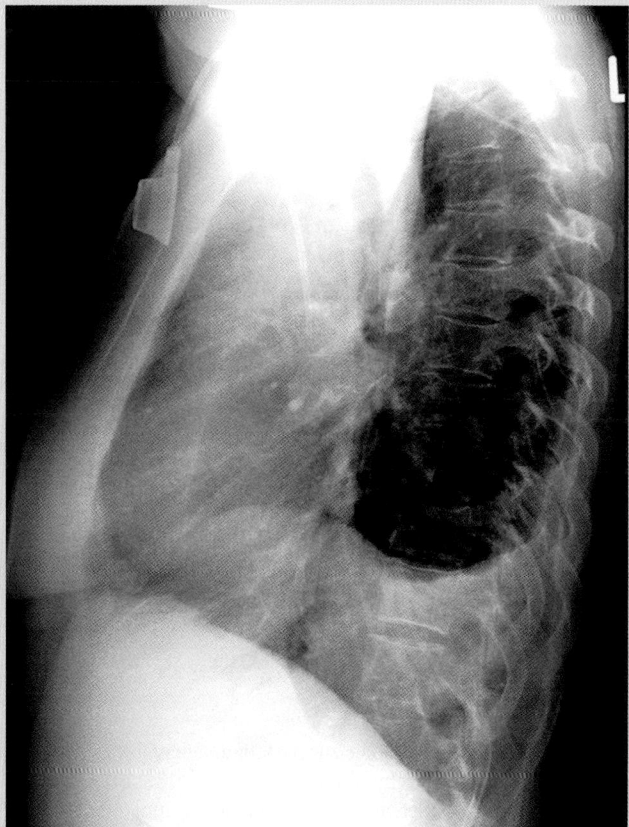

Abb. 12.2 Thorax lateral

1. Einzelbefunde a. p.-Aufnahme (➤ Abb. 12.1)

- Aufnahme im Stehen
- Korrekt liegender Port (ovale Markierung in ➤ Abb. 12.3a)
- Homogene Verdichtung des gesamten Hemithorax
- Hochstand linkes Zwerchfell (➤ Abb. 12.3a, gestrichelte Linie für normale Höhe)
- Konturverlust linker Herzrand (**Silhouettenphänomen;** ➤ Abb. 12.3a, gestrichelte normale Kontur)
- Hilus links nicht eindeutig abgrenzbar

2. Diagnose

Obstruktionsatelektase des Oberlappens links

3. Einzelbefunde Seitaufnahme (➤ Abb. 12.2)

- Bandförmige Verdichtung entlang der vorderen Thoraxwand, dem atelektatischen Oberlappen entsprechend (➤ Abb. 12.3b, weiße Pfeile)
- Hochstand des linken Zwerchfells
- Winkelerguss links
- Kompensatorische Überblähung des linken Unterlappens

4. Ursachen

- In dieser Altersgruppe vor allem **Bronchialkarzinom**
- Bei bekanntem ZNS-Lymphom auch Lymphommanifestation erwägen
- Im Kleinkindalter: aspirierter Fremdkörper
- Verlegung der Bronchien durch Schleim oder Eiter

5. Wo würde man genauer hinschauen?

Genauere Inspektion der Hili, des Azygoswinkels (➤ Abb. 12.3a, ovale Markierung), des aortopulmonalen Fensters (➤ Abb. 12.3a, Doppelpfeil) und der Carina (➤ Abb. 12.3a, Einzelpfeil) zur Erkennung des Tumors oder vergrößerter Lymphknoten.

6. Weitere Diagnostik

- Fiberoptische Bronchoskopie zur Bestätigung der Obstruktion und Gewebeentnahme
- CT des Thorax, die Nebennieren einschließend, zum Staging bei neoplastischer Obstruktion

Kommentar

Fragen bei umschriebener Verschattung in der Lunge:

Ist es wirklich eine singuläre Läsion?

Ein Drittel der Lunge bildet sich unterhalb des Zwerchfellsilhouette oder im Herzschatten ab. Ignoriert man das, wird man ein Drittel aller Läsionen übersehen. Handelt es sich um mehrere Läsionen, denkt man zunächst je nach Klinik und Alter an Metastasen oder septische Infarkte. Ist die Läsion wirklich singulär, geht die Analyse weiter.

Wo ist die Läsion?

Dabei kommt das **Silhouettenphänomen** zum Einsatz. Der Verlust der Herzkontur deutet rechts auf ein Problem des Mittellappens, links auf eine Veränderung in der Lingula des Oberlappens hin. Die Lappen sind dann nicht mehr luftgefüllt. Der Verlust der Zwerchfellkontur weist auf den jeweiligen Unterlappen hin. Die Begrenzung durch eine Fissur lässt weitere Rückschlüsse zu: Eine Verschattung, die nach kranial durch die Fissura minor begrenzt ist, kann nur im Mittellappen, ein Schatten, der nach kaudal von ihr begrenzt wird, nur im rechten Oberlappen liegen. Alle Lungenläsionen oberhalb des Aortenbogenniveaus liegen im Oberlappen. Alle, die die Aortenbogenkontur verschwinden lassen, liegen im linken Oberlappen.

Ist die Binnenstruktur homogen oder inhomogen?

Bei homogener Binnenstruktur ist die gesamte Läsion luftleer. Bei einem Pleuraerguss, egal ob frei verlaufend oder abgekapselt, ist die Lunge komplett verdrängt. Der Bronchusverschluss bei der Obstruktionsatelektase führt zu einer kompletten Luftresorption in Alveolen und Bronchien.

Ist die Binnenstruktur inhomogen, kann das z. B. daran liegen, dass die luftgefüllten Bronchien vor dem Hintergrund der luftleeren Alveolen sichtbar werden: Dieses **positive Bronchopneumogramm** findet man bei Pneumonien, bei einem Ödem oder einer Kompressionsatelektase. **Höhlenbildungen** treten bei einschmelzenden Pneumonien (z. B. der Tuberkulose), Tumoren oder Metastasen auf. Es gibt auch vorbestehende Bullae, die dann sekundär von Pilzen (Aspergillus) besiedelt werden. Eine fleckig-flächige Zeichnung weist auf einen alveolären Prozess hin.

Ist die Begrenzung der Verschattung glatt oder unregelmäßig, gerade oder gelappt?

Glatte, gerade Begrenzungen in der Lunge sind in der Regel Lappengrenzen. Zur Lungenperipherie und zur Thoraxwand hin sprechen sie für einen pleuralen Prozess, etwa einen Erguss, eine Verschwielung oder einen pleuralen Tumor. Scharfe Konturen findet man z. B. bei Metastasen. Unregelmäßige, gezackte Grenzen zur umgebenden Lunge findet man bei Bronchialkarzinomen und Infektionen.

Besteht ein Volumenverlust oder ein Volumenzuwachs?

An der Verlagerung beweglicher normaler Strukturen auf den Prozess zu erkennt man den Volumenverlust z. B. einer Atelektase oder einer Lungennarbe, eines Tumors oder einer chronischen Infektion. Eine Verdrängung benachbarter Strukturen erfolgt durch einen raumfordernden (sic!) Tumor, einen Erguss oder auch eine akute Infektion.

Kommunikation

Komplizierte multimorbide Erkrankte werden Sie oft erleben. Passt der Befund wie hier zur angegebenen Anamnese, schreibt man: „vereinbar mit linkshilärem Lymphombefall", wohl wissend, dass Läuse und Flöhe gemeinsam vorkommen können und auch ein Bronchialkarzinom vorliegen kann.

Zusammenfassung

Bei einer Obstruktionsatelektase wird durch Verlegung eines Bronchus die Lungenbelüftung vermindert und der entsprechende Lungenanteil schrumpft. Ursachen können z. B. eitrige Bronchitiden, Tumore, Fremdkörper, vergrößerte Hiluslymphknoten sein.

Was wäre, wenn ...

... die Silhouetten des Herzens und des Zwerchfells nicht zu sehen wären?

Ein großer Erguss würde beide Silhouetten auslöschen. Eine gleichzeitige Verdichtung des Mittellappens und des Unterlappens, z. B. atelektatisch bei obstruierendem Tumor am Hilus (➤ Abb. 12.4), kann rechts so ein Bild verursachen. Eine Komplettatelektase beider Lappen der linken Lunge ist ebenfalls möglich – allerdings sollte man dann auch eine Verlagerung des Mediastinums sehen.

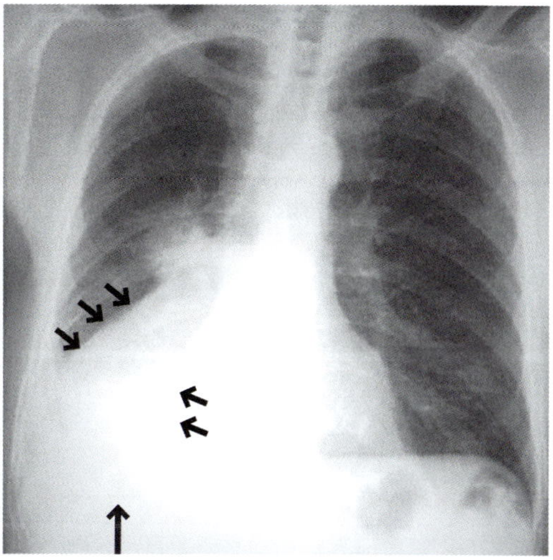

Abb. 12.4 Hier zeigt sich ein Silhouettenzeichen am rechten Zwerchfell (Pfeil) und der rechten kaudalen Herzkontur (Doppelpfeil). Es besteht eine Drehung und Kaudalverlagerung der Fissura major (Dreifachpfeil), die damit als Begrenzung auch in der Übersichtsaufnahme sichtbar wird. Der Volumenverlust umfasst also den Mittellappen und den Unterlappen. Grund ist die große rechtshiläre Raumforderung – ein Bronchialkarzinom.

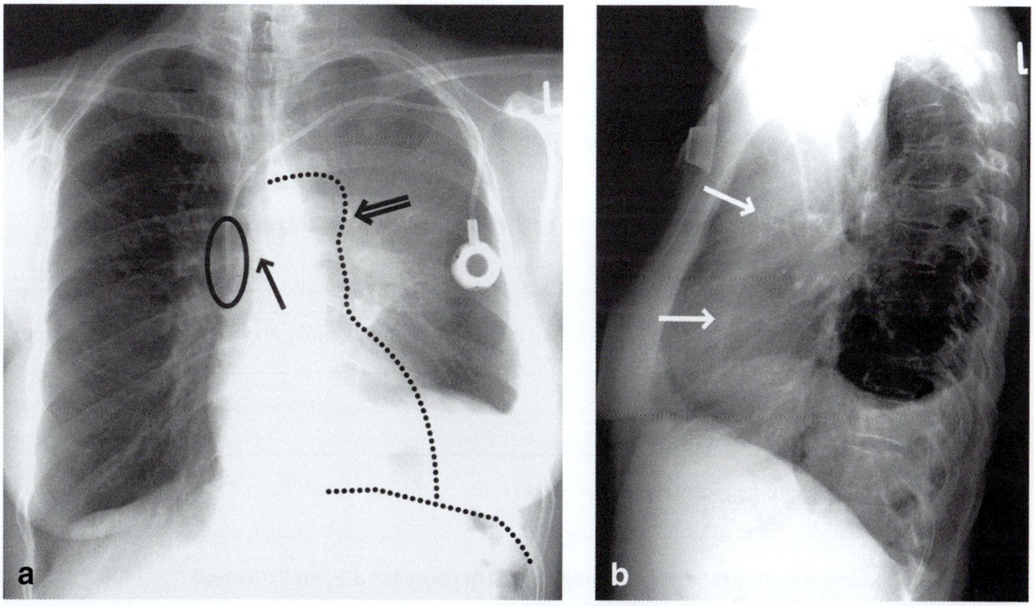

Abb. 12.3 a) Obstruktionsatelektase im p. a.-Bild: Homogene Verdichtung des gesamten Hemithorax, Hochstand linkes Zwerchfell (gestrichelte Linie für normale Höhe), Konturverlust linker Herzrand (Silhouettenphänomen; gestrichelte normale Kontur), Hilus links nicht eindeutig abgrenzbar
b) Obstruktionsatelektase in der Seitaufnahme: Bandförmige Verdichtung entlang der vorderen Thoraxwand, dem atelektatischen Oberlappen entsprechend (weiße Pfeile), Hochstand linkes Zwerchfell, Winkelerguss links, kompensatorische Überblähung des linken Unterlappens

13 Schmerzen im Kniegelenk

Anamnese

Ein 17-jähriger junger Mann kommt samstags gegen 23:30 Uhr in Ihre Notfallaufnahme. Er berichtet, er habe seit geraumer Zeit Schmerzen im Kniegelenk. Geschwollen sei es auch. Ja, er sei aktiver Volleyballer und habe sich das Knie in letzter Zeit mehrmals verdreht. Heute Abend habe er es nicht mehr ausgehalten. Sie haben eine Aufnahme des Kniegelenks angefordert (➤ Abb. 13.1).
Etwas später lassen Sie ein Thoraxbild (➤ Abb. 13.2) anfertigen, um den Zustand des Patienten besser einschätzen zu können.

Merke

Maligne primäre Knochentumoren sind selten, viel seltener als Knochenmetastasen bei Älteren und benigne Knochenläsionen bei Jugendlichen. Sie können bereits in sehr jungen Jahren auftreten – und häufig auch gut therapiert werden. Das macht den „Preis" eines übersehenen Tumors hoch. Auf der anderen Seite gibt es sehr häufig Knochenläsionen, die eindeutig benigne sind und die man am besten in Ruhe lässt, weil jeder weitere diagnostische Schritt eher schadet. Macht ein Knochenherd klinische Symptome, ist eine weitere Abklärung immer angesagt. Zur Fraktur kann es bei malignen und benignen Tumoren kommen.
Im Zweifel ist es immer besser, die Bilder erfahrenen Diagnostiker*innen zu zeigen. Viel Aufwand und Aufregung bleiben Ihnen und den Patient*innen dann erspart. Diese Vorgehensweise kann man auch in der Prüfung vorschlagen – und damit beim Prüfungsgremium Punkte sammeln.
Im Übrigen: Lassen Sie sich von Anamnesen nicht in die Irre führen. Manche Erkrankten neigen zur Verdrängung und finden „harmlose Erklärungen" für Befunde, die sie insgeheim als bedrohlich empfinden.

1. Welche Einzelbefunde können Sie in ➤ Abb. 13.1 erheben? Welche „typischen" Phänomene kann man erkennen?

2. Welche Kriterien kennen Sie für die Unterscheidung zwischen malignen und gutartigen Knochentumoren?

3. Welche Diagnosen müssen Sie erwägen?

4. Welchen Befund erheben Sie in ➤ Abb. 13.2?

5. Welches Charakteristikum führt Sie zur histologischen Diagnose bei diesem Patienten?

6. Welche weitere Diagnostik würden Sie empfehlen?

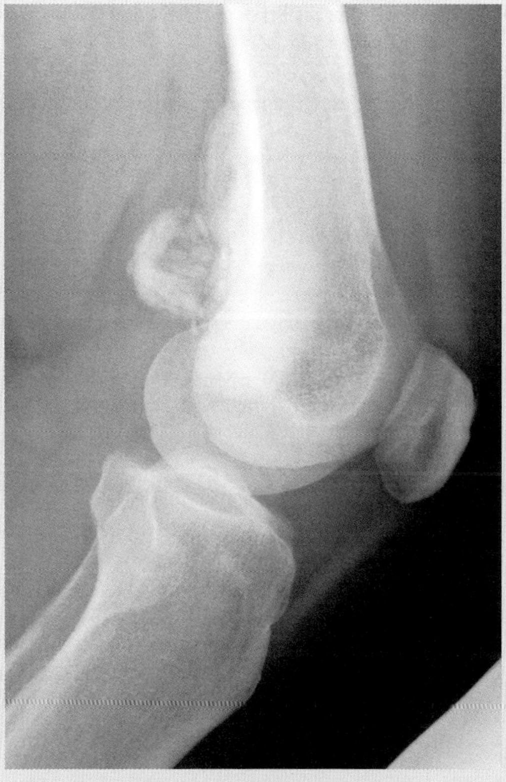

Abb. 13.1 Laterale Aufnahme des Kniegelenks

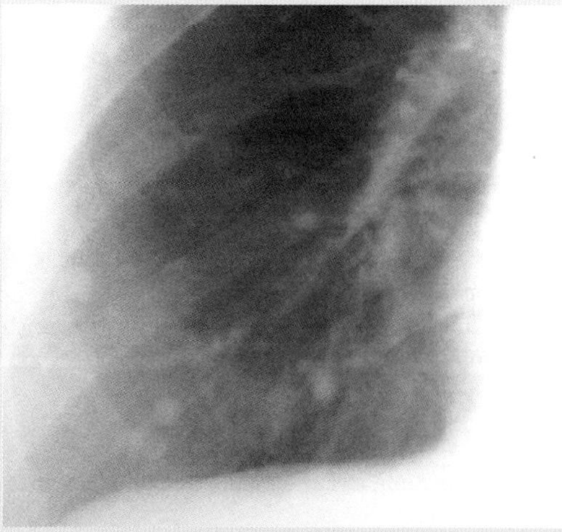

Abb. 13.2 Ausschnitt aus der Thoraxaufnahme des Patienten

1. Einzelbefunde und „typische" Phänomene in ➤ Abb. 13.1

- Kniegelenk selbst anscheinend normal
- Kein Erguss in der Bursa suprapatellaris
- Gut abgrenzbare, homogene **Verdichtung** im distalen Femur dorsal (➤ Abb. 13.3, gerade Pfeile)
- Überschießende periostale **Knochenneubildung** (➤ Abb. 13.3, gebogener Pfeil)
- Neubildung teilweise senkrecht zum Kortex ausgerichtet **(Sunburst-Phänomen)**

2. Unterscheidung zwischen malignen und benignen Knochentumoren

1. **Muster** der Läsion:
   - geografisch, zusammenhängend: eher benigne
   - mottenfraßartig, permeativ: eher maligne
2. **Kontur** der Läsion:
   - regelmäßig lobuliert, scharf: eher benigne
   - unscharf, gezackt, mottenfraßartig: eher maligne
3. **Kortexpenetration:**
   - keine, partiell: eher benigne
   - total: eher maligne
4. **Sklerosesaum:**
   - ja: eher benigne
   - nein: eher maligne

3. Differenzialdiagnosen

Osteosarkom, Ewing-Sarkom, Osteomyelitis

4. Befund in ➤ Abb. 13.2

Multiple kleine, sehr dichte Rundherde im Thorax (➤ Abb. 13.4, Kreise)

5. Diagnose

Eine hohe Dichte kann auftreten bei verkalkten Granulomen, z. B. bei abgelaufener Tuberkulose, oder bei Osteosarkom-Metastasen, für die eine Ossifikation typisch ist. Bei diesem Patienten ist ein **Osteosarkom** sehr wahrscheinlich.

6. Weitere Diagnostik

- MRT zur genauen Bestimmung der Tumorausdehnung in Knochen und Weichteilen
- Skelettszintigrafie zur Erkennung weiterer Läsionen im Skelett (meist Metastasen)
- Histologieentnahme, evtl. verbunden mit einer Entfernung des Herdes und einer Spongiosaauffüllung des Defekts

Kommentar

Generell gilt, dass eine Läsion, die regelmäßig begrenzt ist, einen sklerotischen Randsaum aufweist und/oder den Knochen tendenziell auftreibt, eher gutartig ist. Der Knochen schafft es aus eigener Kraft, auf die Läsion zu reagieren und sie abzukapseln. Sobald die Aggressivität der Läsion steigt, wird sie die Abwehr des Knochens durchbrechen, sich nicht von einem sklerotischen Randsaum umgeben lassen, sondern ungezügelt – mottenfraßartig oder permeativ (➤ Abb. 13.5) – den umgebenden Knochen zerstören. Durchbricht sie den Knochenkortex, wird das Periost versuchen, den Prozess abzudeckeln, einen „Kallus" zu bilden, so wie das auch bei Frakturen geschieht. Dabei wird das Periost allerdings abgedrängt – hier bilden sich die berühmten **Codman-Dreiecke** (➤ Abb. 13.5, Pfeil). Manchmal wird die periostale Knochenbildung dabei so abgelenkt, dass sie senkrecht zur normalen Orientierung steht – das nennt man das **Sunburst-Phänomen** (➤ Abb. 13.3, gebogener Pfeil).

Kommunikation

Eine derartige Diagnose ist besonders für einen jungen Menschen ein Schicksalsschlag, den niemand ohne Unterstützung durch Familie oder gute Bekannte erleiden sollte oder ertragen kann. Wenn diese nicht ausreichend, nicht sofort und vor Ort verfügbar ist, sollte man die Diagnose zunächst verschweigen und auf Folgeuntersuchungen verweisen. Eine psychologische Unterstützung sollte – auch akut – erwogen werden.

Zusammenfassung

Die Bildung von Codman-Dreiecken und das Sunburst-Phänomen sind typisch für sehr aggressive Prozesse, die das Periost beteiligen. Mit der Größe einer Läsion steigt auch die Wahrscheinlichkeit der Malignität.

Was wäre, wenn …

… das Röntgenbild komplett unauffällig wäre?

Sie würden ein MRT des Kniegelenkes anfordern bzw. anfertigen, um die Menisken, den Knorpel, die Weichteile und das Knochenmark beurteilen zu können.
Ein Kontrastmittel-MRT würde ebenfalls angefertigt werden, um die Ausdehnung des Prozesses, seine Beziehung zu Nerven und Gefäßen sowie etwaige lokale Zweitläsionen („Skip Lesions") zu erkennen.

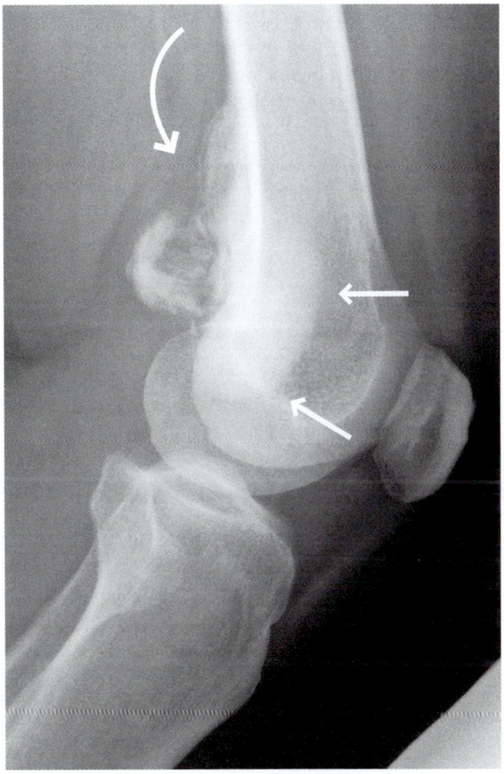

Abb. 13.3 Osteosarkom im Femur: Gut abgrenzbare, homogene Verdichtung im distalen Femur dorsal (gerade Pfeile), überschießende periostale Knochenneubildung (gebogener Pfeil) mit Sunburst-Phänomen

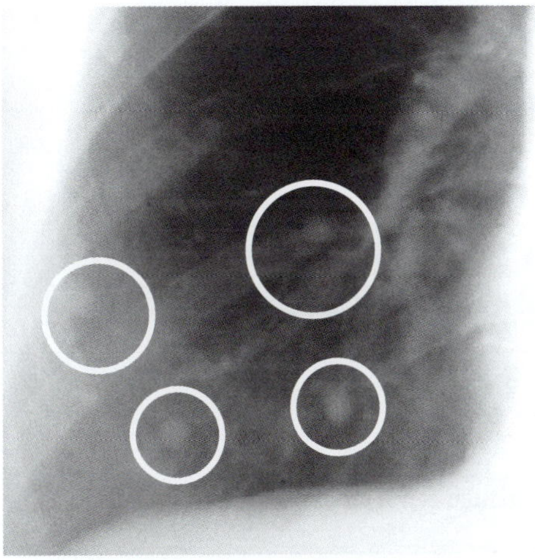

Abb. 13.4 Osteosarkom-Metastasen im Thorax (Kreise)

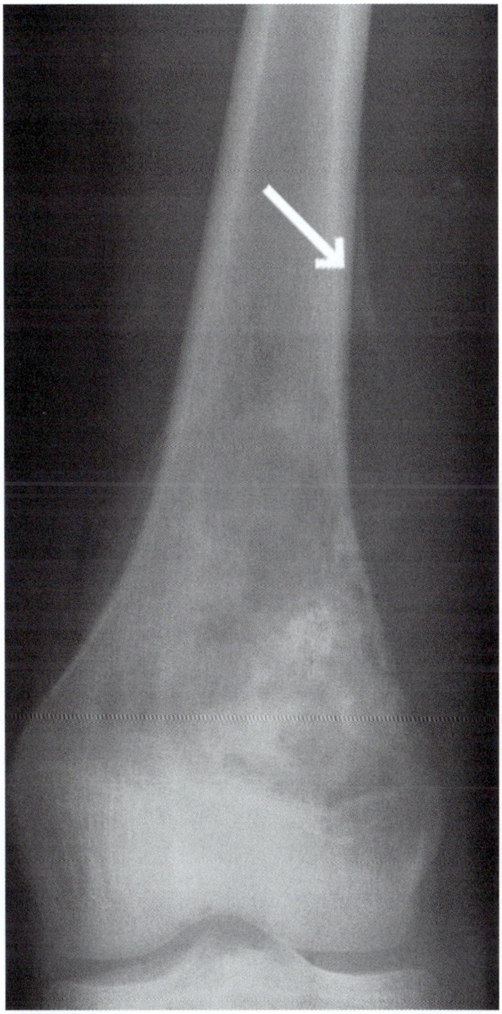

Abb. 13.5 Codman-Dreieck (Pfeil)

14 Geteiltes Leid

Anamnese

Im Wartezimmer Ihrer allgemeinmedizinischen Praxis sitzen zwei ältere Freundinnen, die zum ersten Mal bei Ihnen erscheinen, weil ihr langjähriger praktischer Arzt ins Altersheim gekommen ist. Beide kommen gebeugt in Ihr Sprechzimmer, haben seit geraumer Zeit Rückenschmerzen und können vor Schmerzen kaum noch schlafen. Röntgenaufnahmen haben sie auch dabei (➤ Abb. 14.1, ➤ Abb. 14.2), allerdings haben sie den Befund verlegt.

1. **Beschreiben Sie den Befund in ➤ Abb. 14.1 und ➤ Abb. 14.2! Was ist Ihre Diagnose?**

2. **Wie nennt man diese Wirbelkörperveränderung und warum?**

3. **Welche Diagnosen müssen Sie bei Rückenschmerzen im Allgemeinen erwägen?**

4. **Welche Diagnostik ist zur Quantifizierung der Erkrankung wünschenswert? Welche sollte vorgezogen werden?**

5. **Welche Ursachen kann die Erkrankung haben?**

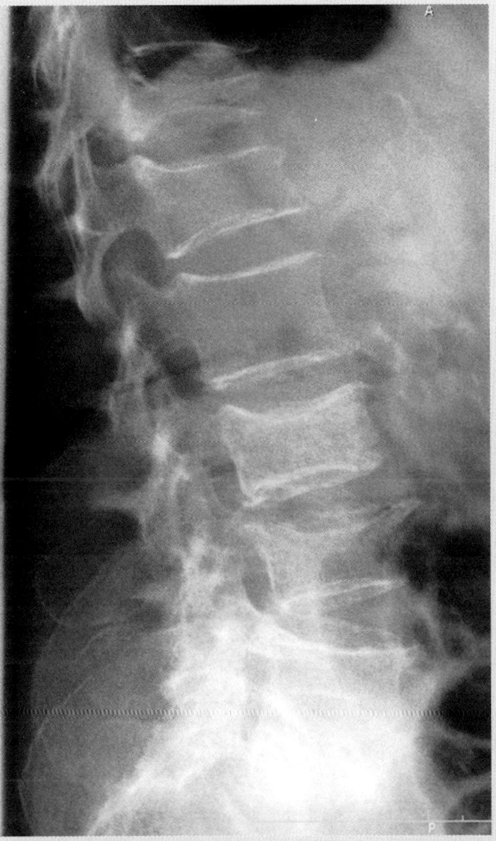

Abb. 14.1 LWS seitlich der einen älteren Dame

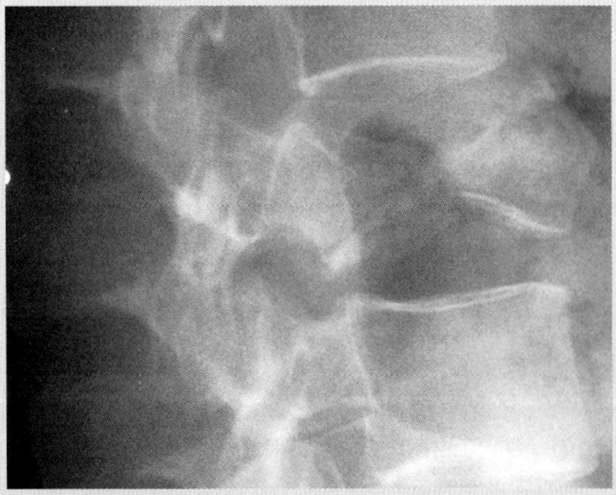

Abb. 14.2 Eine Ausschnittsaufnahme der LWS der anderen älteren Dame

1. Befund und Diagnose

- Strähnige Grundstruktur und deutliche Dichteminderung der Wirbelkörper
- Höhenminderungen; Einbrüche der Deck- und Grundplatten (➤ Abb. 14.3a, Markierung)
- Diagnose: schwerste **Osteoporose** mit pathologischen Wirbelkörpersinterungen

2. Name der Wirbelkörperveränderung

Wirbelkörper mit Grund- und Deckplattenbruch werden **Fischwirbel** genannt, da die Wirbelkörper von Fischen muldenförmige Endplatten haben (➤ Abb. 14.3b).

3. Differenzialdiagnosen bei Rückenschmerzen

- Osteochondrose, Intervertebralarthrose, Spondylose
- Degenerative und kongenitale Spinalkanalstenose, Skoliose
- Kongenitale Gefügestörung (Spondylolisthesis vera)
- Degenerative Gefügestörung (Pseudospondylolisthesis)
- Bandscheibenvorfall
- Pathologische Frakturen (Osteoporose, Metastasen, Osteomalazie)
- Metastasen
- Spondylodiszitis

4. Diagnostik zur Quantifizierung der Erkrankung

Zur Quantifizierung des Osteoporosegrades sollte eine Osteodensitometrie durchgeführt werden. Wegen einer niedrigen Strahlendosis ist die DXA (Dual Energy X-ray Absorptiometry) erste Wahl. Die CT-Osteoabsorptiometrie verlangt zwar eine höhere Dosis, ist jedoch eher verfügbar. Beide Methoden ermitteln die Abweichung vom Altersmittel und das Frakturrisiko.

5. Ursachen der Osteoporose

Osteoporose kann idiopathisch auftreten. Im hohen Alter ist sie physiologisch. Ursächlich können aber auch Kortikosteroidmedikation, Morbus Cushing, gonadale Insuffizienz, Leberzirrhose, Hyperthyreoidismus oder Diabetes mellitus sein.

Kommentar

Bei der CT-Densitometrie wird die Absorption der lumbalen Wirbelkörperspongiosa (Messfelder im Wirbelkörperzentrum in (➤ Abb. 14.4) im Vergleich zu einem unter dem Patienten positionierten Referenzkörper gemessen (Messfelder im Referenzkörper in (➤ Abb. 14.4). Auf der Auswertungsgrafik (➤ Abb. 14.5) markiert der breite mittlere Streifen den Normbereich in der Bevölkerung über das gesamte Alter. Ab einem Alter von 40 Jahren fällt die Knochendichte physiologisch ab. Die hier exemplarisch untersuchte 67-jährige Patientin ist durch das Kreuz markiert: Ihre Knochendichte liegt mit ca. 112 mg/Ca-HA/ml im Normbereich für ihr Alter, es besteht jedoch im Vergleich zum jungen Vergleichskollektiv eine Osteopenie. Bestünde auch eine Fraktur, läge eine manifeste Osteoporose vor.

Kommunikation

Hier kann man den Patientinnen gute Nachrichten verkünden: Zumindest die Schmerzen sind regelhaft durch Vertebroplastien (Injektionen von Acrylzement in den Wirbelkörper) gut in den Griff zu bekommen, falls eine moderne medikamentöse Schmerztherapie nicht hilft. Körperhaltung und respiratorische Einschränkungen können dadurch allerdings nicht verbessert werden.

Zusammenfassung

Mit einer älter werdenden Bevölkerung werden die Osteoporose und ihre Komplikationen immer wichtiger für die klinische Versorgung. Die Quantifizierung der Osteoporose sowie Sinterungsfrakturen der Wirbelsäule als wichtigste Komplikation werden in diesem Fall besprochen.

Was wäre, wenn ...

... auch Atemnot unter Belastung zu den Symptomen hinzukäme?

Multiple osteoporotische thorakale Wirbelkörpersinterungen können zu ausgeprägten Kyphosierungen führen, die das Lungenvolumen beeinträchtigen (➤ Abb. 14.6) und sogar Sternumfrakturen (➤ Abb. 14.7) herbeiführen. Die Atemnot ist bei Betrachtung solcher Bilder gut nachzuvollziehen!

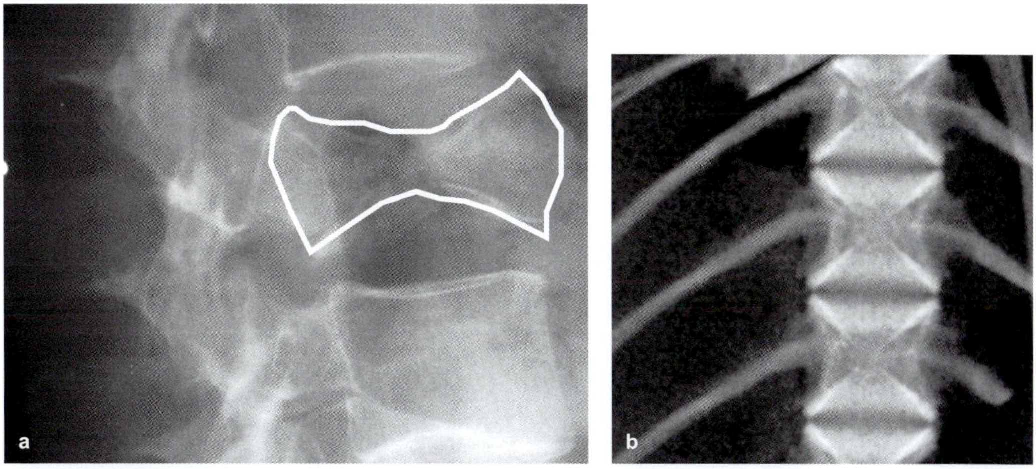

Abb. 14.3 a) Osteoporose mit pathologischen Wirbelkörpersinterungen (Markierung)
b) Wirbelkörper eines Fisches

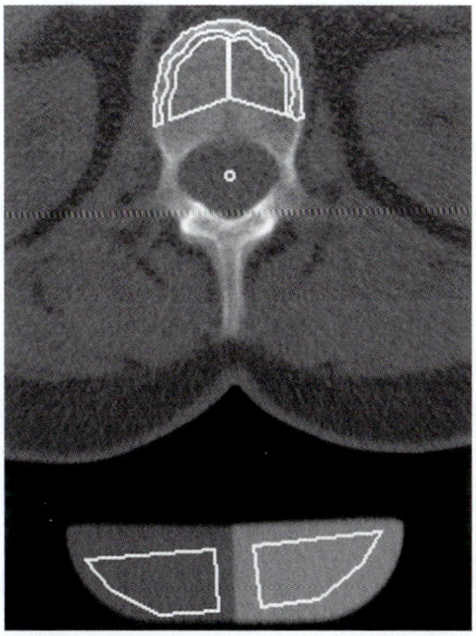

Abb. 14.4 CT-Densitometrie

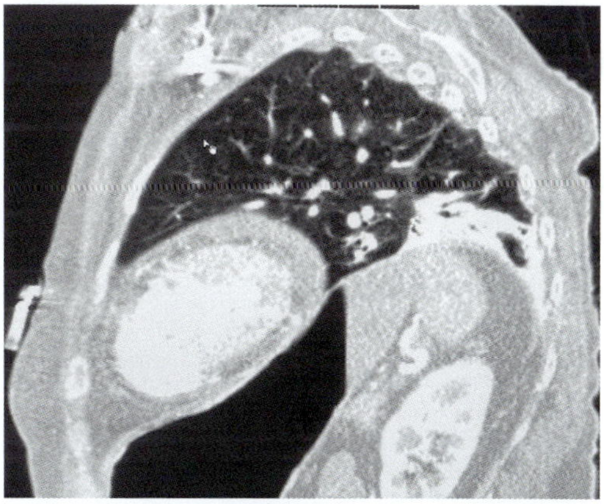

Abb. 14.6 Der sagittale Schnitt im Thorax-CT zeigt das extrem verminderte Lungenvolumen.

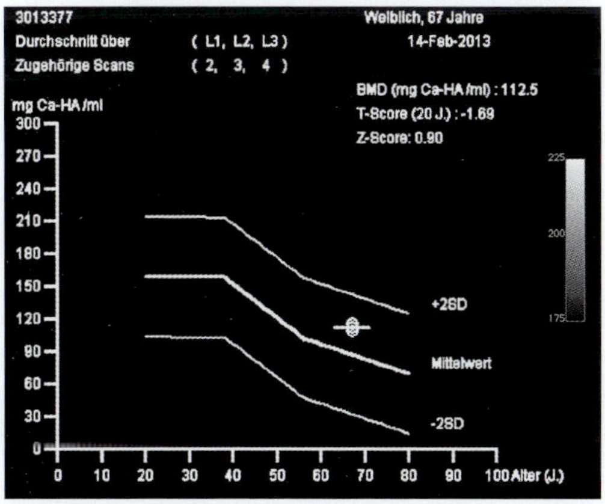

Abb. 14.5 Auswertungsgrafik der CT-Densitometrie

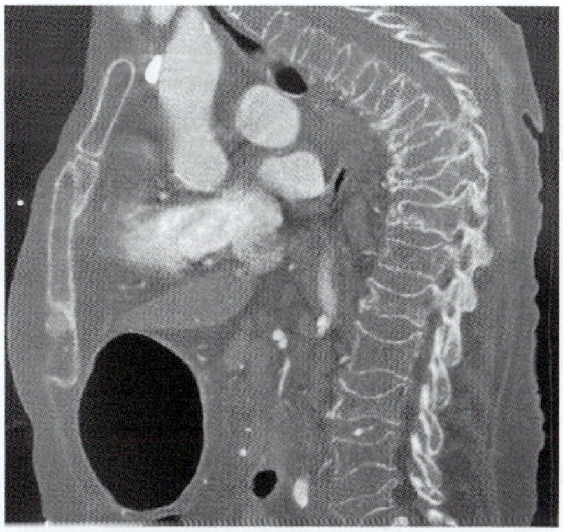

Abb. 14.7 Die Knochenausspielung dokumentiert die Sinterungen der Wirbelkörper, die resultierende Hyperkyphosierung der thorakalen Wirbelsäule und die reaktive, inzwischen konsolidierte Fraktur des Corpus sterni.

15 Mit Luftnot in der Notaufnahme

Anamnese

Die Thoraxaufnahme eines Patienten wird Ihnen in der Notaufnahme vorgelegt (➤ Abb. 15.1). Auf dem Anforderungsbogen hat die Kollegin von der vorherigen Schicht Folgendes notiert: „Atemnot, Verdacht auf Lungenembolie, Stauung?".

Merke

Mit der Thoraxaufnahme kann eine Lungenembolie nicht ausgeschlossen und nur in den wenigsten Fällen diagnostiziert werden. Das kann nur die Kontrastmittel-CT der Pulmonalgefäße. Bei hinreichendem Verdacht auf eine Embolie muss diese Untersuchung also folgen. Für eine Stauung, die Pneumonie oder einen Tumor als Grund der Atemnot ist die Thoraxaufnahme hingegen erst einmal ausreichend.
Kriterien für die Auswahl einer Bildgebungsmodalität sind die Aussagekraft in der speziellen Fragestellung, die Verfügbarkeit sowie die Schnelligkeit und schließlich auch die Kosten ebenso wie das mit der Untersuchung einhergehende Patientenrisiko.

1. **Beschreiben Sie die Befunde in ➤ Abb. 15.1!**

2. **Welche häufigsten Differenzialdiagnosen müssen Sie erwägen?**

3. **Welche Diagnose ist die wahrscheinlichste?**

4. **Nach welchen Nebenbefunden müssen Sie schauen?**

5. **Was ist die weiterführende Diagnostik?**

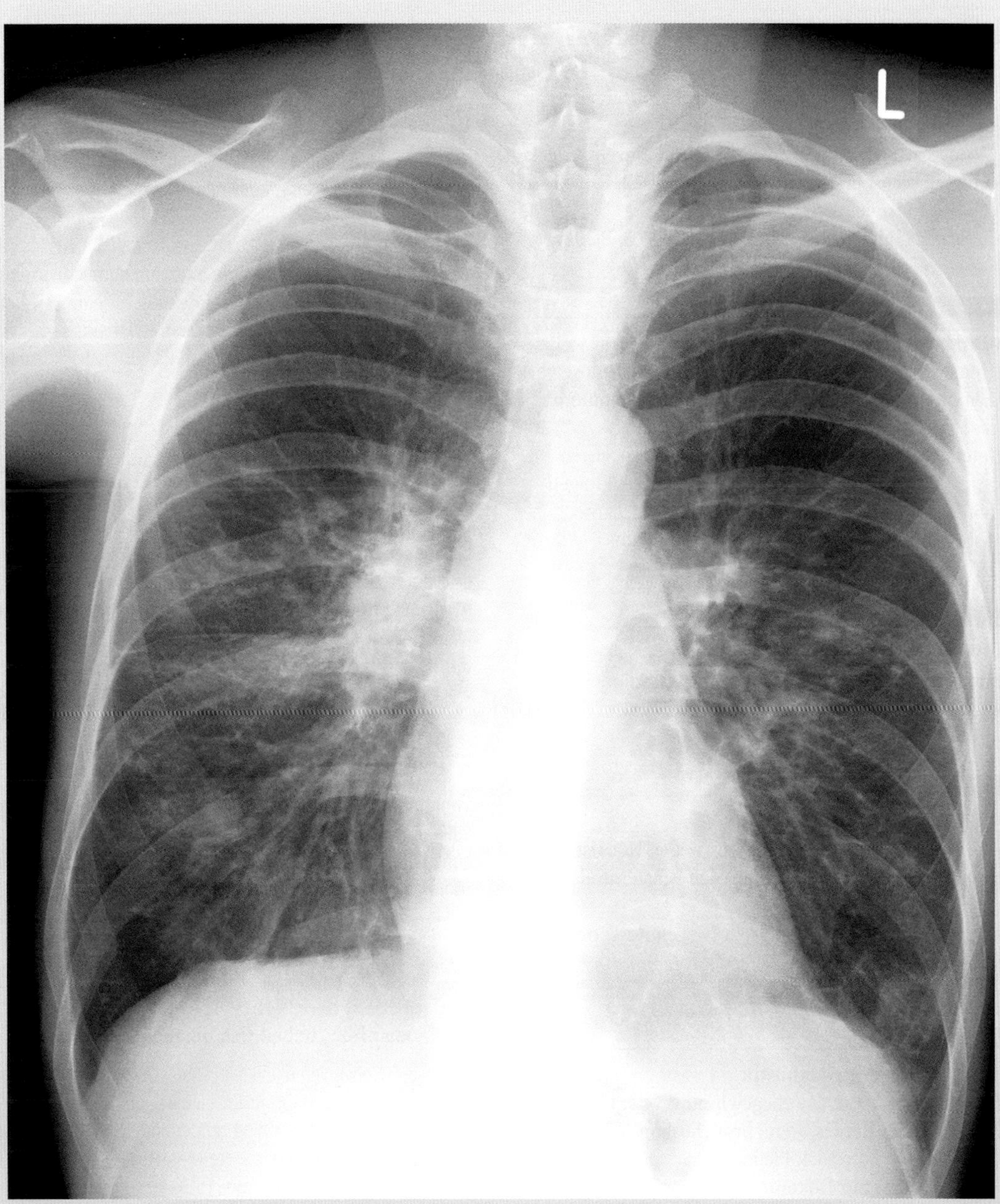

Abb. 15.1 Thorax p. a.

1. Befunde in ➤ Abb. 15.1

- Vergrößerung/Verplumpung des rechten Hilus (➤ Abb. 15.2, Kreis)
- Vermehrte interstitielle Zeichnung und einzelne Fleckschatten rechts im Mittelfeld (➤ Abb. 15.2, Kreis), links weniger deutlich
- Kerley-B-Linien rechts basal (➤ Abb. 15.3, Pfeile)

2. Differenzialdiagnosen

- Hilusvergrößerungen bei Sarkoidose, Tuberkulose, Lymphom, Bronchialkarzinom, vaskulär bei pulmonaler Hypertonie
- Interstitielle Veränderungen bei Lymphstau, auch bei Stauung, Sarkoidose, Miliartuberkulose, Lungenfibrosen, Pneumokoniosen (Silikose, Anthrakose, Asbestose) und Lymphangiosis carcinomatosa

3. Wahrscheinlichste Diagnose

Bronchialkarzinom mit Lymphabflussstau oder bereits Lymphangiosis carcinomatosa

4. Wichtige Nebenbefunde

- Vergrößerung der Lymphknoten (wegen Nodalstatus) im Azygoswinkel, aortopulmonalen Fenster und an der Carina
- Abstand des Tumors zur Carina (wegen Resektionsmöglichkeit)

5. Weiterführende Diagnostik

- Bronchoskopie zur Gewebegewinnung oder CT-gezielte Biopsie des Herdes, wenn bronchoskopisch nicht möglich (➤ Abb. 15.4, Pfeile)
- CT des Thorax zur Dokumentation von Lage und Größe des Tumors, Lymphknotenstatus sowie etwaigen Nebennierenmetastasen
- CT des Kopfs bei neurologischen Symptomen

Kommentar

Das Karzinom kann durch eine **Obstruktionspneumonie** klinisch auffällig werden – darin liegt eine besondere Gefahr. Erst der bildgebende Nachweis der kompletten Rückbildung der Pneumonie kann das Karzinom ausschließen. Das erfolgt in der Regel durch eine Kontrollaufnahme 6 Wochen nach der Pneumonie.

Besonders gefährlich in diesem Zusammenhang ist das **Alveolarzellkarzinom,** das wie eine Pneumonie aussehen kann und bei superimponierter Infektion für eine Zeit lang auch das klinische Bild imitieren kann. Bei therapieresistenten Pneumonien muss daher dringend die Bronchoskopie zur Gewebegewinnung angestrebt werden.

Kommunikation

Solange die Diagnose des Bronchialkarzinoms nicht histologisch bestätigt ist, sollte man gegenüber dem Patienten betonen, dass wegen der „Veränderung" weitere Schritte erforderlich sind und zügig eingeleitet werden. Wegen der Atemnot sollte der Patient aufgenommen und bronchoskopiert werden. Regelhaft wird hier vorher ein CT verlangt, um auch transbronchial ins Parenchym hinein punktieren zu können, wenn der Bronchus selbst normal erscheint.

Zusammenfassung

Symptomatische Bronchialkarzinome sollten mit einer Thoraxaufnahme diagnostizierbar sein. Bei Patienten mit besonders hohem Risiko – langjährigen Rauchern etwa – sollte man ein Thorax-CT anstreben, wenn das Thoraxbild normal erscheint.

Was wäre, wenn ...

... der Patient berichten würde, dass er in den letzten Tagen öfter „neben sich gestanden" wäre?

Neben den Nebennieren und der Leber ist das ZNS der häufigste Metastasierungsort des Bronchialkarzinoms. Neurologische Symptome sollten daher eine umgehende ZNS-Bildgebung auslösen. Akut klinisch relevante Metastasierungen ins Hirn werden mit dem CCT (➤ Abb. 15.5) ausreichend sicher diagnostiziert. Zum Ausschluss von Hirnfiliae ist ein MRT des Kopfes erforderlich.

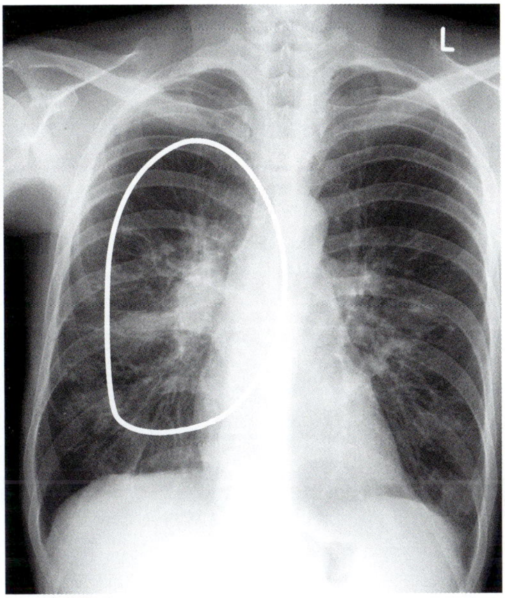

Abb. 15.2 Bronchialkarzinom mit Lymphabflussstau: Vergrößerung/Verplumpung des rechten Hilus, vermehrte interstitielle Zeichnung und einzelne Fleckschatten rechts im Mittelfeld (Kreis)

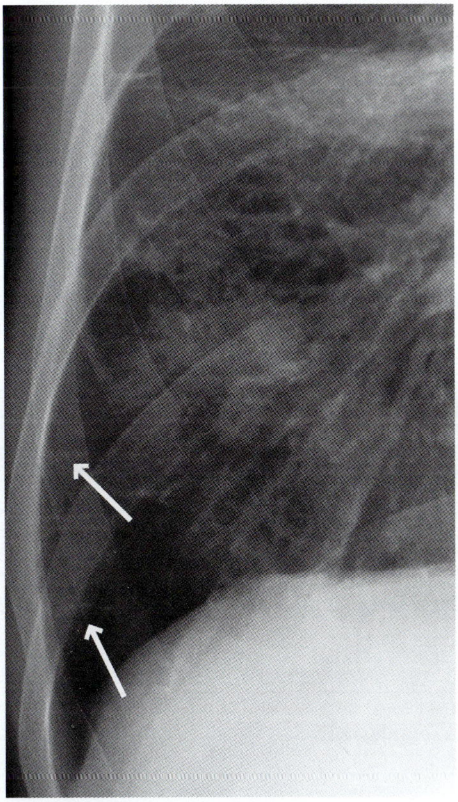

Abb. 15.3 Kerley-B-Linien rechts basal (Pfeile)

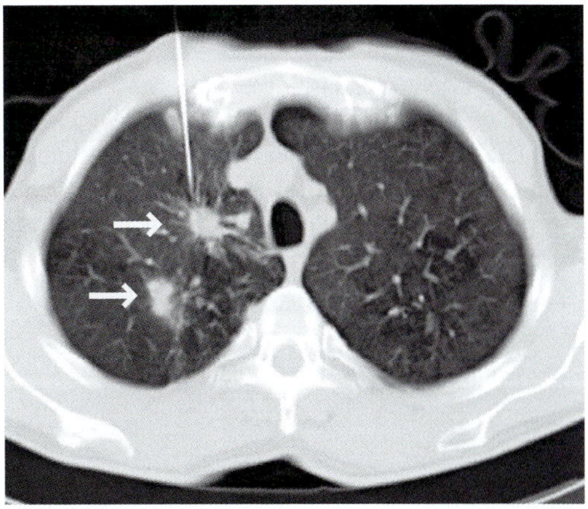

Abb. 15.4 Karzinomherde im CT (Pfeile). Die Biopsienadel liegt fertig zur Gewebeentnahme direkt vor einer Läsion.

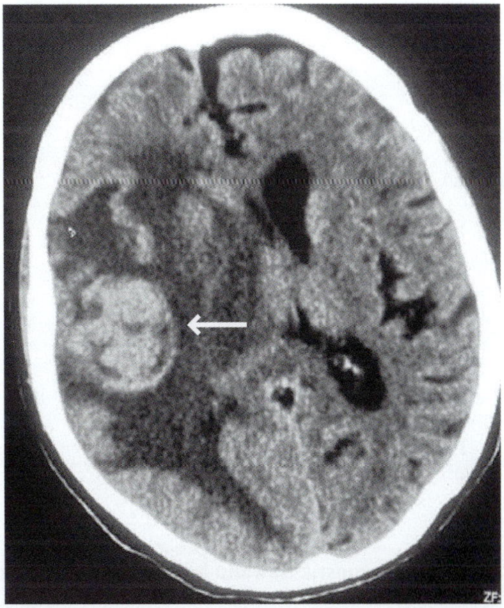

Abb. 15.5 Das axiale native CCT zeigt einen dichten Tumor (Pfeil) – möglicherweise eingeblutet – mit breitem Umgebungsödem und Verlagerung der Mittellinie. Hier muss umgehend antiödematös, radiotherapeutisch oder neurochirurgisch eingeschritten werden, da Einklemmung droht.

16 Das Kopftrauma

Anamnese

In betrunkenem Zustand ist dieser jüngere Mann von der Polizei in die Notfallaufnahme gebracht worden. Er blutet aus einer Kopfwunde links. Bei Fragen nach Ort und Zeit schaut er Sie nur hilflos an. Das Polizeiteam berichtet, er sei nach einer wüsten Prügelei auf dem Transport bereits wieder viel ruhiger geworden. Sie ordnen eine CT an (➤ Abb. 16.1). Ein weiterer Patient wenige Stunden später weist klinisch eine große Schwellung der Kopfhaut rechts auf. Er riecht stark nach Alkohol und ist kaum ansprechbar. Auch hier lassen Sie ein CT anfertigen (➤ Abb. 16.2, ➤ Abb. 16.3).

1. **Welche Diagnostik ist wann beim Kopftrauma erforderlich?**

2. **Welche Befunde sehen Sie in ➤ Abb. 16.1?**

3. **Was sind die nächsten Schritte?**

4. **Warum nicht gleich eine MRT?**

5. **Welchen Befund sehen Sie in ➤ Abb. 16.2? Was müssen Sie veranlassen?**

6. **Welchen Befund sehen Sie in ➤ Abb. 16.3?**

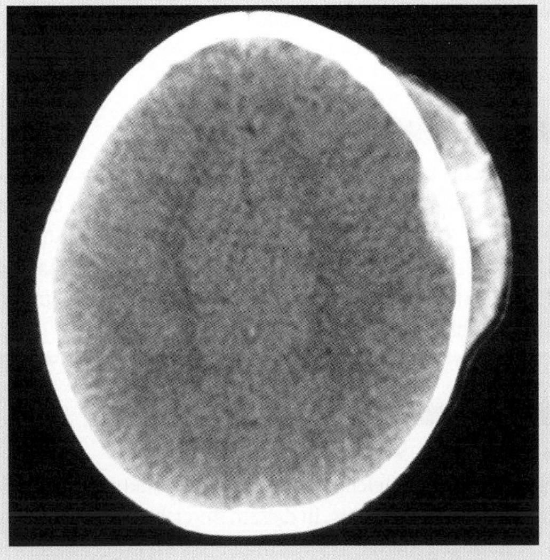

Abb. 16.1 Kopf-CT Patient 1

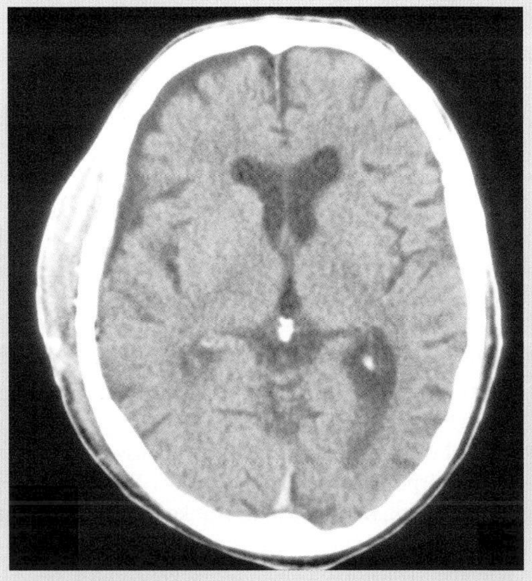

Abb. 16.2 Kopf-CT Patient 2

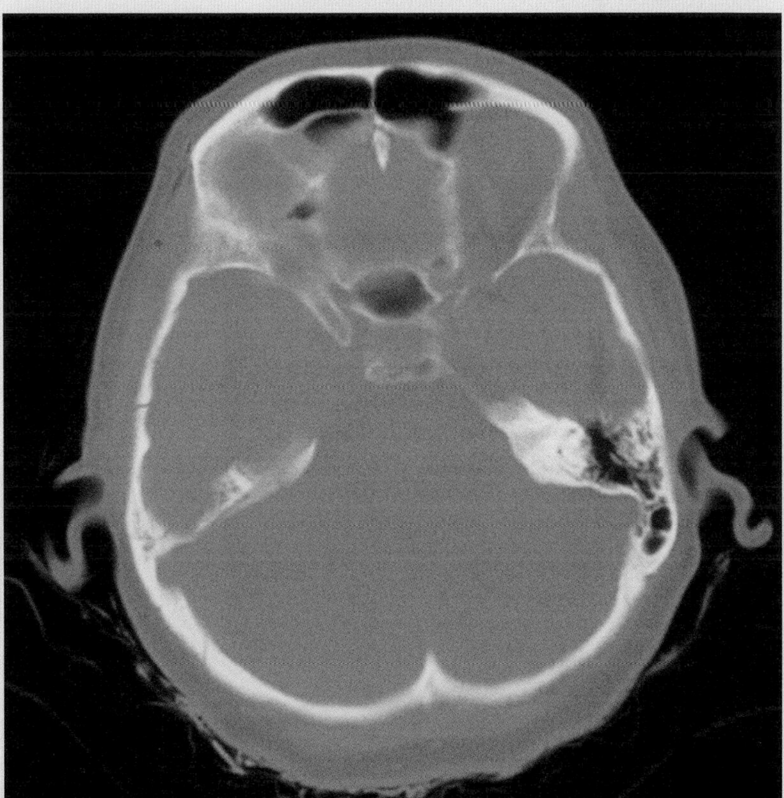

Abb. 16.3 Knochenfensterung des Kopf-CTs von Patient 2

1. Diagnostik Kopftrauma

- Bei **niedrigem Risiko** (voll orientiert, ohne Hämatom und neurologische Symptome): keine Bildgebung, keine CT, 24 Stunden Überwachung durch Erwachsenen oder stationär
- Bei **moderatem Risiko** (z. B. bei Amnesie, Bewusstlosigkeit, Skalpverletzung, Kopfschmerz, wiederholtem Erbrechen, nochmaliger Vorstellung, einem Kind unter fünf Jahren mit Verdacht auf Trauma, vorgewölbter Fontanelle, Fall aus über 60 cm Höhe oder auf harte Fläche): CT als einzige Untersuchung; wenn ohne Befund, 24 Stunden Überwachung durch Erwachsenen oder stationär
- Bei **hohem Risiko** (z. B. V. a. Penetrationswunde, Fremdkörper, Desorientierung, fokaler Neurologie, Krampfanfall, Koagulopathie, Antikoagulation, Fraktur im Röntgen, Liquor aus Nase oder Blut/Liquor aus Gehörgang, Hämatotympanon, Brillenhämatom):
  - CT sofort
  - bei Abfall der Glasgow-Coma-Scale (GCS) um einen Punkt: Kontroll-CT
  - bei normalen initialen CT-Bildern und wenn in 24 Stunden ein GCS-Wert von 15 Punkten nicht erreicht wird: Kontroll-CT
- Bei **sehr hohem Risiko** (z. B. Zunahme der Bewusstlosigkeit oder der fokalen Neurologie, Verwirrtheit/Koma trotz Reanimation, harte Fontanelle/Sutursprengung, offene oder penetrierende Verletzung, Impressionsfraktur, Schädelbasisfraktur): CT und neurochirurgisches sowie anästhesiologisches Konsil sofort!

2. Befunde in ➤ Abb. 16.1

Es sind ein großes **Galeahämatom** (Kopfhauthämatom) links, ein epidurales Hämatom links (➤ Abb. 16.4, Pfeil) und ein Hirnödem (innere und äußere Liquorräume fehlen komplett) zu sehen. ➤ Abb. 16.5 zeigt ein großes epidurales Hämatom mit Obstruktionshydrozephalus und massiver Mittellinienverlagerung als Komplikation.

3. Nächste Schritte

Der nächste Schritt ist ein sofortiges neurochirurgisches Konsil.

4. Warum nicht gleich eine MRT?

- Die Diagnostik von Blutungen und Frakturen ist mit nativen CT-Aufnahmen sicherer.
- Das Monitoring ist durch ein hohes Magnetfeld und einen nicht ausreichenden Zugang zu einer MRT eingeschränkt.

5. Befund in ➤ Abb. 16.2 und Konsequenzen

Es ist ebenfalls ein **Galeahämatom** vorhanden, in diesem Fall rechts und ohne evidente intrakranielle Blutung. Es liegt zweifelsfrei ein schweres Schädel-Hirn-Trauma vor. Eine 24-stündige Überwachung des Bewusstseinsstatus ist mindestens erforderlich.

6. Befund in ➤ Abb. 16.3

Sie sehen beim gleichen Patienten eine Frakturlinie durch das Os temporale rechts. In diesem Bereich verläuft auch die A. meningea media. Verletzungen der Meningealarterien führen häufig zu einer epidural (zwischen Kalotte und Periost) gelegenen Blutung. Diese kann durchaus zweizeitig passieren, wie die Folgeaufnahme (➤ Abb. 16.6) eindrücklich zeigt. Der Patient wurde nicht ausreichend häufig bewusstseinskontrolliert. Eine fulminante epidurale Blutung konnte sich entwickeln, die jetzt das Hirn wie ein Dampfhammer verdrängt. Es ist zu einer schweren Mittellinienverdrängung gekommen, bei der auch eine umgehende neurochirurgische Entlastung die Prognose nicht mehr bessern kann.

Kommunikation

Die Kopftraumaversorgung erfolgt im engen Verbund mit der Neurochirurgie. Die Anordnung und die Relevanz der Überwachung muss auch dem nichtärztlichen Personal klar sein. Angetrunkene und verwirrte Patient*innen stellen eine besondere Herausforderung dar. Ihre eigene und die Sicherheit des Personals muss sichergestellt werden. Verlassen die Patient*innen Ihren Verantwortungsbereich gegen Ihre ärztliche Anweisung, dokumentieren Sie das sauber in den Akten!

Zusammenfassung

Die korrekte (und schnelle) Diagnose eines Schädel-Hirn-Traumas im Notdienst muss man zum Staatsexamen beherrschen. Die wesentlichen Kriterien und Parameter werden unter Punkt 1 genannt.

Was wäre, wenn …

… ein Kind mit möglichem Kopftrauma in Ihre Notfallaufnahme käme?

Auch hier ist unabhängig vom Befund des Kopf-CTs mindestens eine 24-Stunden-Überwachung notwendig. Wenn das Kind symptomfrei, das Kopf-CT unauffällig ist und die Eltern verantwortungsbewusst erscheinen, kann die Überwachung nach Unterweisung auch durch die Eltern erfolgen. Beim geringsten Verdacht – die Umstände können trügen! – sollte man im weiteren Verlauf ein MRT des Kopfes erwägen, um einen „battered-child"-Komplex nicht zu übersehen. Das MRT kann auch ältere Kleinstblutungen darstellen (➤ Abb. 16.7).

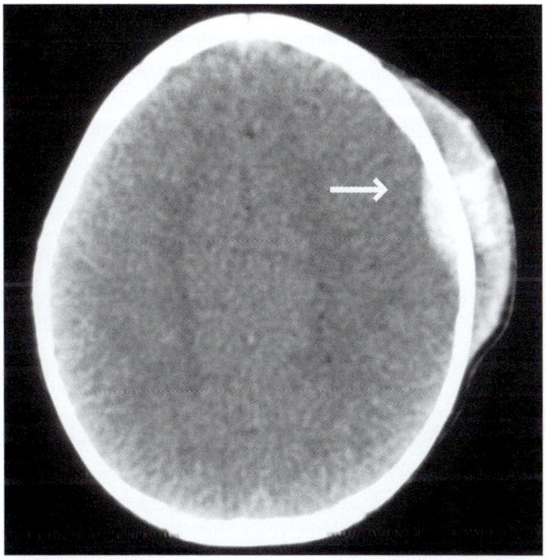

Abb. 16.4 Galeahämatom links, epidurales Hämatom links (Pfeil) und Hirnödem

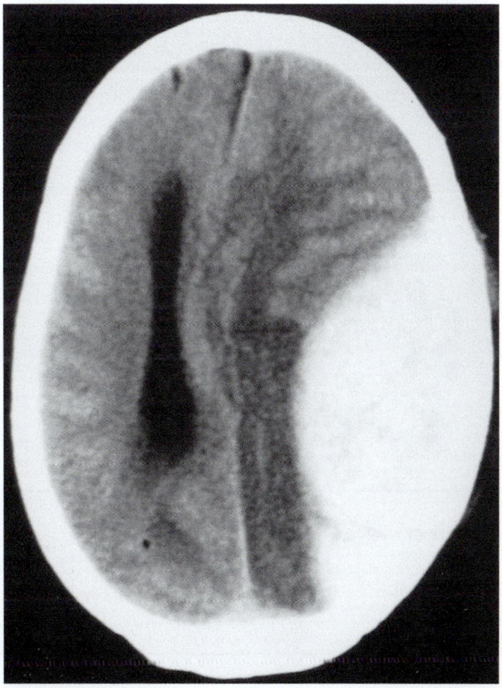

Abb. 16.5 Großes epidurales Hämatom mit Obstruktionshydrozephalus und massiver Mittellinienverlagerung

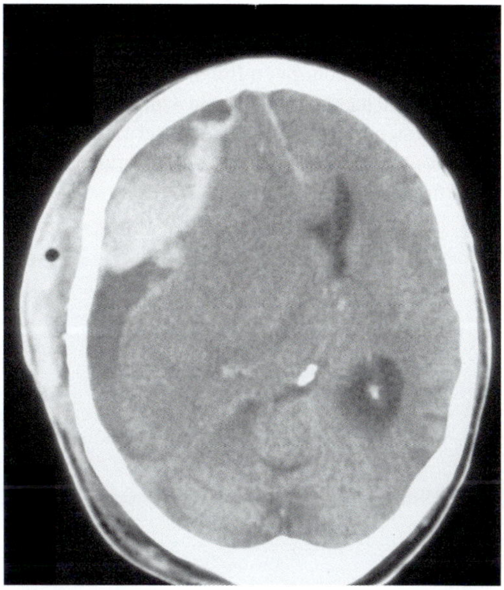

Abb. 16.6 Folgeaufnahme Patient 2: Schwere Mittellinienverdrängung durch epidurale Blutung

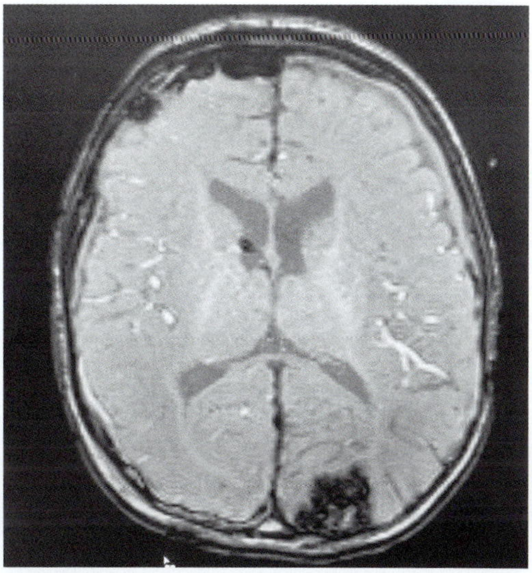

Abb. 16.7 Das MRT in T2*-Sequenz dokumentiert abgelaufene Blutungen (dunkle Areale im Bild okzipital und frontal) im Hirn, die das CT und andere MR-Sequenzen nicht finden können. Zurückliegende Misshandlungen können damit erfasst werden.

17 Dyspnoe aus heiterem Himmel

Anamnese

Ein junger Mann kommt zu Ihnen in die internistische Praxis. Er berichtet über Fieber, Husten, Schwächegefühl und zunehmende Atemnot seit vorgestern. Nach der klinischen Untersuchung lassen Sie eine Thoraxübersichtsaufnahme (➤ Abb. 17.1) anfertigen.

Merke

Häufig ist das Röntgenbild die erste objektive Dokumentation des Krankheitsbildes. Die Schilderungen des Patienten, aber auch die Deutungen des überweisenden Arztes können inkomplett oder stark subjektiv eingefärbt sein und auf falsche Fährten locken. Viel spricht daher dafür, ein Bild erst einmal ohne diese Vorinformationen anzuschauen und auf sich wirken zu lassen. Sodann folgt die Korrelation mit der Anamnese und Fragestellung auf dem Überweisungsschein. Ergibt sich weiterhin kein klares Bild, schreitet man als Diagnostiker zum Äußersten: Man spricht mit dem Patienten!

1. **Beschreiben Sie den Befund!**

2. **Welche Diagnosen müssen Sie aufgrund der Radiomorphologie erwägen?**

3. **Welche ist die wahrscheinlichste?**

4. **Welche anderen typischen Erkrankungen kommen in dieser Patientengruppe vor?**

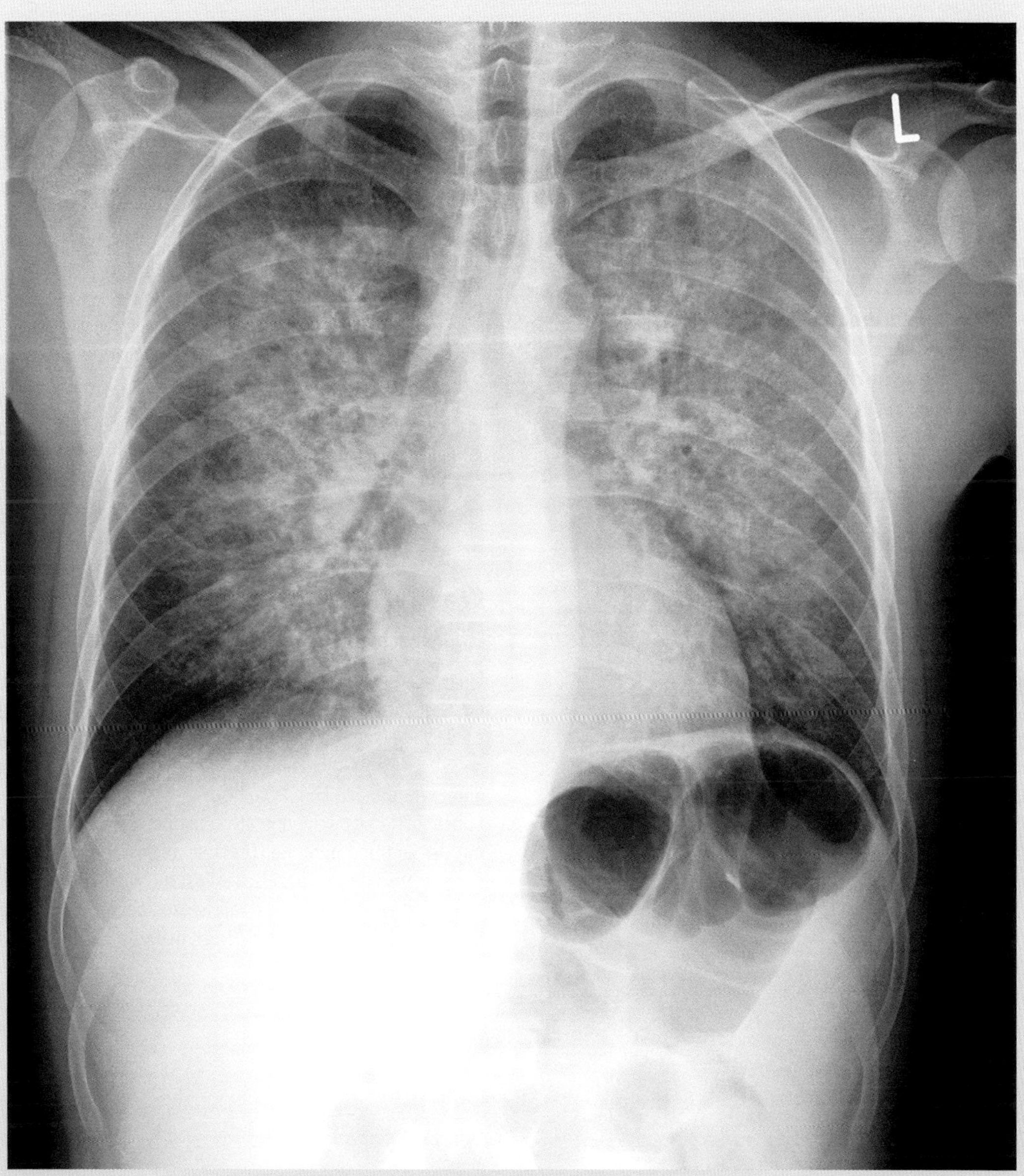

Abb. 17.1 Thorax p. a.

1. Befundbeschreibung

- Feinnodulär-netzige und alveoläre Verdichtungen im Lungenkern beidseits (➤ Abb. 17.2)
- Die Lungenperipherie bleibt ausgespart (➤ Abb. 17.3)
- Keine Ergüsse, normales Lungenvolumen, normale Herzkonfiguration

2. Differenzialdiagnosen

- Lungenstauung
- Virale oder atypische mykobakterielle Pneumonie
- Exogen-allergische Pneumonitis
- *Pneumocystis-jirovecii*-Pneumonie (PjP, früher als *Pneumocystis-carinii*-Pneumonie bezeichnet)

3. Wahrscheinlichste Diagnose

Pneumocystis-jirovecii-Pneumonie (PjP) bei HIV

4. Typische Erkrankungen bei HIV-Patienten

- Bakterielle Pneumonien
- Atypische mykobakterielle Pneumonien
- Tuberkulose
- Pilzpneumonien *(Cryptococcus, Aspergillus, Pneumocystis jirovecii)*
- Lymphom
- Virale Pneumonien (Zytomegalievirus)
- Kaposi-Sarkom
- Lues
- Hepatitis

Kommentar

Bei *Pneumocystis jirovecii* handelt es sich um einen Pilz. Der Nachweis gelingt im Sputum, in der bronchoalveolären Lavageflüssigkeit oder der Biopsie mikroskopisch. Das typische Muster im Thorax- oder CT-Bild sowie die schnelle Reaktion auf die spezifische Therapie bei *Pneumocystis-jirovecii*-Pneumonie sichert bei HIV-Patienten die Diagnose. Zeigt sich kein Behandlungserfolg, wird man weiter forschen müssen. Eine pulmonale Stauung, eine virale Pneumonie und gelegentlich ein Lymphom der Lunge kann ein ähnliches Bild bieten.

Zusammenfassung

In diesem Fall werden die Diagnosen behandelt, die beim jüngeren Menschen zu Dyspnoe (vgl. Punkt 2 Differenzialdiagnosen) führen können. Eine Immunsuppression muss immer ausgeschlossen werden.

Was wäre, wenn …

… die nächste Viruspandemie zuschlagen würde?

Ein typischer akuter SARS-CoV-2-Befund im Thorax und auch im CT zeigt alveoläre Verdichtungen wie in ➤ Abb. 17.1, jedoch ist die Verteilung statt zentral eher peripher (➤ Abb. 17.4 und ➤ Abb. 17.5). Unter Pandemiebedingungen (COVID-19 und alles, was danach kommt) gibt es jedoch schon wegen der hohen Zahlen typische und atypische Befallsmuster, die sich mit der Zeit und unter der Therapie auch wandeln können. Ein entsprechender spezifischer Test muss dann großzügig eingesetzt werden, um diese Fälle einzufangen. Und wenn er negativ ist bei typischem Bild? Noch mal testen! ☺

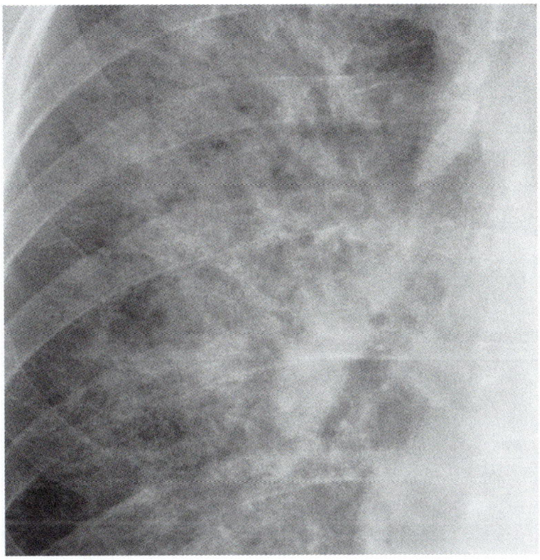

Abb. 17.2 Feinnodulär-netzige und alveoläre Verdichtungen im Lungenkern

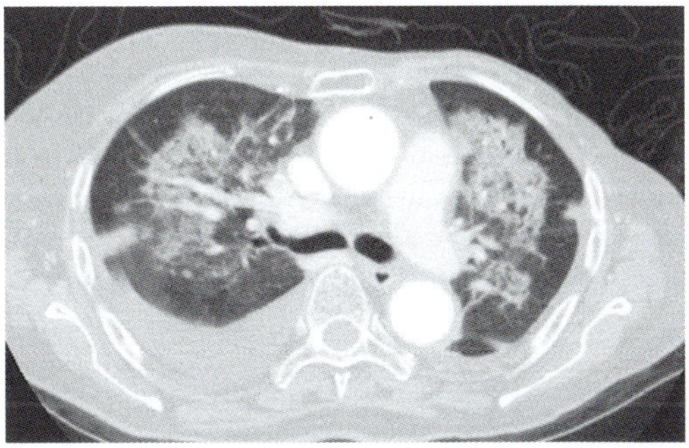

Abb. 17.3 Eher zentrale alveoläre Konsolidierungen im CT der Lunge

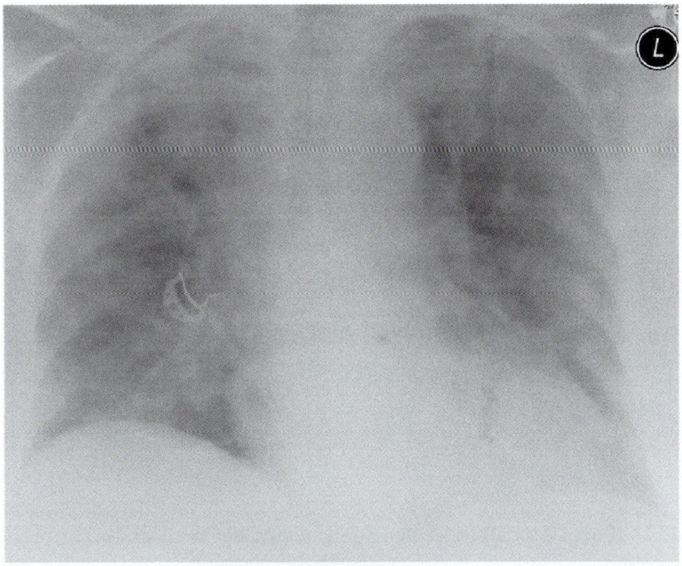

Abb. 17.4 Alveoläre Verdichtungen besonders in der Peripherie beidseits kennzeichnen COVID-19

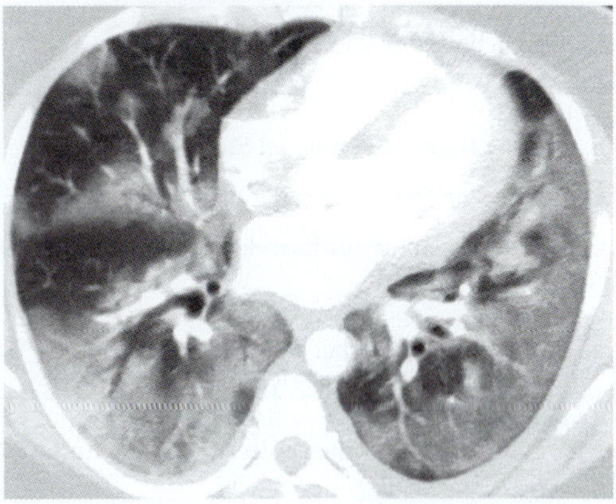

Abb. 17.5 Auch im CT sind die Hauptveränderungen (Milchglas) bei akutem COVID-19 gerne subpleural. Ein typisches Bild hat eine hohe Beweiskraft.

18 Schmerzende Schwellung im Knie

Anamnese

Sie haben gerade Ihre orthopädische Praxis eröffnet. Eine Mutter kommt mit ihrem Sohn. Seit drei Wochen ginge die schmerzende Schwellung im Kniegelenk nicht mehr weg und sehr warm sei die Stelle auch, sagt der Sohn. Bei Ihrer klinischen Untersuchung erscheint besonders die proximale Tibia auffällig. Sie lassen eine Aufnahme anfertigen (➤ Abb. 18.1).

Ihr zweiter Patient ist ein junger Sportler. Er hat sich beim Volleyball gestoßen und eine schmerzhafte Schwellung am Knie entdeckt. Auch von seinem Knie lassen Sie eine Aufnahme anfertigen (➤ Abb. 18.2).

Merke

Knochentumoren stellen bei jungen Menschen ein wesentliches Problem dar. Sie sind häufig, jedoch in der Regel gutartig. Die Unterscheidung zwischen gutartigen „Rühr mich nicht an"-Läsionen und bösartigen Herden mit großer Konsequenz erfordert ein systematisches Vorgehen. Dabei hilft die **Lodwick-Skala:**

1A	Herd mit Sklerosesaum und scharfer Begrenzung, ohne Penetration der Kortikalis und Reaktion des Periosts
1B	Herd mit geringem oder ohne Sklerosesaum und unscharfer Begrenzung, auch mit Penetration der Kortikalis und Reaktion des Periosts
1C	Herd mit verwaschener Begrenzung, Penetration der Kortikalis und Reaktion des Periosts
2	Herd mit mottenfraßähnlicher Begrenzung, Penetration der Kortikalis und Abhebung des Periosts
3	Herd mit infiltrierendem, permeativem Wachstum ohne erkennbare Begrenzung, durchbrochener Periostreaktion und Weichteilanteil

1. **Auf wie alt schätzen Sie den Sohn anhand der ➤ Abb. 18.1?**
2. **Welche Befunde können Sie erheben?**
3. **Welche Diagnosen müssen Sie erwägen?**
4. **Wie kommen Sie zur korrekten histologischen Diagnose?**
5. **Welche Befunde erheben Sie in ➤ Abb. 18.2? Was ist die Diagnose**
6. **Wann muss der Tumor entfernt werden und weshalb?**

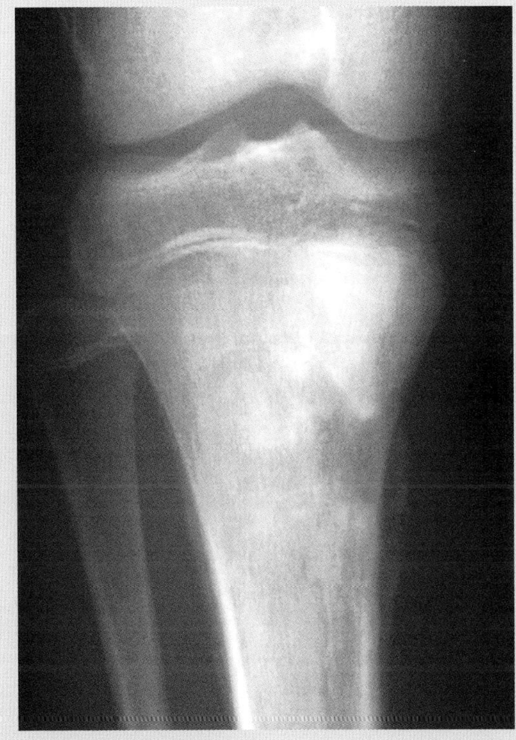

Abb. 18.1 Knieaufnahme des Sohnes

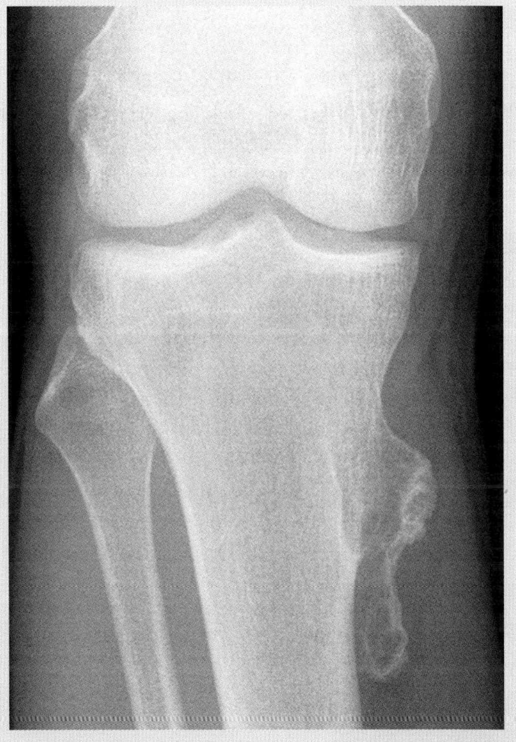

Abb. 18.2 Knieaufnahme des Sportlers

1. Alter des Sohnes

Die Epiphysenfugen sind noch nicht geschlossen: Das Wachstum ist noch nicht beendet. Die Fugen sind jedoch schon eng (➤ Abb. 18.3, schwarze Pfeile): Der Patient ist vermutlich 15–16 Jahre alt.

2. Befunde in ➤ Abb. 18.1

- Flächiger Befund in der Metaphyse der Tibia epiphysennah
- Inhomogene lokale Verdichtung des Knochens
- Teils gangförmig erscheinende Defekte
- Periostale Knochenneubildung lateral (➤ Abb. 18.3, weißer Pfeil linke Bildhälfte)
- Defekt in periostaler Reaktion medial **(Codman-Dreieck?)** (➤ Abb. 18.3, weiße Pfeile rechte Bildhälfte)

3. Mögliche Diagnosen

Osteosarkom, Ewing-Sarkom, Osteomyelitis

4. Wie kommen Sie zur korrekten histologischen Diagnose?

- Leukozytenszintigrafie zum Nachweis/Ausschluss der Entzündung
- MRT zum Nachweis/Ausschluss von Abszessen
- Operative Ausräumung

In diesem Fall handelt es sich um eine **Osteomyelitis.**

5. Befunde in ➤ Abb. 18.2, Diagnose

Befunde:

- Blasiger, tropfenförmiger Knochenanbau mit teils glatter, teils unregelmäßiger Begrenzung (➤ Abb. 18.4, Pfeile)
- Kortex geht ohne Destruktion sanft in Tumor über (➤ Abb. 18.4, punktierte Linie)
- Weichteilauftreibung

Diagnose: Typisches Bild einer **kartilaginären Exostose,** auch **Osteochondrom** genannt

6. Indikationen zur Tumorentfernung

Der Tumor wird entfernt bei Beschwerden, Größenzunahme nach der Pubertät und dicker Knorpelkappe bei Erwachsenen. Er kann in ein 1–20 % der Fälle entarten.

Kommentar

Osteomyelitis

Osteomyelitis, Osteosarkom und Ewing-Sarkom sind lokale, sehr aggressive Prozesse, auf die der Knochen in vergleichbarer Weise reagiert. Die Leukozytenszintigrafie zeigt die hohe Granulozytendichte bei Osteomyelitis an. Das MRT-Bild zeigt zum einen den Abszess, wenn er im Rahmen der Osteomyelitis vorhanden ist, und ist zum anderen für das lokale Staging der Sarkome notwendig. Bei Osteomyelitiden müssen **Knochensequester** – von der normalen Gefäßversorgung abgehängte, lose Knochenstückchen mitten in der Infektion – ausgeschlossen werden. Sie werden chirurgisch exstirpiert. Im konventionellen Röntgen und in der CT-Aufnahme sind sie in der Regel an ihrer hohen Dichte gut zu erkennen. Häufig liegen sie nekrotisch in einem eitergefüllten Bett, das deshalb auch **„Totenlade"** genannt wird.

Osteochondrom

Das Osteochondrom ist der häufigste kindliche Knochentumor. Disloziertes Epiphysenfugengewebe führt zu atypischem Knochenwachstum mit dicker Knorpelkappe im Kindesalter. Bei multiplen Herden steigt die Entartungswahrscheinlichkeit dabei an.

Kommunikation

Bei beiden Patienten ist weitere Diagnostik erforderlich – beim ersten Patienten muss sie binnen Tagen erfolgen. Das sollte man sicherstellen – notfalls per Telefon und persönlichem Einsatz. Durch zügige und effiziente Maßnahmen wächst das Vertrauen der Schutzbefohlenen in das ärztliche Team.

Zusammenfassung

In der Einschätzung eines lokalen Knochenprozesses geht es vor allem um seine biologische Aktivität. Je besser der Knochen die Läsion einkapseln kann, desto geringer ist die Aktivität. Je größer eine Läsion ist, desto aktiver/bösartiger ist der Knochenprozess in der Regel.

Was wäre, wenn …

… der Patient komplett symptomfrei wäre?

Zufallsbefunde bei Knochenaufnahmen sind – wie gesagt – relativ häufig und müssen korrekt bewertet werden, um Patienten (und Familien) nicht zu verunsichern. Das nicht ossifizierende Knochenfibrom ist eine Entwicklungsanomalie der Metaphyse mit traubiger Form und Randsklerosierung nah am Knochenkortex (➤ Abb. 18.5). Setzen Sie die Lodwick-Skala ein!

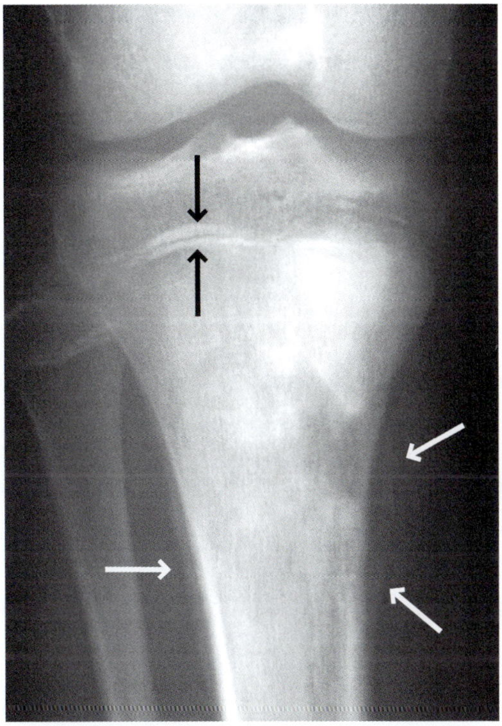

Abb. 18.3 Osteomyelitis: Periostale Knochenneubildung lateral (weißer Pfeil linke Bildhälfte), Defekt in periostaler Reaktion medial (weiße Pfeile rechte Bildhälfte). Die offene Epiphysenfuge (schwarze Pfeile) entspricht dem Alter.

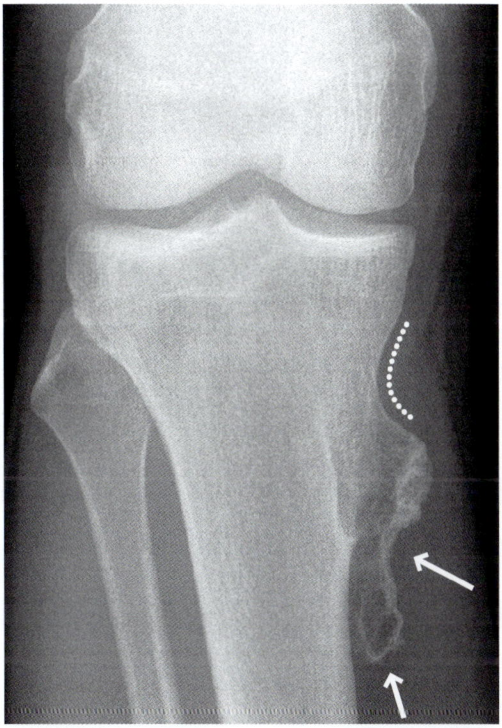

Abb. 18.4 Osteochondrom: Blasiger, tropfenförmiger Knochenanbau mit teils glatter, teils unregelmäßiger Begrenzung (Pfeile), der Kortex geht ohne Destruktion sanft in Tumor über (punktierte Linie)

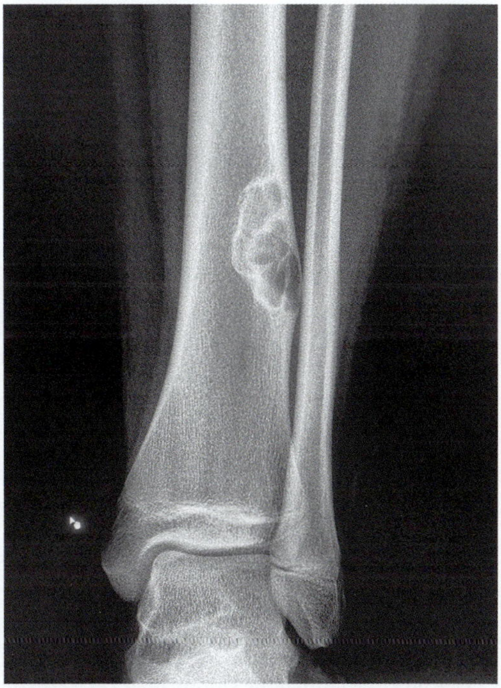

Abb. 18.5 Typisches, nicht ossifizierendes Knochenfibrom – traubig, kortexnah, metaphysär

19 Langsam zunehmende Atemnot

Anamnese

Die 72-jährige Patientin, die jetzt vor Ihnen in Ihrer Allgemeinpraxis steht, ist bei ihren Kindern zu Besuch. Die haben sie auch gedrängt, ärztliche Hilfe zu suchen, weil sie zunehmend unter Atemnot leidet. Die Patientin ist verstört. Bei der klinischen Untersuchung wird ihre Atemnot deutlich. Sie lassen eine Röntgenaufnahme anfertigen (➤ Abb. 19.1).

Auf Nachfrage bestätigt die Tochter der Patientin, dass ihre Mutter im letzten Jahr 15 kg Gewicht verloren habe. Die Mutter begebe sich trotz allen Bittens der Familie nie selbstständig in medizinische Behandlung.

Merke

Das Lungenparenchym besteht aus einer interstitiellen und einer alveolären Komponente. Flüssigkeit in den Alveolen kann man am Atemgeräusch erkennen. Ein Anschwellen oder eine Infiltration des Interstitiums führt zu einer Versteifung der Lunge – und damit zur Dyspnoe.

1. **Beschreiben Sie den Befund in ➤ Abb. 19.1!**
2. **Welche Differenzialdiagnosen müssen Sie bedenken?**
3. **Was ist die wahrscheinlichste Diagnose?**
4. **Was ist die wahrscheinlichste Grunddiagnose?**
5. **Welche anderen interstitiellen Erkrankungen gibt es?**
6. **Welche Zusatzaufnahme könnte man zur Verifizierung anfertigen?**

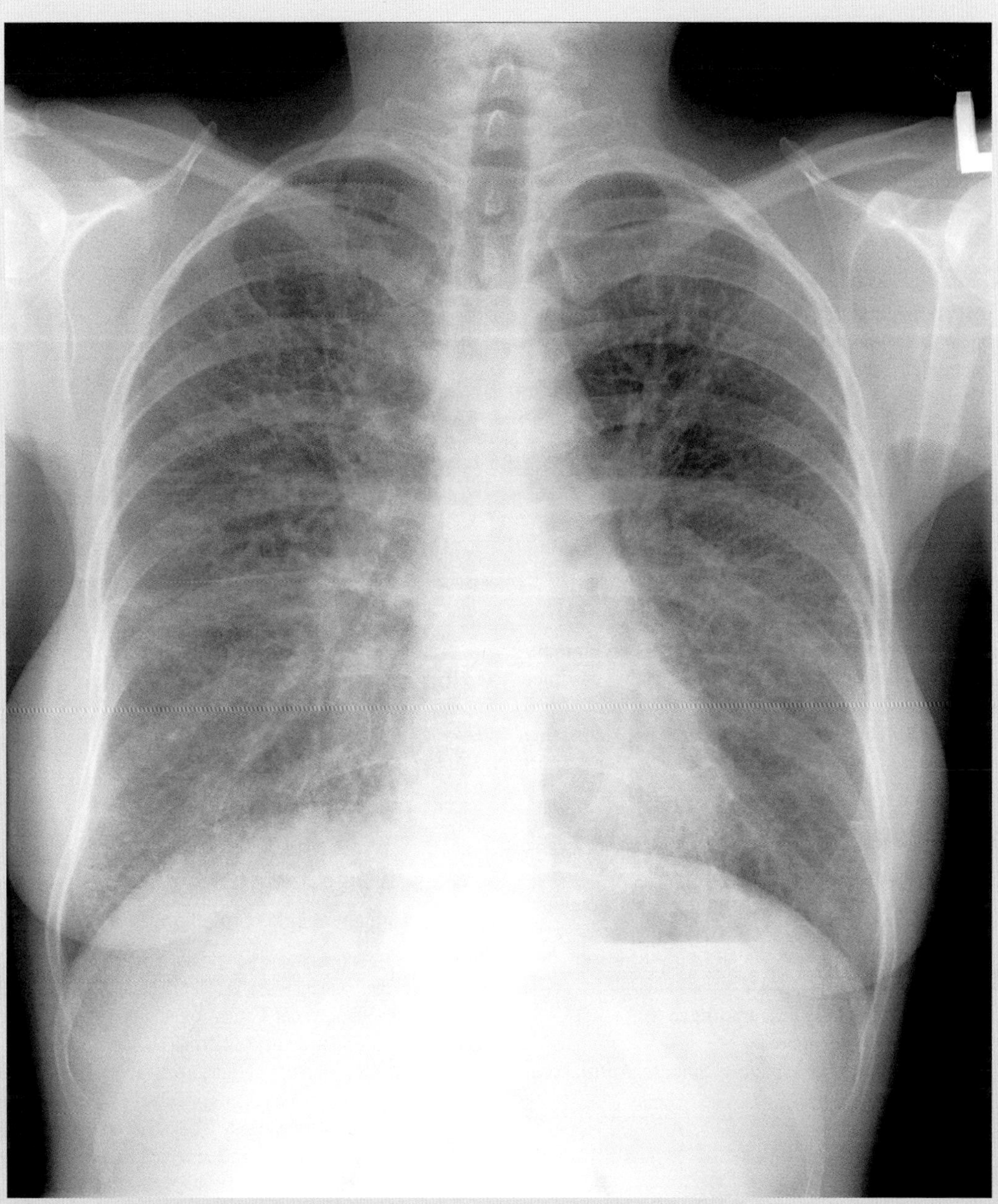

Abb. 19.1 Thoraxaufnahme der alten Dame mit Atemnot

1. Befund in ➤ Abb. 19.1

- Kerley-B-Linien basal (➤ Abb. 19.2, Kreis), Kerley-A-Linien apikal (➤ Abb. 19.2, Einzelpfeil), Kerley-C-Muster im Lungenkern (netzig-nodulär)
- Akzentuierte Fissura minor (horizontalis) (➤ Abb. 19.2, Doppelpfeil)

2. Differenzialdiagnosen

- Interstitielle Pneumonien (z. B. viral)
- Interstitielles Ödem
- Lymphangiosis carcinomatosa
- Lymphstau anderer Genese
- Bei überwiegend feinnodulärer Zeichnung: Sarkoidose
- Bei eher diffus feinfleckigem Bild: *Pneumocystis-jirovecii*-Pneumonie

3. Wahrscheinlichste Diagnose

Bei dieser Anamnese ist die **Lymphangiosis carcinomatosa** am wahrscheinlichsten, also eine Infiltration des Interstitiums und der Lymphgefäßbahnen durch Tumorzellen. In diesem Fall liegt die pulmonale Form vor, daher auch die Dyspnoe.

4. Wahrscheinlichste Grunddiagnose

Mammakarzinom, Pankreaskarzinom, Magenkarzinom

5. Andere interstitielle Erkrankungen

- Idiopathische Lungenfibrose
- Pneumokoniosen wie Asbestose, Silikose, Anthrakose
- Emphysem

6. Zusatzaufnahmen zur Verifizierung

Die hochauflösende Spiral-Computertomografie zeigt die Verdickung der Interlobulärsepten mit der resultierenden groben Felderung am frühesten und klarsten (➤ Abb. 19.3). Eine breite Tumorsuche ist jetzt außerdem angezeigt.

Kommentar

Während Wasser im Interstitium – etwa bei einer Stauung – schließlich auch in die Alveolen übertreten kann, verhalten sich maligne Zellen im Interstitium anders: Sie wachsen zu breiten Strängen und Knötchen heran. Die Alveolen bleiben lange frei. Der Prozess beginnt meist zentral und dominiert im Lungenkern. Mittels der hochauflösenden CT erkennt man dann besonders gut die Interlobulärsepten perihilär – es zeigt sich ein sog. „Schachbrettmuster“, wobei jedes Feld für einen Lobulus steht (➤ Abb. 19.3). Wird das typische Muster gesehen, weist meist die Anamnese den Weg.

Kommunikation

Sicherlich ist es gut, Verwandte bei der Begleitung von Familienmitgliedern im Sinne des gedachten Patient*innenwohls zu unterstützen. Allerdings dürfen die Wünsche nicht entmündigter Erkrankter nicht ignoriert werden. Die Zeit für ein einfühlsames Gespräch muss man sich dann nehmen und schließlich die informierte Entscheidung akzeptieren – und dokumentieren!

Zusammenfassung

Es hat sich bewährt, Veränderungen des Lungenparenchyms zunächst einmal in „interstitiell“ und „alveolär“ einzuteilen. Von da aus hangelt man sich dann weiter. Natürlich gibt es aber auch Zwischenformen.

Was wäre, wenn …

… der Lungenbefund unauffällig wäre?

Nicht jede Atemnot hat ein Korrelat im Lungenbild. Der ganze asthmatische Formenkreis etwa ist bildgebend schwierig zu fassen. Einengungen der Trachea können durch eine Struma bedingt sein – „ Säbelscheidentrachea“ – oder auch iatrogen nach Tracheostomaanlage bei längerer Beatmung im Rahmen von Intensivstationsaufenthalten (➤ Abb. 19.4). Stenosen der Hauptbronchien entwickeln sich gelegentlich bei Lungentransplantationen (➤ Abb. 19.5) und müssen dann mit Stents versorgt werden.

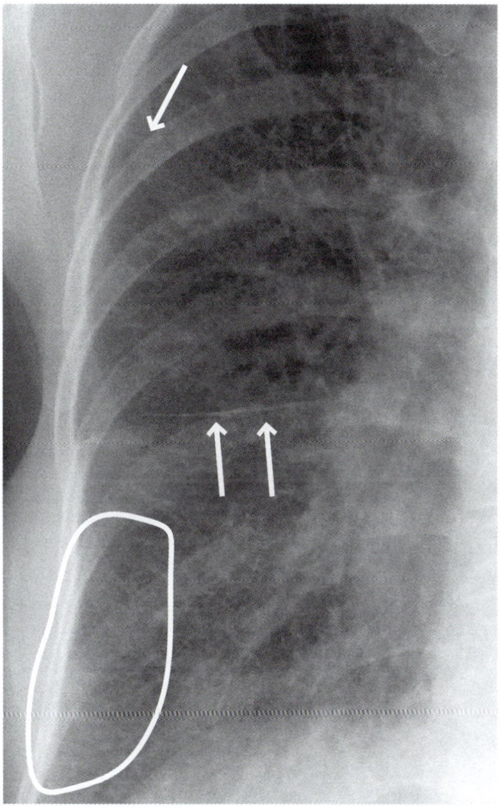

Abb. 19.2 Die Vergrößerung zeigt apikale Kerley-A-Linien (Einzelpfeil), basale Kerley-B-Linien (Kreismarkierung) sowie die akzentuierte Fissur (Doppelpfeil)

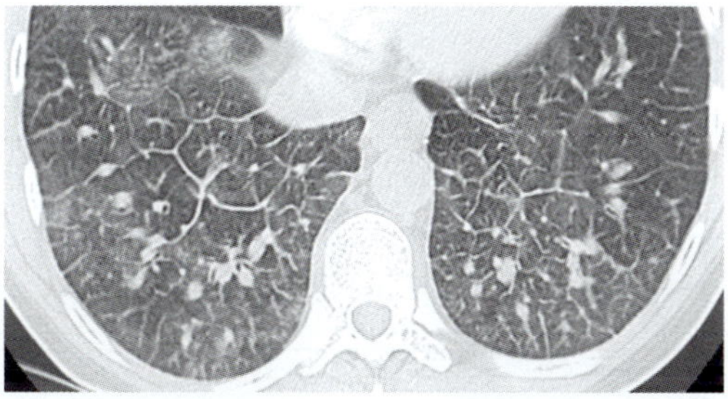

Abb. 19.3 Diese basalen CT-Schnitte zeigen die typische Felderung bei verdickten Interlobulärsepten

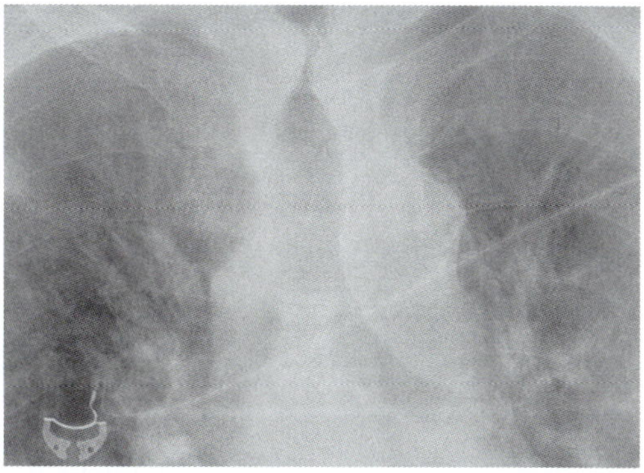

Abb. 19.4 Trachealstenose nach einem Beatmungs-Tracheostoma wegen kompliziertem intensivmedizinischem Verlauf einer Pankreasoperation vor Jahren.

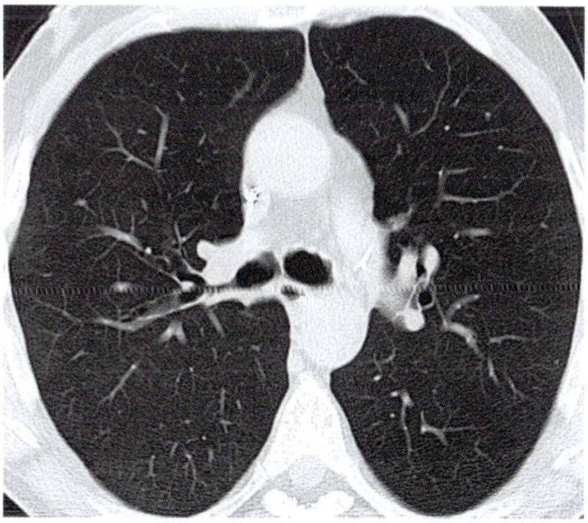

Abb. 19.5 CT einer Stenose des rechten Hauptbronchus an der Anastomose nach Lungentransplantation wegen Mukoviszidose. Es handelt sich um eine häufigere Komplikation.

20 Schmerzen beim Laufen

Anamnese

Sie haben eine Allgemeinmedizinpraxis in einem Schwarzwaldstädtchen. Vor Ihnen sitzt eine 48-jährige Frau mit ihrer 25-jährigen Tochter. Eine Freundin der Mutter ist auch mitgekommen. Die Mutter hat schon seit Jahren Hüftschmerzen, jedoch nie Zeit, zu Ihnen zu gehen. Außerdem habe die Großmutter das auch schon gehabt. Erst nachdem ihre Tochter auch über Schmerzen beim Gehen klagte, hat sie beschlossen, sich Ihnen anzuvertrauen. Die 65-jährige Freundin der Mutter hat diese Beschwerden schon lange. Sie hat vor 20 Jahren einen Oberschenkelbruch erlitten und leidet außerdem an einem Lupus erythematodes. Nach einer ersten orientierenden Untersuchung haben Sie alle Frauen in die radiologische Praxis geschickt (➤ Abb. 20.1, ➤ Abb. 20.2, ➤ Abb. 20.3).

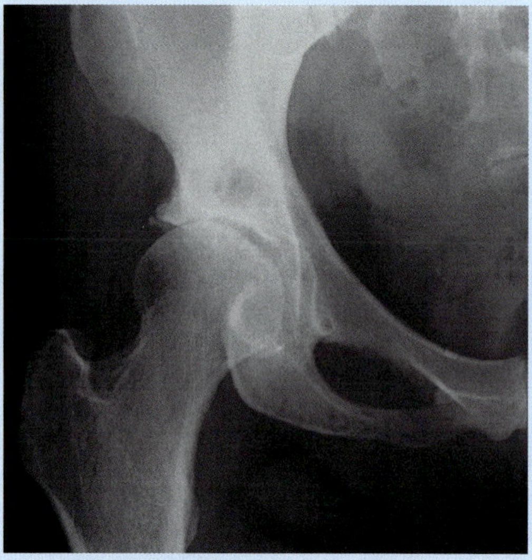

Abb. 20.1 Röntgenaufnahme der rechten Hüfte der Mutter

1. Welche Befunde erheben Sie in ➤ Abb. 20.1? Was ist die Diagnose?

2. Welche Befunde erheben Sie in ➤ Abb. 20.2? Was ist die Diagnose?

3. Welche Befunde erheben Sie in ➤ Abb. 20.3? Was ist die Diagnose?

4. Welche Präarthrosen gibt es?

5. Wie gelingt die frühe Erkennung der Erkrankung von Mutter und Tochter?

6. Welche kindlichen Hüftgelenkserkrankungen gibt es?

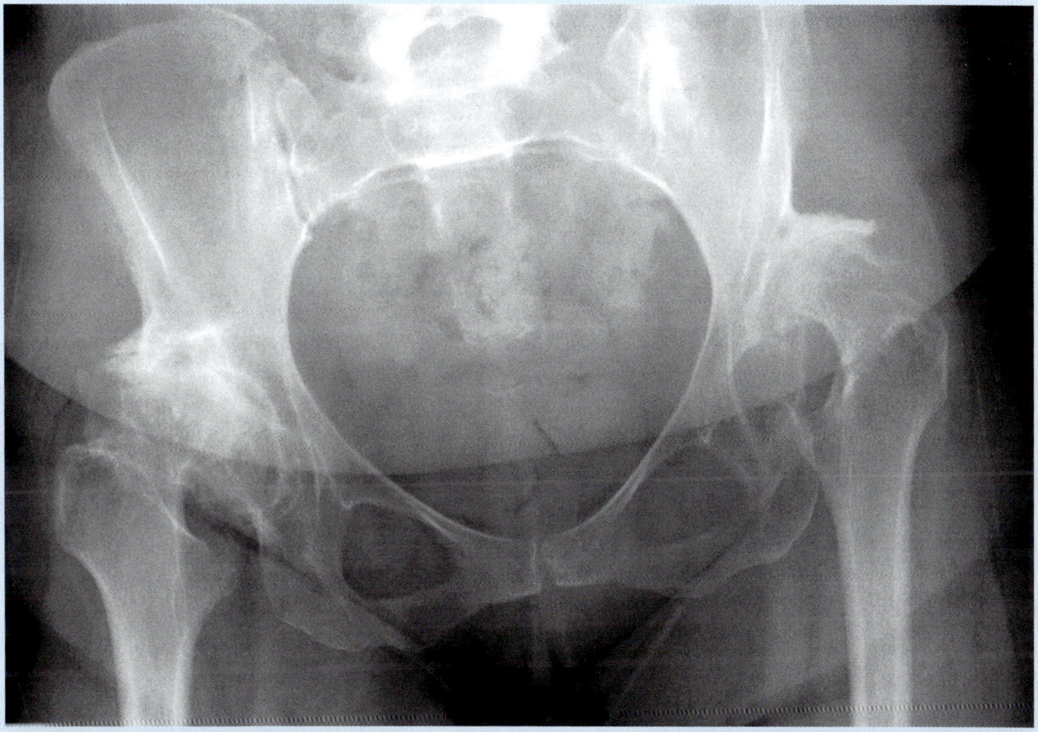

Abb. 20.2 Röntgenaufnahme der Hüfte der Freundin der Mutter

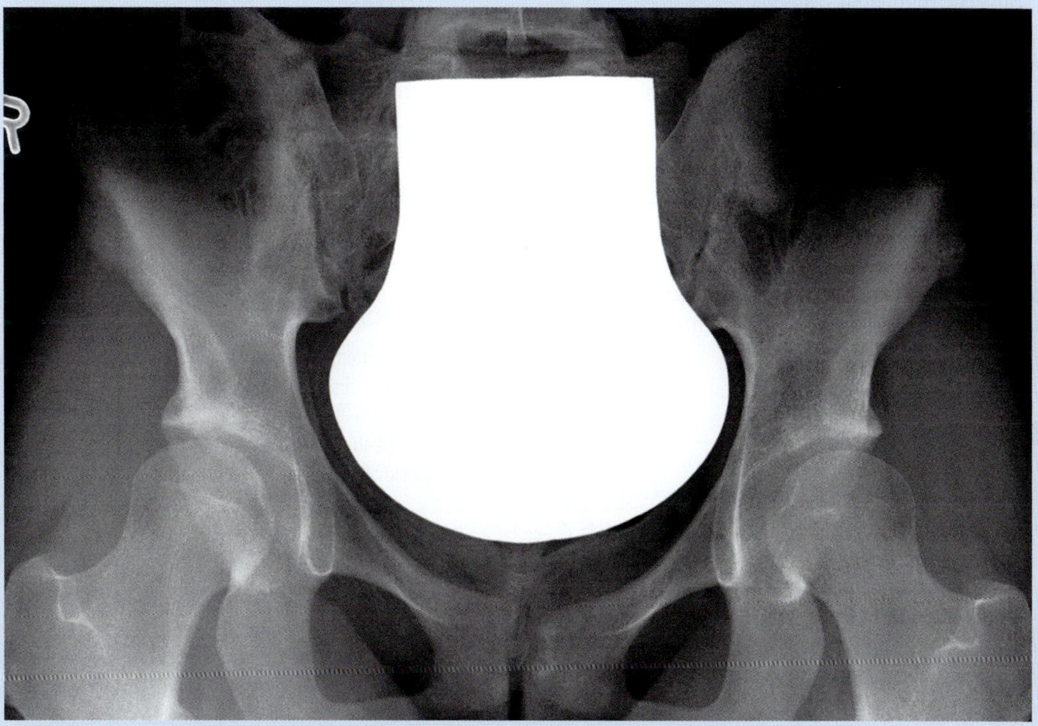

Abb. 20.3 Röntgenaufnahme der Hüfte der Tochter

1. Befunde in ➤ Abb. 20.1 und Diagnose

- Exzentrische Verminderung des Gelenkspalts (in der Tragzone, schwarzer Pfeil in ➤ Abb. 20.4)
- Osteophytäre Anbauten am Pfannendach-Erker (➤ Abb. 20.4, Kreis)
- Gelenknahe Sklerosierung des Acetabulums
- Zyste im Acetabulum (➤ Abb. 20.4, weißer Pfeil)
- Verminderte Überdachung des Hüftkopfs

Diagnose: Typische **Coxarthrose,** kongenitale Hüftdysplasie als mögliche Genese

2. Befunde in ➤ Abb. 20.2 und Diagnose

- Auswanderung beider Hüftköpfe nach kranial, links mehr als rechts (vergleiche jeweils Normalbefund in ➤ Abb. 20.5)
- Aufbrauchung/Abflachung beider Hüftköpfe
- Kompletter Verlust des Gelenkspalts in der Tragzone

Diagnose: **Coxarthrose** nach schwerer Hüftdysplasie

3. Befunde in ➤ Abb. 20.3 und Diagnose

- Ungenügende Deckung des Hüftkopfs beidseits (vgl. Normalbefund in ➤ Abb. 20.5)
- Sehr steile Hüftpfanne beidseits
- Steil stehende Schenkelhälse beidseits (Coxa valga)

Diagnose: **Hüftdysplasie**

4. Präarthrosen

Neben der Hüftdysplasie sind dies die kindliche Epiphysiolyse und der Morbus Perthes (kindliche Hüftkopfnekrose). Die Hüftkopfnekrose des Erwachsenen tritt häufiger bei Kortikosteroidgabe (z. B. wegen des Lupus bei der Freundin), Alkoholismus, Diabetes mellitus, nach Transplantationen und bei Chemotherapien auf.

5. Früherkennung der Hüftdysplasie

- Ultraschalluntersuchung der Hüftgelenke
- Röntgenuntersuchung nur, wenn Ultraschalluntersuchung nicht eindeutig
- Funktionsuntersuchung direkt postpartal nach Ortolani und Barlow ist obsolet!

6. Kindliche Hüftgelenkserkrankungen

Drei kindliche Erkrankungen können letztendlich in einer Coxarthrose münden:

- Die Epiphysiolysis capitis femoris des 10.–14. Lebensjahres ist bei Jungen dreimal häufiger als bei Mädchen.
- Der Morbus Perthes (kindliche Hüftkopfnekrose) des 5.–9. Lebensjahres ist bei Jungen viermal häufiger als bei Mädchen.
- Die angeborene Hüftdysplasie ist bei Mädchen sechsmal häufiger als bei Jungen.

Kommentar

Die **Coxarthrose** ist eine Massenkrankheit mit erheblichen Auswirkungen auf das Gesundheitssystem als Ganzes. Die Schmerzen können immens und kaum beherrschbar sein. Wird sie im Endstadium mit einer Totalendoprothese (TEP) versorgt, tickt die Uhr zum Prothesenersatz nach 12–15 Jahren. Ziel der Diagnostik muss es daher sein, alle **Präarthrosen** rechtzeitig zu erkennen, um sie einer Behandlung zuzuführen, die die TEP möglichst weit ins Alter verschiebt. Die kindlichen Präarthrosen sind die **Hüftdysplasie,** der **Morbus Perthes** und die **Epiphysiolyse.** Die Hüftdysplasie wird im Kleinkindesalter mit der Sonografie durch einen erfahrenen Arzt erkannt. Die Röntgenuntersuchung sollte heutzutage nur in Ausnahmefällen zum Einsatz kommen. Die Epiphysiolysis capitis wird durch eine Beckenübersicht und die Lauensteinaufnahme beider Hüftgelenke bewiesen. Sie tritt in bis zu 25 % der Fälle doppelseitig auf.

Kommunikation

Physiotherapie kann bei Hüftproblemen die Beschwerden lindern und den Zeitpunkt der OP in die Zukunft schieben. Eine Atrophie der Muskulatur muss verhindert werden, auch um den etwaigen postoperativen Verlauf zu unterstützen. Nicht jede Coxarthrose muss mit einer Totalendoprothese versorgt werden.

Zusammenfassung

Dieser Fall schildert alle für das Krankheitsbild der Coxarthrose wesentlichen radiologischen Aspekte – die Ausbildung von Osteophyten am Pfannendacherker, die Abnahme des Gelenkspalts im Belastungsbereich und die Ausbildung von Geröllzysten sowie als wesentliche Präarthrose die Hüftdysplasie.

Was wäre, wenn ...

... das Hüftgelenk radiologisch unauffällig wäre?

Genau dann muss bei relevanten Beschwerden an eine Hüftkopfnekrose gedacht werden und eine MRT durchgeführt werden (➤ Abb. 20.6). Die frühe Diagnose sichert die frühe Therapie, die eine Hüftprothesen-Operation verhindern oder aufschieben kann.

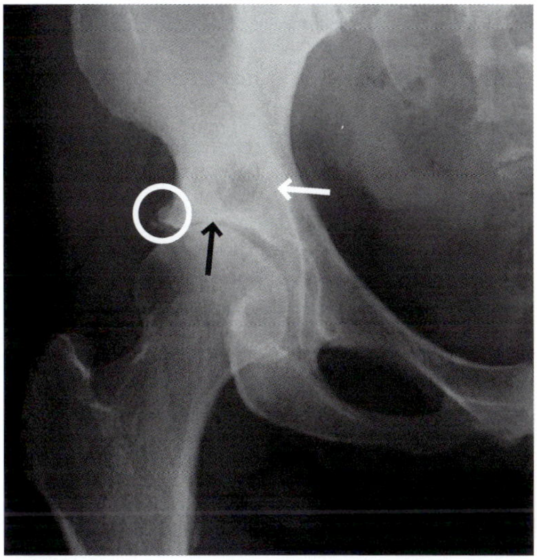

Abb. 20.4 Die große Geröllzyste (weißer Pfeil), der exzentrische Gelenkspaltverlust (schwarzer Pfeil) und der osteophytäre Pfannendacherkeranbau (Kreis) der Mutter

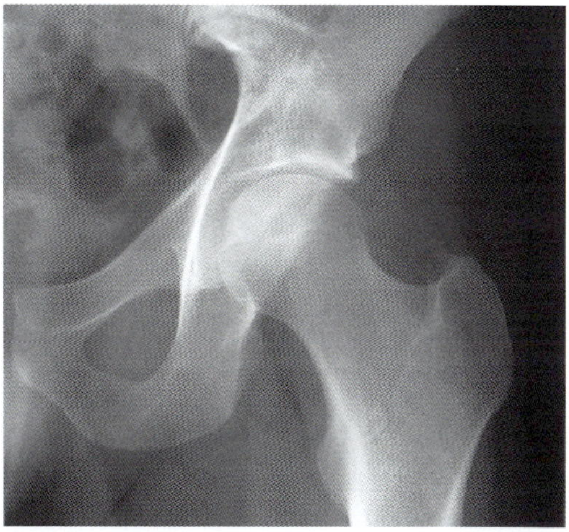

Abb. 20.5 Der Normalbefund

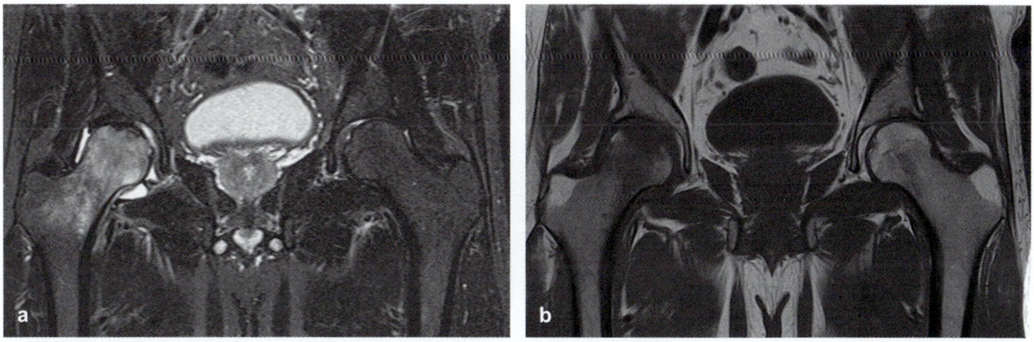

Abb. 20.6 Das MRT des Hüftgelenkes zeigt in der T1-Wichtung (a) mit ödemsensitiver TIRM-Modifikation und (b) ohne TIRM den Signalverlust des kranialen Hüftkopfes sowie das Ödem im Schenkelhals rechts.

21 Nach einem Reisebusunfall

Anamnese

Auf einem Ausflug der Seniorenresidenz „Abendsonne" zum Kyffhäuser ist der Bus von der Straße abgekommen und langsam einen Abhang heruntergerutscht. Zwei ältere Herrschaften mit Nackenschmerzen werden in Ihre Notfallaufnahme gebracht. Sie lassen bei beiden Aufnahmen der Halswirbelsäule anfertigen (➤ Abb. 21.1a, b). Der Anästhesist bittet Sie um kurzfristige Mitteilung, ob die Schanz-Krawatten abgenommen werden können.

Ein weiterer Verunfallter berichtet über Rückenschmerzen und Steifheitsgefühl, die allerdings schon seit Jahren in dieser Intensität bestehen. Normalerweise macht er um Krankenhäuser und Arztpraxen einen großen Bogen. Von ihm werden Aufnahmen der Wirbelsäule angefertigt (➤ Abb. 21.2a, b). Eine normale HWS-Aufnahme vom letzten Dienst hängt zufällig noch am Lichtkasten (➤ Abb. 21.3).

1. Welche Aspekte sind bei der Befundung einer Trauma-WS besonders wichtig?

2. Welche Befunde erheben Sie in ➤ Abb. 21.1a? Welche Diagnose stellen Sie?

3. Welche Befunde erheben Sie in ➤ Abb. 21.1b? Welche Diagnose stellen Sie?

4. Welche Befunde erheben Sie in ➤ Abb. 21.2a? Welche Diagnose stellen Sie?

5. Wovor müssen sich diese Personen besonders hüten?

6. Welche anderen Veränderungen erwarten Sie bei den Personen in ➤ Abb. 21.1a und ➤ Abb. 21.2?

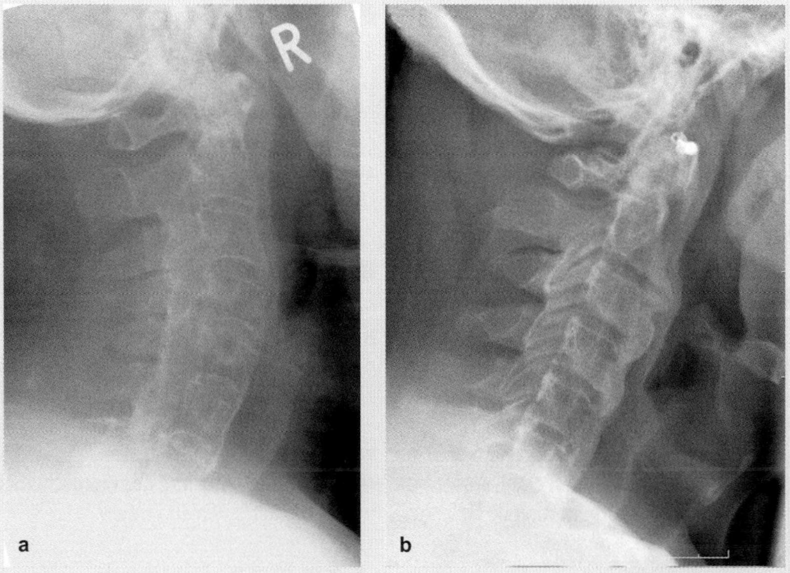

Abb. 21.1 HWS von Businsasse 1 (a) und 2 (b)

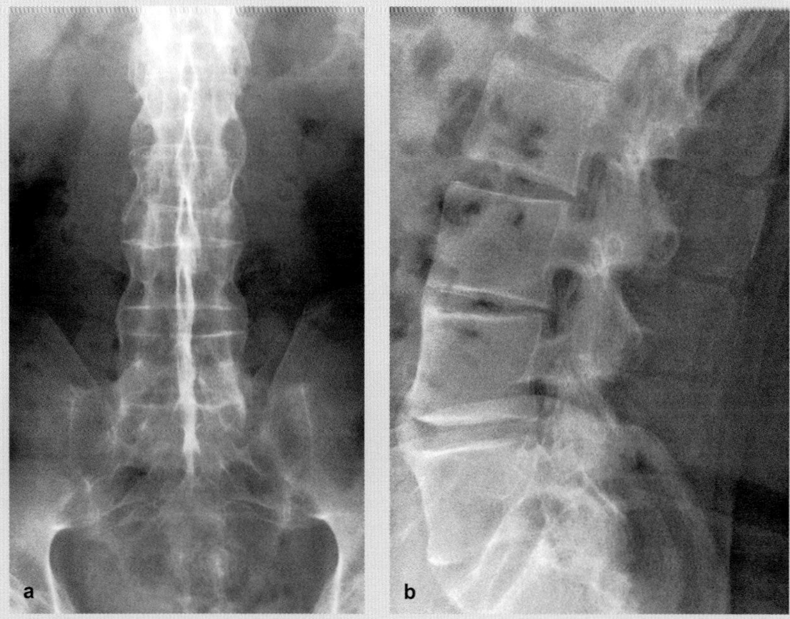

Abb. 21.2 Businsasse 3: Wirbelsäule p.a. (a), LWS seitlich (b)

1. Befundung der Trauma-WS

- Komplette Darstellung aller Wirbelkörper, insbesondere der HWS
- Harmonische Linien entlang der vorderen und hinteren Wirbelkanten sowie der hinteren Spinalkanalbegrenzung (spinolamelläre Linie) zum Ausschluss Versatz/Fraktur

2. Befunde in ➤ Abb. 21.1a und Diagnose

- Verknöcherung/Ankylosierung der gesamten HWS (Ligamente und Intervertebralgelenke) bis auf C1 (vgl. Normalbefund ➤ Abb. 21.3)
- Gefügestörung bei C1/2 mit Versatz der spinolamellären Linie (➤ Abb. 21.4a, dorsale Linie). Die Denshinterkante zeigt einen Versatz, das atlantodentale Gelenk ist normal weit (➤ Abb. 21.4a, Konturen).
- Verkalkung des Ligamentum nuchae als Nebenbefund

Diagnose: Densbasisfraktur bei **Morbus Bechterew** (➤ Abb. 21.4b). Der Bogen und der Processus spinosus sind erhalten.

3. Befunde in ➤ Abb. 21.1b und Diagnose

Verknöcherung des vorderen Längsbandes der gesamten unteren HWS bis C3

Diagnose: **Morbus Forestier**

4. Befunde in ➤ Abb. 21.2 und Diagnose

- Komplette knöcherne Überbrückung der Bandscheibenfächer
- Komplette Fusion/Ankylosierung der Iliosakralfugen (vgl. Normalbefund ➤ Abb. 21.5b)
- Verknöcherung der Ligamenta interspinalia
- Quadratische Form der Wirbelkörper (➤ Abb. 21.5a, Umriss)
- Syndesmophyten (➤ Abb. 21.5a, Pfeil)

Diagnose: **Bambuswirbelsäule bei Morbus Bechterew**

5. Wovor müssen sich diese Personen hüten?

Geringe Traumata können zu Wirbelsäulenfrakturen führen, da die Elastizität minimal ist. Schon geringe Dezelerationstraumen (z. B. Stürze aus geringer Höhe) können zu einer Wirbelsäulenfraktur und einem neurologischen Querschnitt führen.

6. Andere zu erwartende Veränderungen bei Morbus Bechterew

- Gelegentlich Ankylose der Symphysis pubis
- Gelegentlich Ankylose des Sternums und der sternoklavikularen Gelenke
- Frühzeitige Hüftgelenksdestruktion und der Symphysis pubis. Überbrückung der Bandscheibenfächer
- Fibrose der apikalen Lunge

Kommunikation

Scheuen Sie sich nicht, erfahrenere Kolleg*innen mit auf die Bilder schauen zu lassen!

Ob die Schanz-Krawatte abgenommen werden kann, muss klar kommuniziert werden, und zwar sofort und an die Person, die sie dann abnimmt.

Zusammenfassung

Bei entsprechendem Trauma ist wegen der aufgehobenen Elastizität der Wirbelsäule sowohl bei Morbus Bechterew als auch bei Morbus Forestier eine HWS-CT erforderlich.

Was wäre, wenn …

… sich der Bus mit hoher Geschwindigkeit überschlagen hätte?

Bei Polytraumata wird regelhaft nach einer Thoraxaufnahme und einem FAST-Ultraschall eine CCT sowie eine Polytraumaspirale durchgeführt. Die zeigt alle Frakturen am Stamm sowie relevante Verletzungen parenchymatöser Organe und Gefäße.

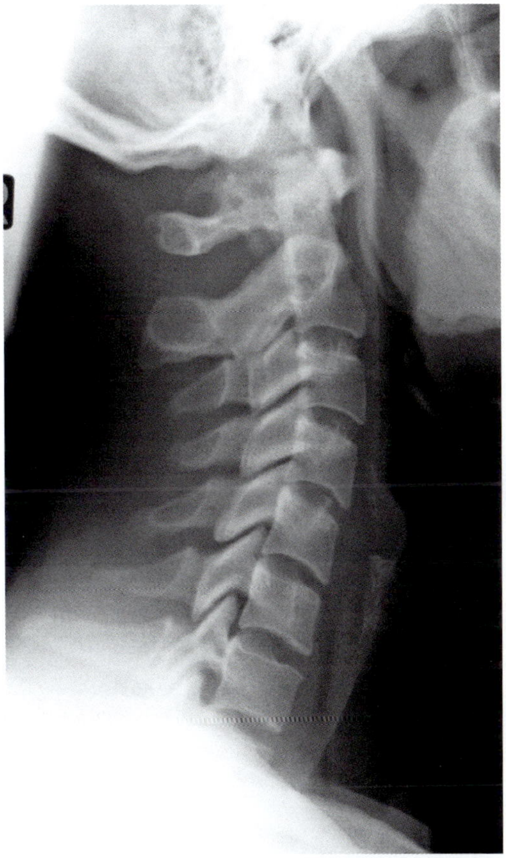

Abb. 21.3 Normalbefund einer HWS seitlich

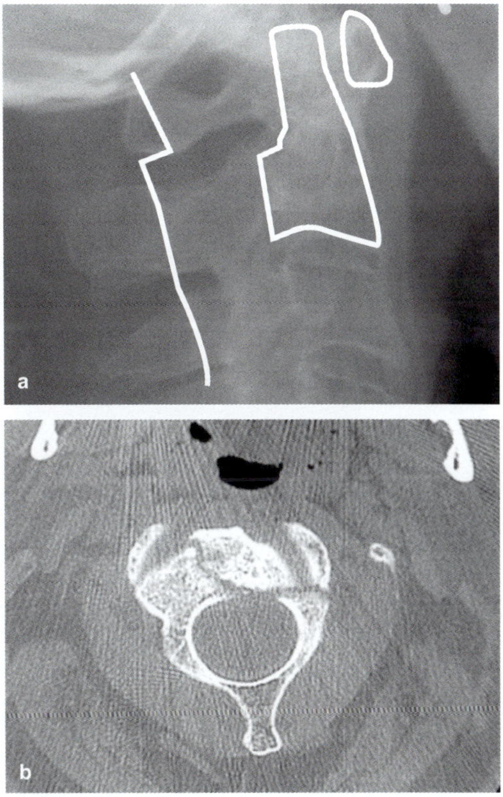

Abb. 21.4 a) Detailaufnahme der HWS von Patient 1 (➤ Abb. 21.1) mit der eingezeichneten spinolamellären Linie sowie den Konturen des vorderen Bogens von C1 und dem Profil des Dens. Beachten Sie die dorsale Stufe des Dens. b) Dünnschicht-CT durch die Basis des C2. Diese Frakturen der Basis stauchen sich gut ein und sind daher relativ stabil.

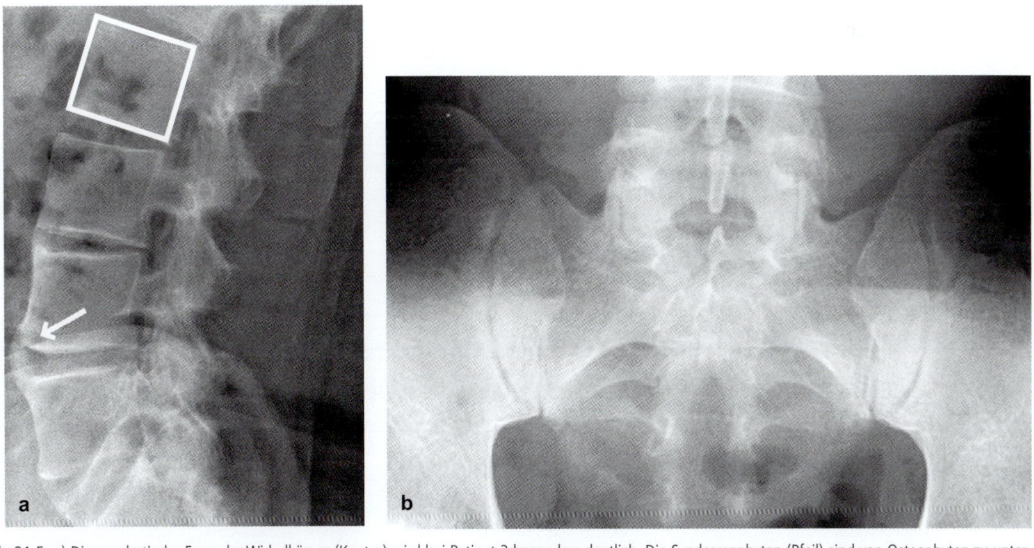

Abb. 21.5 a) Die quadratische Form der Wirbelkörper (Kontur) wird bei Patient 3 besonders deutlich. Die Syndesmophyten (Pfeil) sind von Osteophyten zu unterscheiden, die vor allem bei Osteochondrosen vorkommen.
b) Normalbefund des Iliosakralgelenks – die Fugen sind gut einsehbar

22 Zunehmende Kurzatmigkeit und Rückenschmerzen

Anamnese

Dieser Patient leidet seit langer Zeit unter Kurzatmigkeit, weshalb er auch schon seit geraumer Zeit behandelt wird. Er war bis zu seiner Berentung vor 10 Jahren starker Raucher. In diesem Frühling hat er die Arbeiten in seinem Schrebergarten nicht mehr geschafft. Auf dem Stuhl in Ihrem Behandlungszimmer stützt er sich mit beiden Armen auf und atmet schwer. Wegen seiner Rückenschmerzen kann er auch kaum noch schlafen. Seine Bilder hat er alle mitgebracht. Sie untersuchen ihn und lassen sich die letzten Röntgenbilder zeigen.

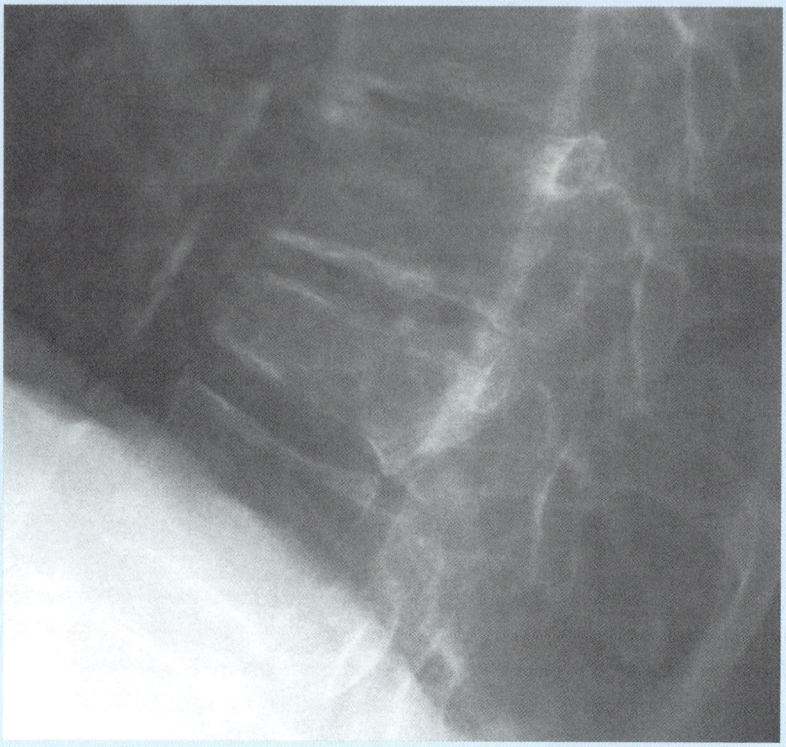

Abb. 22.1 Lateraler Thorax (Ausschnitt) des kurzatmigen Patienten

1. **Beschreiben Sie die Befunde in ➤ Abb. 22.1 !**
2. **Beschreiben Sie die Befunde in ➤ Abb. 22.2! Welche Diagnose stellen Sie?**
3. **Wie hängen die beiden Befunde zusammen?**
4. **Welche interventionellen Therapieoptionen kennen Sie?**

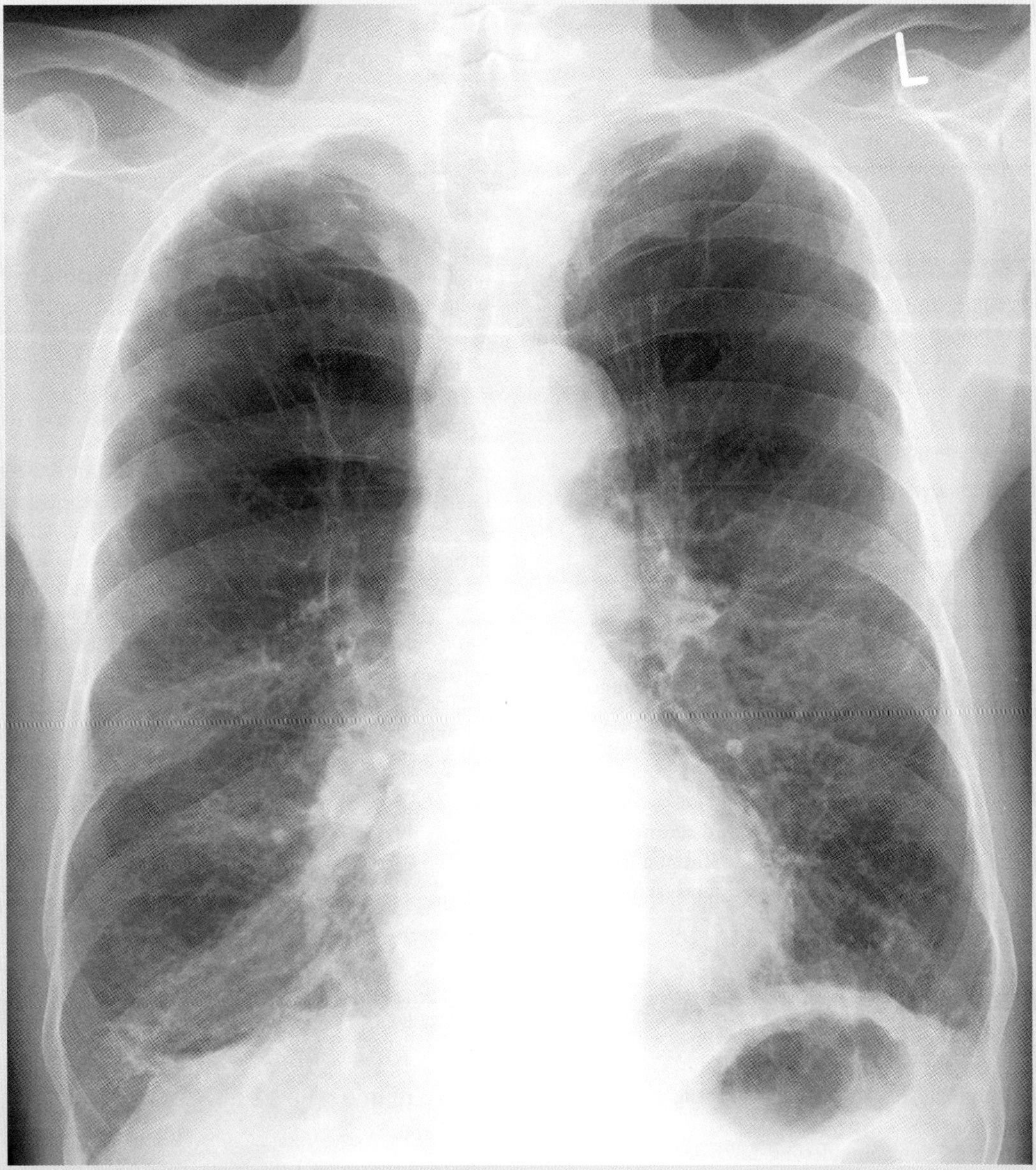

Abb. 22.2 Posterior-anteriore Thoraxaufnahme des kurzatmigen Patienten

1. Befunde in ➤ Abb. 22.1

- Allgemeine **Osteoporose**
- Keilförmige Sinterung eines unteren Brustwirbelkörpers (Vorder- und Hinterkante deutlich niedriger als oberer und unterer BWK)
- Nebenbefundlich Aortensklerose

2. Befunde und Diagnose in ➤ Abb. 22.2

- Fassthorax
- Zwerchfellkontur beidseits im 11. Interkostalraum (ICR)
- Tiefstand rechtes Zwerchfell
- Überblähte und gefäßarme Zone beidseits kranial (➤ Abb. 22.3, weißer Kreis, vgl. Normalbefund in ➤ Abb. 1.1)
- Komprimierte Lungenanteile, besonders rechts basal (➤ Abb. 22.3, schwarzer Kreis)
- Weite Interkostalräume (➤ Abb. 22.3, mit Pfeilen markierter ICR)
- Kräftige Hili (➤ Abb. 1.1, Normalbefund)

Diagnose: Schweres **Lungenemphysem** mit pulmonaler Hypertonie

3. Wie hängen die beiden Befunde zusammen?

Die Osteoporose ist eine Folge der häufigen und chronischen Kortikosteroidtherapie bei schwerem Lungenemphysem.

4. Interventionelle Therapieoptionen

- Lungentransplantation als Ultima Ratio
- Chirurgische Resektion von Bullae – sog. „lung shaving"
- Geplante Volumenminderung durch den Einbau von Ventilen. Die Atelektaseinduktion (siehe den geschrumpften rechten Oberlappen in ➤ Abb. 22.4b, weißer Pfeil: kranialisierte Fissura minor; vgl. Vorbefund in ➤ Abb. 22.4a, weißer Pfeil: Fissura minor vor der Intervention) bewirkt eine bessere Beweglichkeit des Zwerchfells.

Tipp:

Zur Erkennung der Ventile mit ihren feinen Metallstrukturen das Bild deutlich vergrößern und den Hilus akribisch studieren, vor allem in der Seitaufnahme!

Kommentar

Lungenemphysem

Das im Thoraxbild diagnostizierte Emphysem ist **klinisch** in der Regel ebenfalls zu erkennen. Vor etwaiger chirurgischer Therapie des Emphysems sollte die sehr viel sensitivere CT eingesetzt werden. Das Emphysem kommt besonders bei älteren Patienten und Rauchern vor. Hereditär bedingt sieht man es bei jungen Menschen mit Alpha-1-Antitrypsinmangel. Das Emphysem gehört zur Gruppe der **chronisch obstruktiven pulmonalen Erkrankungen** (COPD). Es lässt sich mittels CT in den panazinären, zentriazinären und den periazinären/periseptalen Typ einteilen. Als Sonderform gibt es das Narbenemphysem um schrumpfende Lungenbezirke herum.

COPD

Die COPD weist in ihren schweren Stadien eine Mortalität auf, die mit einer Krebserkrankung durchaus zu vergleichen ist. Die Ventilimplantation ist nur eine von mehreren prächirurgischen Interventionen, die die Beweglichkeit des Zwerchfells verbessern soll – unter Opferung bullösen Lungengewebes. Es gibt außerdem die Möglichkeit der Ablation des Lungenlappens mit 120 °C heißem Dampf, der Einbringung von Metallspiralen in den Bronchialbaum (der Bronchus wird faktisch verknotet) sowie der Einbringung von Konstruktionsschaum in den Bronchus. Allen Verfahren ist gemein, dass der behandelte Lappen deutlich an Volumen verliert und die Motilität des Zwerchfells wieder zunimmt.

Kommunikation

Die interventionellen Maßnahmen müssen den Patient*innen gut erklärt werden. Primär erscheint es absurd, eine kranke Lunge noch weiter zu „schädigen", in dem man sie kollabieren lässt. Die Rolle des Zwerchfells bei der Atmung und ihr Versagen bei überblähten Lungen sollte verstanden werden, um auch psychologisch eine Besserung zu unterstützen.

Zusammenfassung

Dieser Fall gibt eine Übersicht über den radiologischen Befund beim Emphysem: Tiefstand der Zwerchfelle, Fassthorax, unregelmäßige Gefäßverläufe, Wechsel zwischen gefäßarmen überblähten und komprimierten verdichteten Lungenanteilen. Häufige Komplikationen sind die pulmonale Hypertonie und die therapieinduzierte Osteoporose. Die Therapie des Emphysems erfolgt interventionell.

Was wäre, wenn ...

... die Kurzatmigkeit plötzlich aufgetreten wäre?

Bei plötzlicher Kurzatmigkeit muss immer eine Lungenembolie ausgeschlossen werden. D-Dimere bestimmen! Bildgebend erfolgt eine CT der Pulmonalgefäße, die auch noch andere relevante Ursachen erkennen kann – zum Beispiel die Aortendissektion oder die pulmonale Stauung.

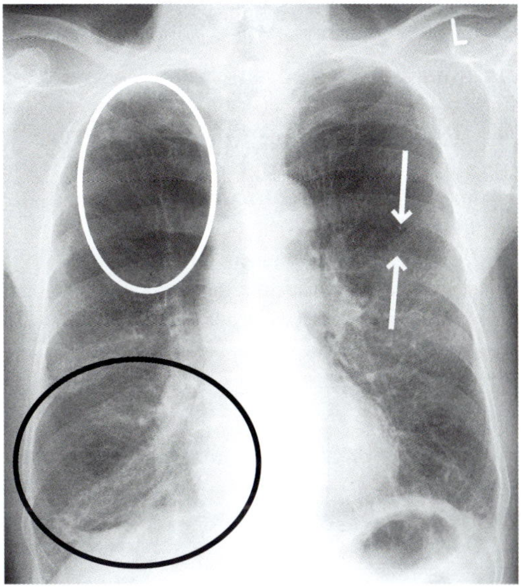

Abb. 22.3 Thoraxaufnahme des kurzatmigen Patienten. Der weiße Kreis markiert eine große Bulla und Überblähung, der schwarze Kreis einen minderenfalteten Bereich. Die Pfeile zeigen den typischen weiten Interkostalraum bei schwerem Emphysem.

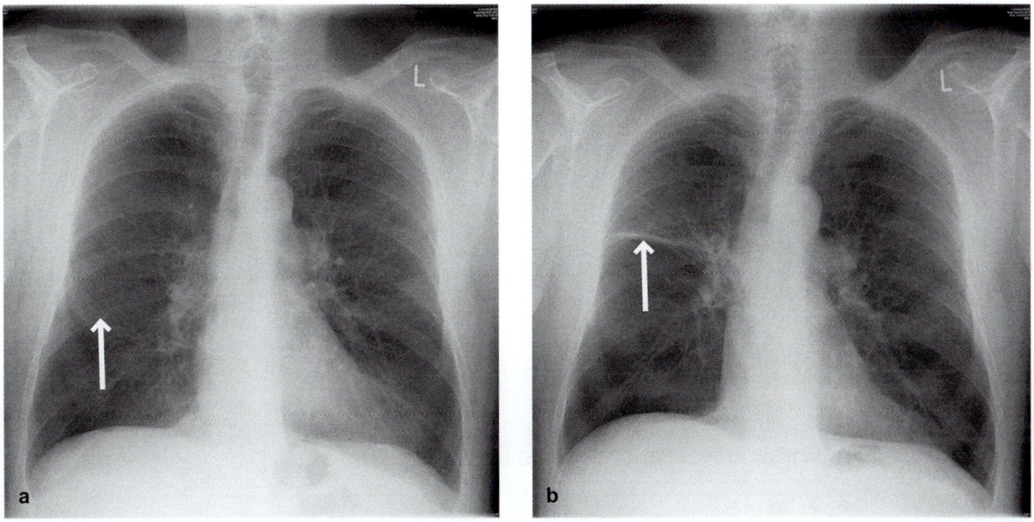

Abb. 22.4 a) Thoraxaufnahme eines weiteren COPD-Patienten. Der Pfeil markiert die Fissura minor vor Therapie.
b) Thoraxaufnahme desselben Patient nach Implantation der Ventile. Die Fissura minor (Pfeil) ist nach kranial verlagert, der OL zeigt eine strangartige Verdichtung in der Art einer Plattenatelektase.

23 Kopfschmerzen, Gangunsicherheit

Anamnese

Ein 72-jähriger Patient wird von seinem Hausarzt eingewiesen. Seit geraumer Zeit klagt er über Kopfschmerzen und Konzentrationsmangel. Seine Frau ist sehr beunruhigt. Ihr Mann sei zunehmend antriebslos, gehe nur noch langsam und unsicher. Sie lassen kurzfristig eine CT des Kopfes durchführen (➤ Abb. 23.1).

Eine Patientin mit einem ähnlichen Problem ist bereits behandelt worden. Sie weist außerdem Verkalkungen in der Hirnrinde aus anderer Ursache auf (➤ Abb. 23.2).

Ein weiterer Patient fällt dadurch auf, dass er einem zunehmend irritierten Publikum in der Wartezone schlüpfrige Witze erzählt. Das Ergebnis der CT-Untersuchung zeigt ➤ Abb. 23.3.

Merke

Beim Kopf-CT immer erst das Alter des Patienten klären. Immer erst nativ untersuchen. Wenn vorhanden, auch auf den Zahnstatus im Planungstopogramm achten.

1. **Welche Befunde erheben Sie in ➤ Abb. 23.1? Was ist Ihre Diagnose?**

2. **Was für Veränderungen erwarten Sie bei einer Atrophie?**

3. **Welche Typen und Ursachen des Hydrozephalus gibt es?**

4. **Welches Phänomen liegt in ➤ Abb. 23.2 vor?**

5. **Welche Befunde erheben Sie in ➤ Abb. 23.3? Was ist Ihre Diagnose?**

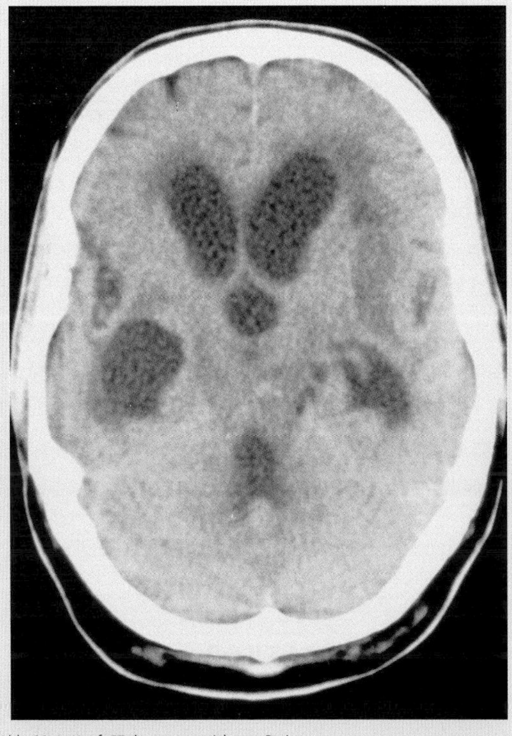

Abb. 23.1 Kopf-CT des gangunsicheren Patienten

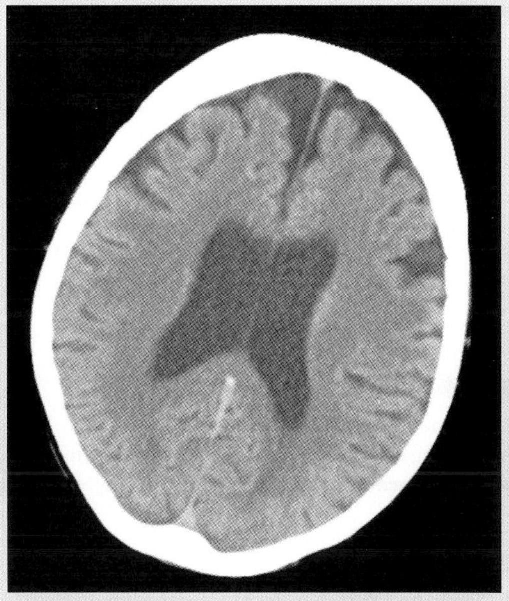

Abb. 23.3 Kopf-CT des „witzigen" Patienten

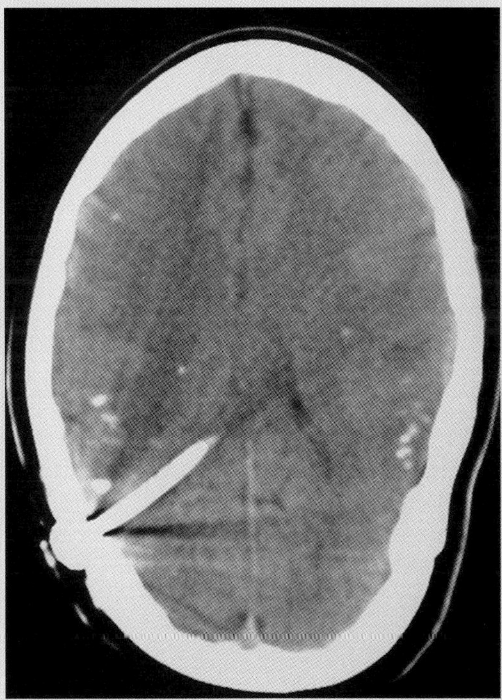

Abb. 23.2 Kopf-CT der neurochirurgisch versorgten Patientin

1. Befunde in ➤ Abb. 23.1 und Diagnose

- Erweiterte Vorder- und Temporalhörner der Seitenventrikel (➤ Abb. 23.4: Normalbefund)
- Deutlich erweiterter 3. und 4. Ventrikel
- Normale Furchung/äußere Liquorräume
- Hypodense Säume um die Vorderhörner **(Druckkappen)**
- Hypodensität in der Capsula externa links, spricht für einen alten Infarkt (➤ Abb. 23.5, Oval)

Diagnose: **Hydrocephalus communicans**

2. Veränderungen bei Atrophie

Aufweitung der inneren und äußeren Liquorräume, keine umschriebenen Druckkappen

3. Typen und Ursachen des Hydrozephalus

- **Hydrocephalus communicans** oder **aresorptivus:** nach subarachnoidaler Blutung und Verklebung oder anderweitiger Degeneration der Pia mater und Arachnoidea
- **Hydrocephalus occlusus:** bedingt durch intraventrikuläre Einblutung mit Obstruktion des Aquädukts, durch Raumforderungen im Niveau des 3. und 4. Ventrikels, im Stammhirn, in der Fossa posterior

4. Phänomen in ➤ Abb. 23.2

Überdrainage des Ventrikelsystems (➤ Abb. 23.6: Normalbefund)

5. Befunde in ➤ Abb. 23.3 und Diagnose

Frontal deutlicher Verlust des Hirnparenchyms. Diagnose: **Morbus Pick** (frontotemporale Demenz).

Kommentar

Aresorptiver Hydrozephalus

Zum aresorptiven Hydrozephalus (NPH; Normal Pressure Hydrocephalus) führt ein Missverhältnis zwischen Liquorproduktion im Plexus choroideus und Resorption in den Pacchioni-Granulationen der Arachnoidea. Eine ausgedehnte subarachnoidale Blutung, Meningitiden, Minderperfusionen oder postoperative Verklebungen können die Liquorresorption mindern. Bei 50 % ist keine Ursache eruierbar. Den NPH zu erkennen, ist deshalb so immens wichtig, weil es eine Therapie für diese Demenz gibt. Die Test-Liquorentnahme kann die Symptome verbessern, dann ist die Anlage eines Shunts erfolgversprechend. Daher gilt es, das Verhältnis zwischen den Volumen der Ventrikel und der äußeren Liquorräume besonders gut zu analysieren.

Morbus Pick

Es handelt sich um eine familiär gehäuft auftretende Demenz, die besonders die emotionale Persönlichkeit beeinträchtigt. Jähzorn, Kontaktverlust, Vergesslichkeit und Vernachlässigung der äußeren Erscheinung treten auf. Damit einher geht ein Hirnvolumenverlust im Frontal- und/oder Temporallappen.

Kommunikation

Kognitive Einschränkungen nehmen bei älteren Jahrgängen stetig zu und sind in Grenzen natürlich physiologisch. Die Führung dieser Patient*innen erfordert viel Verständnis, eine ruhige Hand und Tuchfühlung mit dem sozialen Umfeld.

Zusammenfassung

Das Hirnvolumen ist altersabhängig. Überstandene Erkrankungen und der Lebensstil beeinflussen das Volumen ebenfalls. Besteht eine Demenz, muss der behandelbare Normaldruckhydrozephalus schnell erkannt werden.

Was wäre, wenn …

… das CT normal wäre?

In einer Großstadtnotaufnahme gibt es unzählige andere Gründe für Kopfschmerzen und Gangunsicherheit. Intoxikationen aller Art, aber auch eine Dehydrierung können ursächlich sein. Finden sich hier keine überzeugenden Erklärungen, muss ein Neurokonsil her.

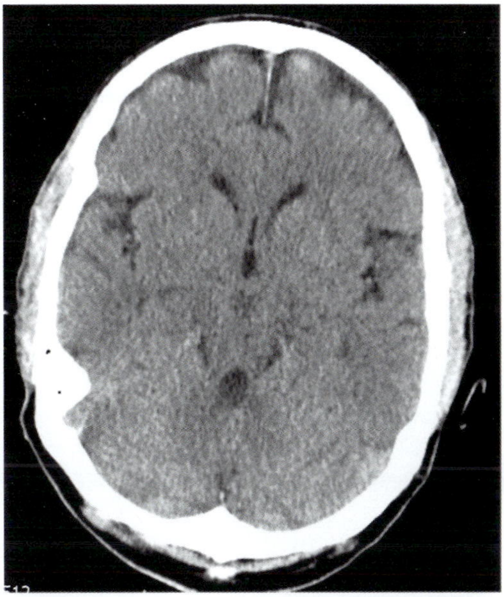

Abb. 23.4 Normalbefund eines CTs in gleicher Schnittebene wie ➤ Abb. 23.1

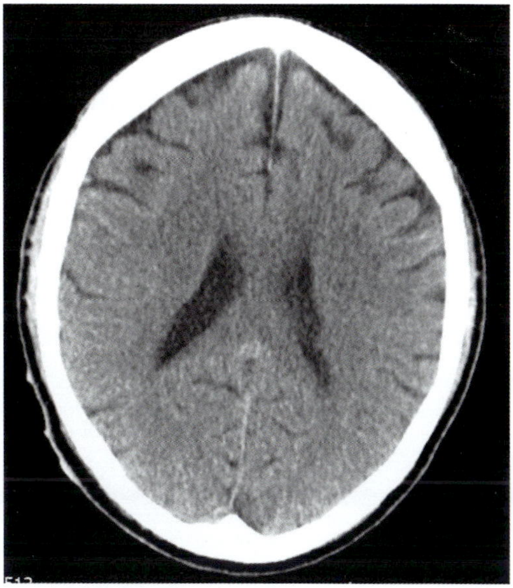

Abb. 23.6 Normalbefund eines CTs in gleicher Schnittebene wie ➤ Abb. 23.2

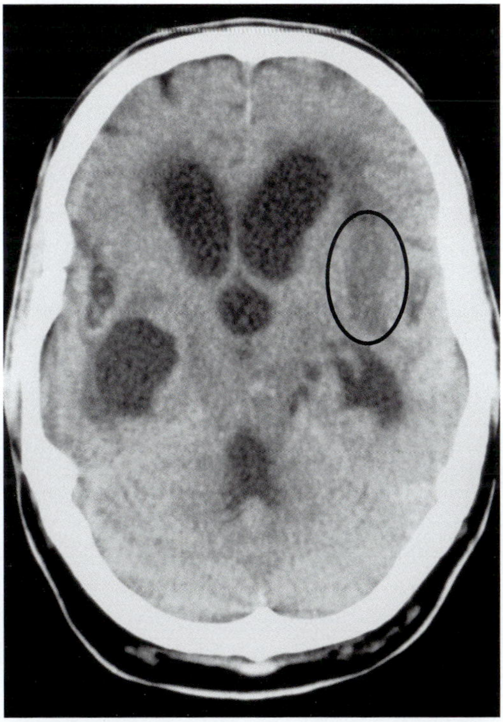

Abb. 23.5 Kopf-CT des gangunsicheren Patienten: Erkennbar sind erweiterte Vorder- und Temporalhörner der Seitenventrikel, 3. und 4. Ventrikel ebenfalls erweitert. Furchung und äußere Liquorräume sind normal. Außerdem sieht man hypodense Säume um die Vorderhörner (Druckkappen) sowie eine Hypodensität in der Capsula externa links (Oval).

24 Akute Atemnot

Anamnese

Dieser Patient kommt mit plötzlicher Atemnot und Seitenstechen in Ihre Notaufnahme (➤ Abb. 24.1). Das Bild eines anderen, kaum ansprechbaren Patienten legt man Ihnen ebenfalls vor (➤ Abb. 24.2).

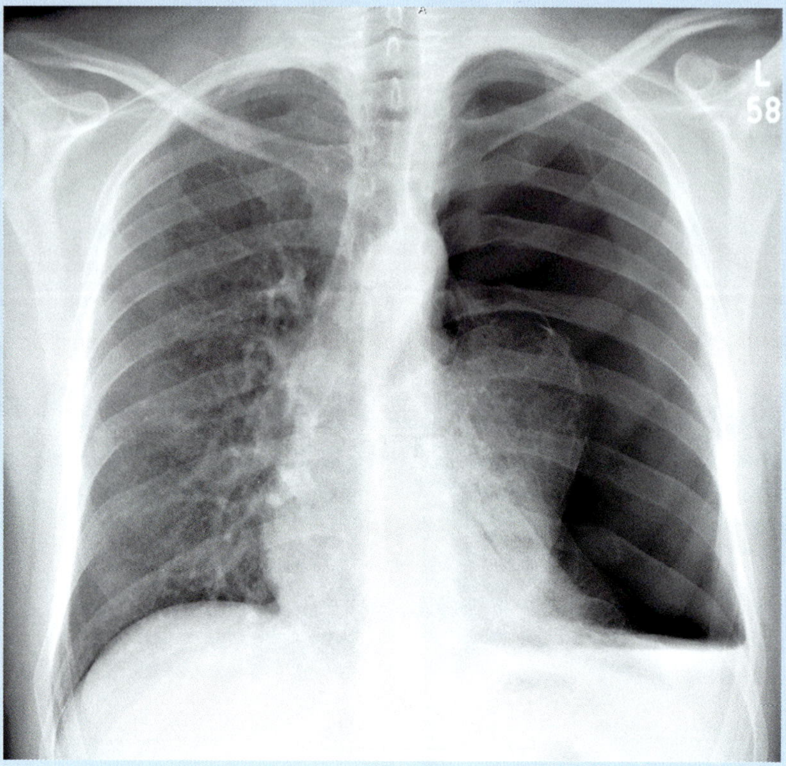

Abb. 24.1 Thoraxübersicht des Patienten mit Atemnot

1. **Welche Befunde erheben Sie in ➤ Abb. 24.1?**

2. **Welche Maßnahme muss sofort erfolgen?**

3. **Wie erkennen Sie, dass der Patient gerade steht? Tut er es?**

4. **Welchen Befund erheben Sie in ➤ Abb. 24.2?**

5. **Liegt oder steht der Patient?**

6. **Welche anderen Fehlermöglichkeiten gibt es?**

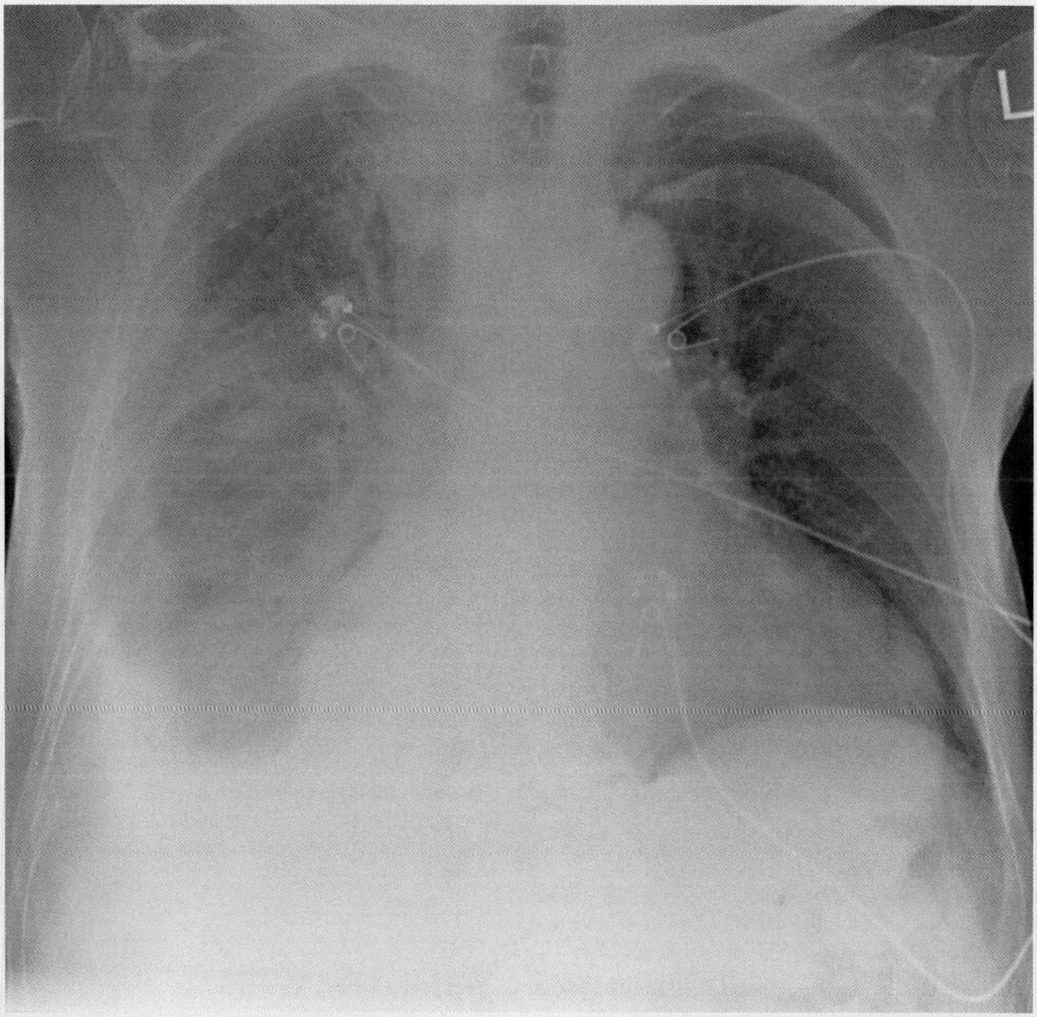

Abb. 24.2 Thoraxübersicht des kaum ansprechbaren Patienten

1. Befunde in ➤ Abb. 24.1

Massiver **Sero-Spannungspneumothorax** links (➤ Abb. 24.3a, weiße Pfeile) mit:

- breitem strukturfreiem Raum links peripher,
- Zwerchfelltiefstand,
- massiver Verlagerung des Mediastinums nach rechts (➤ Abb. 24.3a, schwarzer Pfeil an rechter Herzkontur),
- Ergussspiegel links.

2. Sofortmaßnahme

Sofortige Entlastung über eine Pleuradrainage oder großlumige Nadel (vorübergehend)

3. Steht der Patient gerade?

Sie suchen die Processus spinosi der Wirbelsäule auf und überprüfen deren Lage zu den medialen Klavikulaenden (➤ Abb. 24.3a, Markierungen). Stehen sie mittig, steht der Patient gerade. Steht der Processus spinosus relativ nach rechts verschoben, ist die rechte Schulter vorn und vice versa. Dieser Patient steht ziemlich gerade.

4. Befund in ➤ Abb. 24.2

Hautfalten (➤ Abb. 24.3b, Pfeile):

- Beidseits sind nach kranial scharf begrenzte gebogene Verdichtungen in den Oberfeldern zu sehen.
- Die Lungengefäße laufen über die Linien hinweg – es kann also keine Lungengrenze/Pleura sein.
- Die Dichte steigt von zentral her zunächst langsam an und fällt dann plötzlich ab, wie bei einer Hautfalte typisch.

5. Liegt oder steht der Patient?

- Wichtige Frage bei diesem Patienten, da Hautfalten am Thorax im Stehen seltenst vorkommen.
- Ein Flüssigkeitsspiegel in der Magenblase beweist die aufrechte Haltung des Patienten. Im Magen ist allerdings nicht immer Luft. Sieht man also keinen Spiegel (wie in ➤ Abb. 24.2), könnte der Patient trotzdem stehen oder aufrecht sitzen – etwa im Rollstuhl oder im Bett.
- Projizieren sich die Schulterblätter außerhalb der Lungenfelder, hat der Patient die Schultern nach vorne gezogen, wie man es bei der Aufnahme im Stehen macht. Projizieren sich die Scapulae ins Lungenfeld, liegt der Patient oder bei der Aufnahme ist etwas schiefgegangen.
- Dieser Patient liegt.

6. Fehlermöglichkeiten

Katheter aller Art, Rippenkonturen und Tuchfalten können Pneus imitieren. Eine Wiederholungsaufnahme in Exspiration und/oder halbsitzend kann in Zweifelsfällen Gewissheit bringen.

Kommunikation

Ein Spannungspneumothorax ist **ein lebensbedrohlicher Notfall.** Die Kommunikation im ärztlichen Team muss sofort erfolgen und die Therapie umgehend eingeleitet werden.

Die Fehldiagnose eines Mantelpneus aufgrund einer Hautfalte hängt einem im ärztlichen Kollektiv ziemlich lange nach und birgt Risiken durch die unnötige Draineinlage. Deshalb sollte man sich der Problematik bei Liegendaufnahmen bewusst sein und nicht vor der Beratung mit Erfahreneren zurückschrecken.

Zusammenfassung

Baut sich positiver Druck im Pleuraraum auf, kommt es zum **Spannungspneumothorax.** Die akute Verschiebung des Mediastinums drosselt den venösen Rückstrom und kann tödlich sein. Auch ein kleiner Pneu kann sich zum Spannungspneumothorax entwickeln – daher sind die klinische Überwachung und Kontrolluntersuchungen wesentlich.

Was wäre, wenn …

… die Hautfalte sehr weit peripher läge?

Im peripheren Zentimeter der Lunge bildet die Thoraxaufnahme keine Gefäße mehr ab – sie sind zu fein. Liegt genau dort eine Hautfalte, haben wir ein Problem (➤ Abb. 24.4). Eine Wiederholung im Liegen mit besonders vorsichtiger Positionierung der Detektorkassette, eine Aufnahme im Stehen oder Sitzen kann helfen.

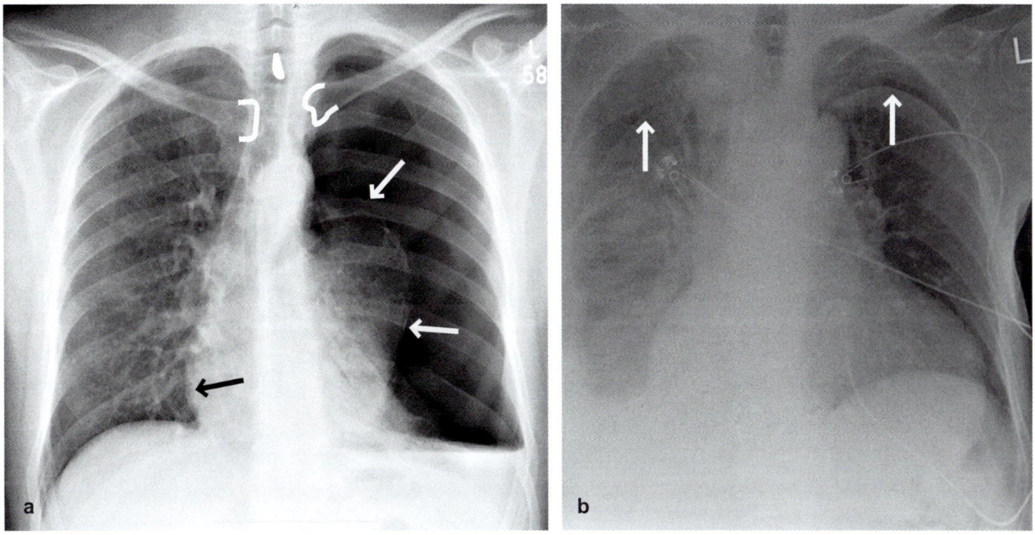

Abb. 24.3 a) Voll entwickelter, akut interventionspflichtiger Spannungspneumothorax links (weiße Pfeile) mit begleitendem Erguss – siehe basaler Spiegel. Die Lunge ist komprimiert (weiße Pfeile). Das Mediastinum ist nach kontralateral verlagert – erkennbar an der nach rechts verschobenen Herzkontur (schwarzer Pfeil). Die Markierungen der medialen Klavikeln und eines Processus spinosus bestätigen die gerade Lage des Patienten – der Processus ist mittig.
b) Aufnahme des Thorax mit Hautfalten (Pfeile) –Gefäße überschreiten eindeutig die verdächtige Linie.

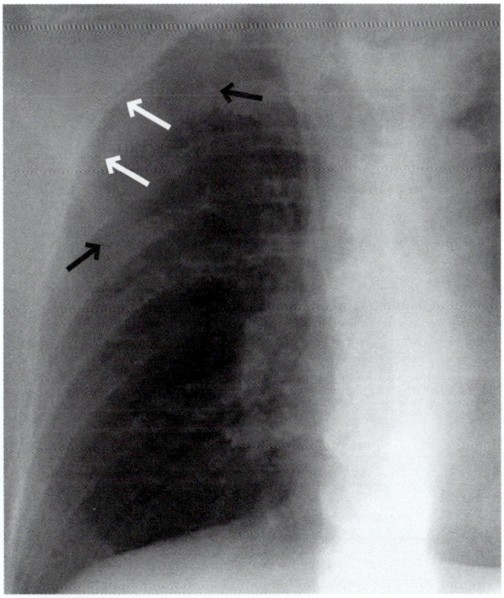

Abb. 24.4 Hautfalte in direkter Nachbarschaft der Pleuragrenze (weiße Pfeile): Die Verfolgung der Gefäße kann nicht helfen, weil sie hier nicht mehr abgebildet werden können. Die Fissura minor kann regelhaft bis in die Peripherie abgegrenzt werden, liegt in diesem Fall aber zu weit kaudal. Der Patient liegt – die Skapula liegt mitten über der Lunge (schwarze Pfeile).

25 Unwohlsein und Gewichtsverlust

Anamnese

Ein 67-jähriger Patient ist von seiner Hausärztin wegen ausgeprägten Verfalls, Unwohlseins und schleichenden Gewichtsverlustes auf Ihre Station eingewiesen worden. Die Ehefrau hat in einer Plastiktüte einige Röntgenbilder mitgebracht (➤ Abb. 25.1, ➤ Abb. 25.2, ➤ Abb. 25.3). Nach einem Befund suchen Sie vergebens an diesem Nachmittag. Drei weitere Patienten müssen noch aufgenommen werden. Sie müssen rasch zu einem Urteil kommen.

Merke

Die Kontrastmitteldynamik eines Herdes ist sehr aufschlussreich. In der nativen Untersuchung erkennt man Verkalkungen, Einblutungen und Verfettungen. Wesentlicher ist die arterielle Kontrastmittel- (KM-) Anflutung : Hepatozelluläre Karzinome sind stark arterialisiert und zu diesem frühen Zeitpunkt (ca. 20 s nach KM-Beginn) besonders gut zu sehen. Metastasen heben sich vom Hintergrund der KM-Anflutung im portalvenös versorgten Leberparenchym (nach 60–70 s) besonders gut ab. Die häufig auftretenden Hämangiome bedürfen einer längeren Zeit, um sich gänzlich mit KM angereichertem Blut von außen nach innen vollzusaugen – bei dieser Fragestellung erfolgt gelegentlich die letzte Untersuchung erst 15–20 Minuten nach KM-Anflutung.

1. **Was für eine Aufnahme ist die ➤ Abb. 25.1?**

2. **Welche Befunde erheben Sie?**

3. **Was für eine Aufnahme ist die ➤ Abb. 25.2?**

4. **Was für eine Aufnahme ist die ➤ Abb. 25.3?**

5. **Warum sind die Herde in ➤ Abb. 25.3 am besten abgrenzbar?**

6. **Welche Differenzialdiagnosen müssen Sie bedenken? Welche Diagnose ist die wahrscheinlichste?**

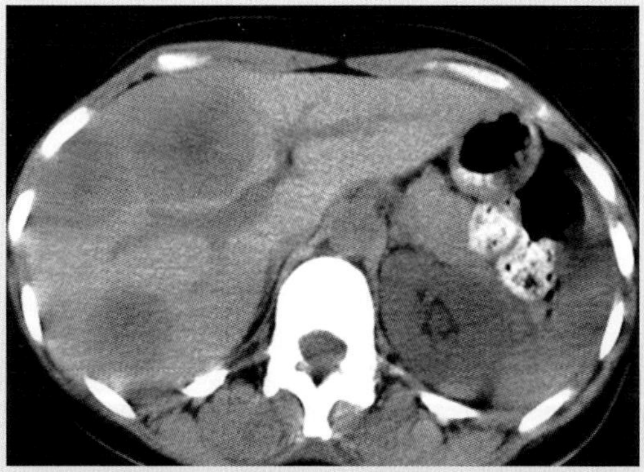

Abb. 25.1 Patient mit Gewichtsverlust, Aufnahme 1

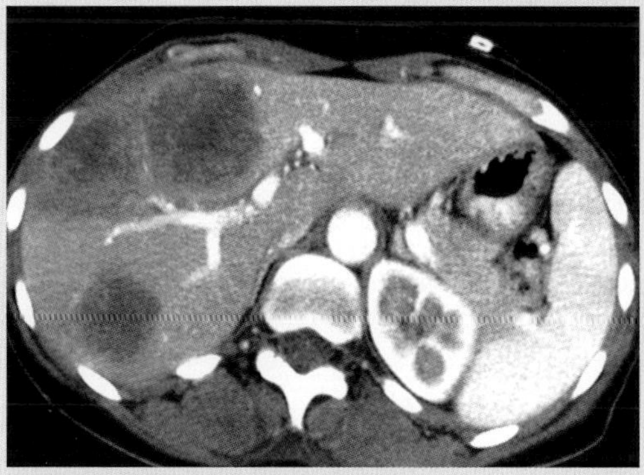

Abb. 25.2 Patient mit Gewichtsverlust, Aufnahme 2

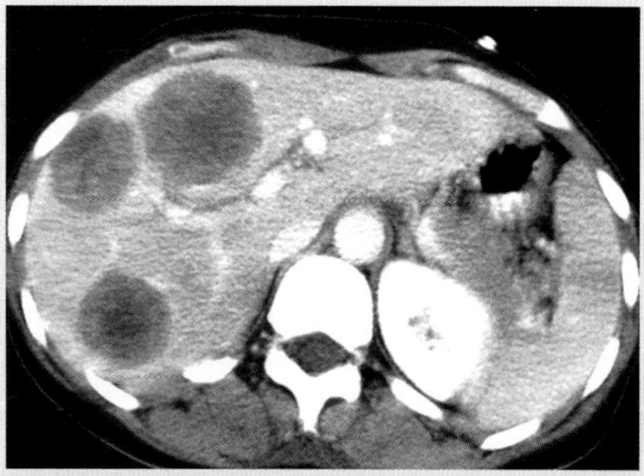

Abb. 25.3 Patient mit Gewichtsverlust, Aufnahme 3

1. Aufnahmeart ➤ Abb. 25.1

CT-Schnitt durch den Oberbauch ohne intravaskuläres Kontrastmittel, jedoch mit oralem Kontrastmittel

2. Befunde

- Drei hypodense Herde im rechten Leberlappen
- Auffällige Ringstruktur oder auch **„bull's eye"** (Stierauge, Kreis in ➤ Abb. 25.4)

3. Aufnahmeart ➤ Abb. 25.2

Arterielle Phase: Aorta weiß, Nierenrinde und -mark gut voneinander abgrenzbar (➤ Abb. 25.5, Kreis), dabei vereinzelte Tumorgefäße in der Peripherie der Läsionen sichtbar

4. Aufnahmeart ➤ Abb. 25.3

Portalvenöse Phase: Aorta blasser, Nierenrinde und -mark nicht mehr voneinander abgrenzbar (➤ Abb. 25.6, Kreis), Leberparenchym maximal angefärbt, Vena cava kontrastgefüllt, maximaler Kontrast zwischen Läsionen und Parenchym

5. Warum sind die Herde in ➤ Abb. 25.3 am besten abgrenzbar?

- Leberparenchym vor allem über Portalkreislauf versorgt
- Metastasen vor allem arteriell versorgt
- Kontrast daher in portalvenöser Phase am ausgeprägtesten

6. Differenzialdiagnosen und wahrscheinlichste Diagnose

- DD: Zysten, Hämangiome, Metastasen, bakterielle oder Pilzabszesse, Parasitose
- Wahrscheinlichste Diagnose: **Metastasen,** am ehesten durch kolorektales Karzinom

Kommentar

Von den multiplen Läsionen sind die harmlosen **Leberzysten** die häufigsten. Zu erkennen sind sie am glatten Rand ohne KM-Aufnahme und den flüssigkeitsäquivalenten Dichtewerten, die auch nach KM-Gabe nicht zunehmen. In der arteriellen KM-Phase füllen sich die peripheren Gefäße eines **Hämangioms** derart auf, dass der Herd an eine Baumwollfrucht erinnert – das sog. **„cotton wooling".** Die Hämangiome füllen sich von der Peripherie her langsam auf und können in späten Phasen mit dem Leberparenchym verschmelzen. **Metastasen** kolorektaler Tumore weisen häufig Verkalkungen auf. Die eher arteriell versorgten Metastasen leuchten in der arteriellen Phase oft richtig auf. In der portalvenösen KM-Phase fällt die Dichte relativ zum Leberparenchym ab, da dieses selbst eher portalvenös versorgt wird. Um dabei nichts zu übersehen, werden spezielle CT-Untersuchungen zum Metastasenausschluss heutzutage arteriell und portalvenös durchgeführt.

Kommunikation

Ist ein verständiger Lebenspartner dabei, kann und sollte man dies in der Befundbesprechung berücksichtigen. Die Bewältigung der – wahrscheinlich bereits geahnten schwerwiegenden Diagnose – gelingt im kleinen sozialen Umfeld am besten.

Zusammenfassung

Zur Diagnostik fokaler Leberveränderungen bleibt die CT die schnellste, am besten verfügbare und aussagefähigste Methode. Die Darstellung definierter Durchblutungsphasen ist von großer Bedeutung.

Was wäre, wenn …

… der Patient doch Hämangiome hätte?

Leberhämangiome sind Gefäßschwämme, die sich nach KM-Gabe durch ein langsames Auffüllen vom Rand zum Zentrum (➤ Abb. 25.7a–c) hin kennzeichnen. Auf ganz späten Aufnahmen können sie dann komplett isodens zum Leberparenchym werden.

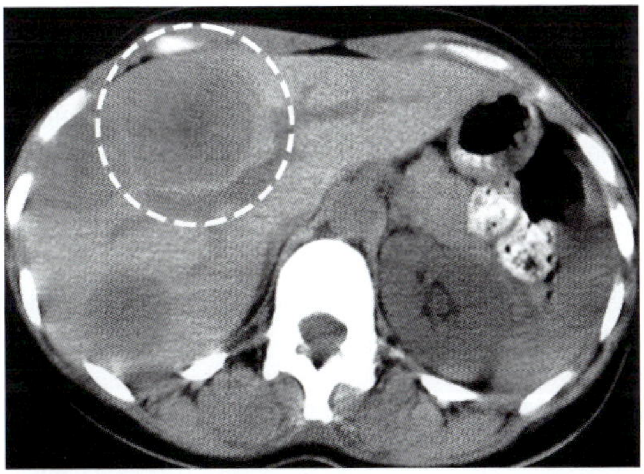

Abb. 25.4 CT-Schnitt durch den Oberbauch mit oralem Kontrastmittel. Exemplarischer Herd der Leber (gestrichelter Kreis).

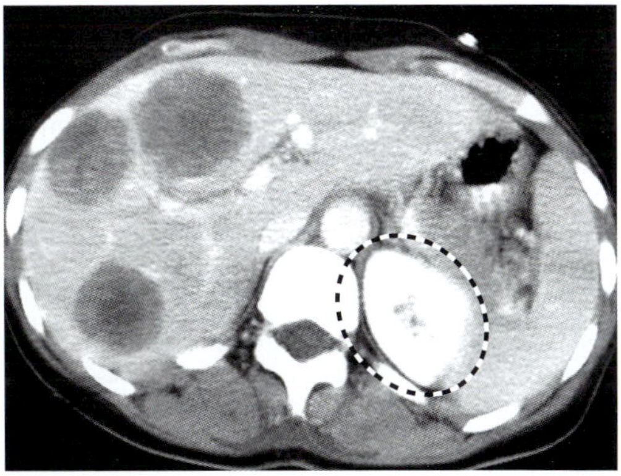

Abb. 25.6 Portalvenöse Phase

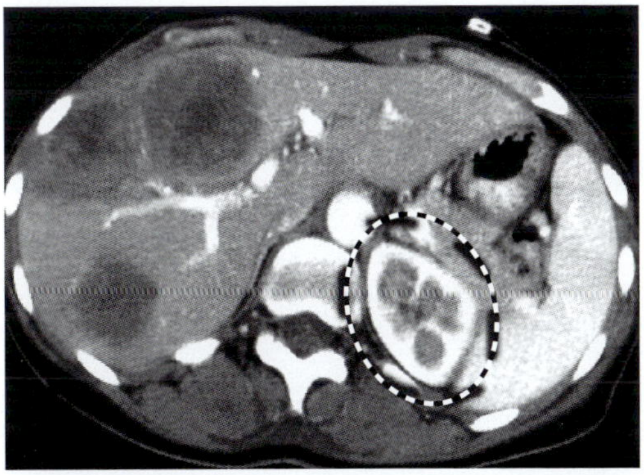

Abb. 25.5 Arterielle Phase

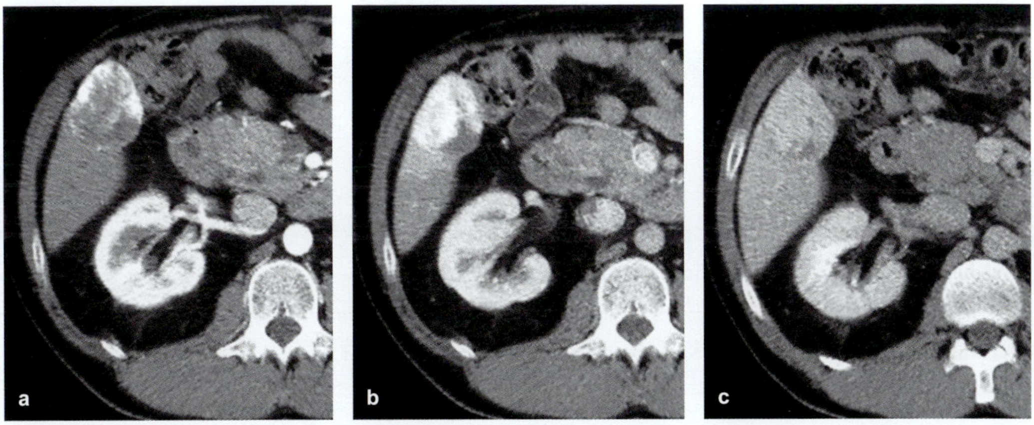

Abb. 25.7 a) Starke KM-Anfärbung peripherer Gefäße der Läsion am unteren Leberrand in arterieller Phase – beachten Sie Aorta und Niere.
b) Zunehmende Auffüllung der Läsion in der venösen Phase – beachten Sie Vena cava und Niere.
c) Zunehmende Isointensität der Läsion zur normalen Leber in spätvenöser Phase – Vena cava und Aorta von gleicher Dichte

26 Schmerzen an der Ferse

Anamnese

Seit etwa zwei Monaten leidet dieser junge Mann unter Schmerzen an der Ferse beidseits, die er zunächst auf eine falsche Sportschuhwahl schob. Die körperliche Untersuchung des Fußes ergibt keinen eindeutigen Befund. Sie lassen Röntgenaufnahmen der Rückfüße anfertigen, die rechts und links ein identisches Bild ergeben (➤ Abb. 26.1).
Auf Ihr Nachfragen berichtet der Patient, er nehme seit einem Vierteljahr an einem Training für einen Crosscountry-Lauf teil. Nein, er sei nie aus großer Höhe gesprungen.

Merke

In der orthopädischen Diagnostik ist die konventionelle Aufnahme immer ein guter Beginn. Häufig ist aufwendigere Diagnostik in Verbindung mit dem klinischen Bild nicht mehr vonnöten. In der Diagnostik besonders komplexer, dreidimensionaler Frakturen ist das CT ungeschlagen. Tritt der Weichteil- oder Spongiosaschaden in den Vordergrund, ist das MRT die Diagnostik der Wahl. Fettsättigende Sequenzen werden gerne eingesetzt, wenn die Pathologie in fettreichem Gewebe liegt – zum Beispiel im Knochenmark.

1. **Welchen Befund erheben Sie in ➤ Abb. 26.1?**

2. **Welche nahe liegende Diagnose können Sie ausschließen?**

3. **Was für eine Untersuchung sehen Sie in ➤ Abb. 26.2 und ➤ Abb. 26.3?**

4. **Welche zusätzlichen Befunde erheben Sie?**

5. **Was ist Ihre Diagnose?**

6. **An welchen typischen Stellen tritt sie sonst noch auf?**

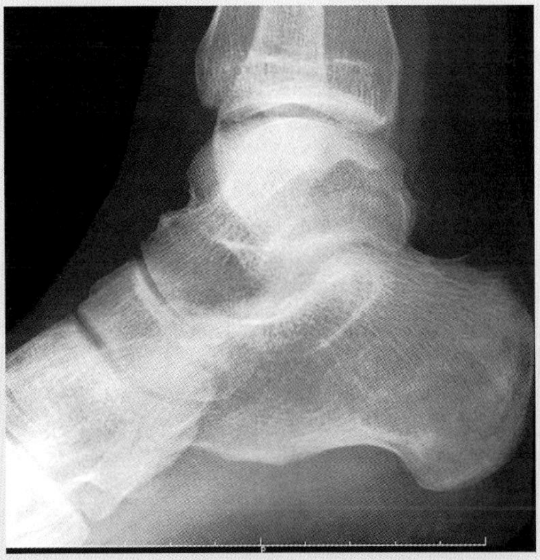

Abb. 26.1 Der Fuß des Sportlers, Aufnahme 1

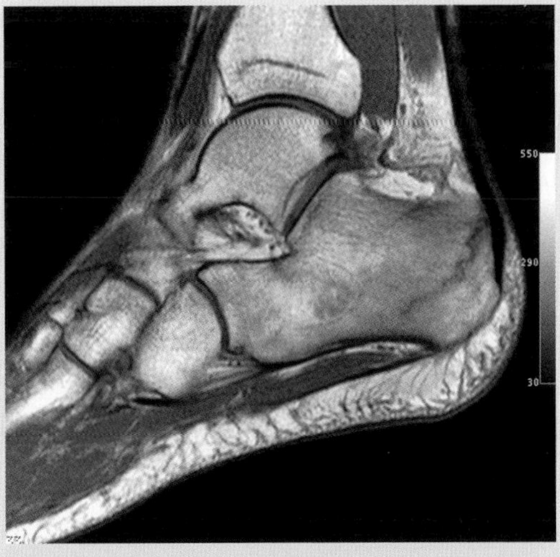

Abb. 26.2 Der Fuß des Sportlers, zusätzliche Untersuchung

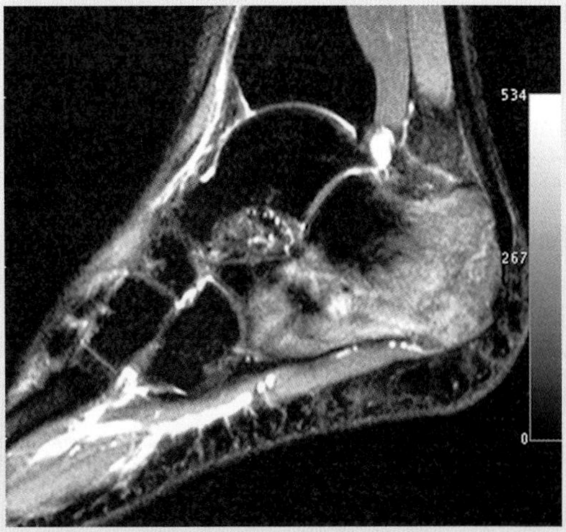

Abb. 26.3 Der Fuß des Sportlers, zusätzliche Untersuchung

1. Befund in ➤ Abb. 26.1

Flaue, flächige Verdichtung des Calcaneus, dorsal betont (➤ Abb. 26.4a; vgl. normale Knochenstruktur ➤ Abb. 26.4b)

2. Welche Diagnose können Sie ausschließen?

Keine Fersensporne, weder kranial noch kaudal

3. Untersuchungen ➤ Abb. 26.2 und ➤ Abb. 26.3

- ➤ Abb. 26.2: sagittale T1-gewichtete MRT, niedriges Signal der Gelenkflüssigkeit
- ➤ Abb. 26.3: sagittale T2-gewichtete MRT mit Fettsättigung, hohes Signal der Gelenkflüssigkeit, kein Fettsignal

4. Zusätzliche Befunde

- In ➤ Abb. 26.2: Frakturlinie im Tuber calcanei (➤ Abb. 26.5a, schwarze Pfeile)
- In ➤ Abb. 26.3: Ödematöse Kontusionszone im Tuber und Processus anterior calcanei (➤ Abb. 26.5b, weiße Pfeile)

5. Diagnose

Stressfraktur des Calcaneus aufgrund einer Überlastung durch Crosscountry-Training

6. Weitere typische Stellen

- Metatarsalia (besonders MT 2–4), sog. „Marschfraktur"
- Tibia

Kommunikation

Nicht jede*r meint das Gleiche, wenn man nach sportlichen Aktivitäten fragt. Die eine fährt jeden Tag 20 Kilometer mit dem Fahrrad zum Dienst und verneint jeglichen Sport. Der andere läuft jeden Abend 10 Kilometer und hält das für normal. Auf den eigenen Körper zu hören, gilt vielfach als unschick. Die psychologische Seite einer physischen Überlastung sollte man jedenfalls nicht ignorieren.

Zusammenfassung

Knochenkontusionen und Stressfrakturen sieht man ausgezeichnet in T2-gewichteten MRT-Aufnahmen mit Fettsättigung. Weichteilbeteiligungen bei Trauma sind ebenfalls die Domäne der MRT.

Nicht vergessen sollte man die therapeutische Konsequenz: Wenn die Vorgehensweise nach den Röntgenaufnahmen klar ist, ist jede weitere Diagnostik Luxus.

Was wäre, wenn ...

... keine körperliche Belastung vorläge?

Sklerosierungen im Knochen können neben reparativen Vorgängen auch durch Infekte und Neoplasien verursacht sein. Bildgebend würde ein MRT mit Kontrastmittelgabe weiterhelfen. Eine Knochenszintigrafie könnte zudem klären, ob es sich um eine singuläre Läsion oder mehrere Herde handelt – etwa um typische osteoplastischen Metastasen eines Prostata- oder Mammakarzinoms.

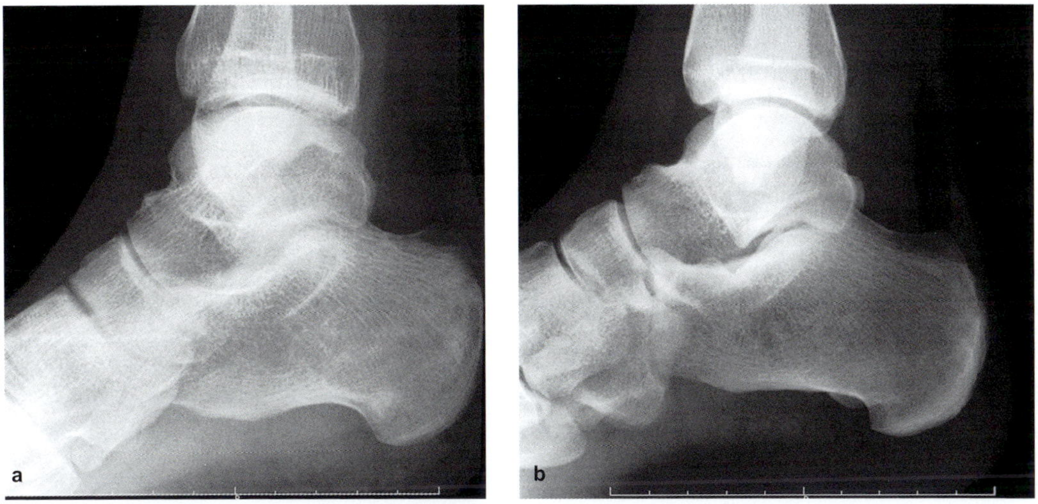

Abb. 26.4 a) Flaue, flächige Verdichtung des Calcaneus, dorsal betont
b) Normale Knochenstruktur

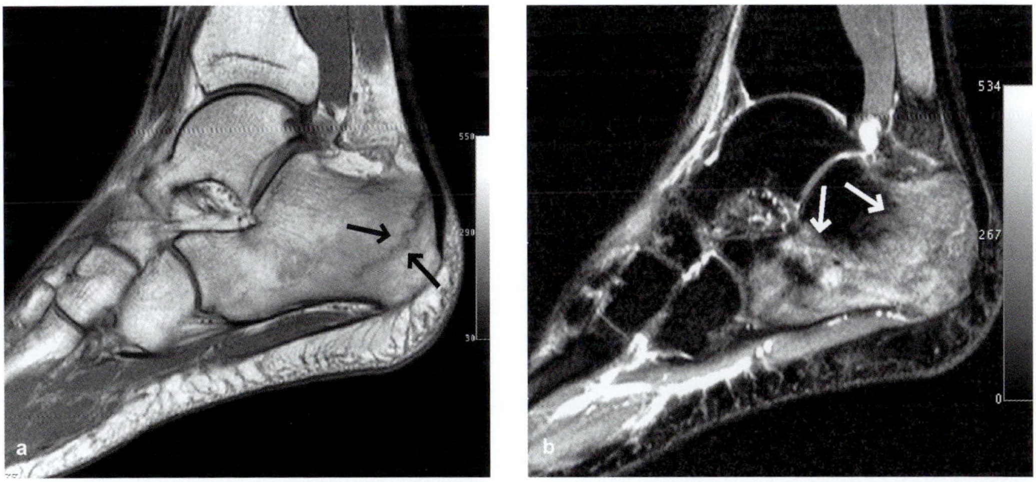

Abb. 26.5 a) Sagittale T1-gewichtete MRT: Frakturlinie im Tuber calcanei (schwarze Pfeile)
b) Sagittale T2-gewichtete MRT mit Fettsättigung: Ödematöse Kontusionszone im Tuber und Processus anterior calcanei (weiße Pfeile)

27 Notfall-CT des Kopfes

Anamnese

Sie werden als junge Radiologin um 4:00 Uhr morgens zu einer CT gerufen. Der Patient ist bewusstlos auf einer Parkbank in den städtischen Grünanlagen gefunden worden. Die Stadtautobahn war 100 Meter entfernt. Sie veranlassen eine native CT des Kopfes (➤ Abb. 27.1 und ➤ Abb. 27.2).

Merke

Das erste Kopf-CT wird immer nativ, also ohne Kontrastmittel angefertigt. Nur zur Beurteilung des Verlaufs von Hirnmetastasen könnte man von diesem Grundsatz abweichen. Das heißt aber auch, dass ein Kopf-CT in der Akutbehandlung immer als erstes CT durchgeführt werden muss.

1. Warum veranlassen Sie eine native CT und nicht gleich eine Kontrastmittel-CT?

2. Welche Befunde erheben Sie in ➤ Abb. 27.1?

3. Welche Befunde erheben Sie in ➤ Abb. 27.2?

4. Welche Maßnahme muss sofort erfolgen?

5. Welche weiteren Komplikationen sind zu befürchten?

6. Was sind wichtige Regeln der Schädel-Hirn-Trauma-Versorgung?

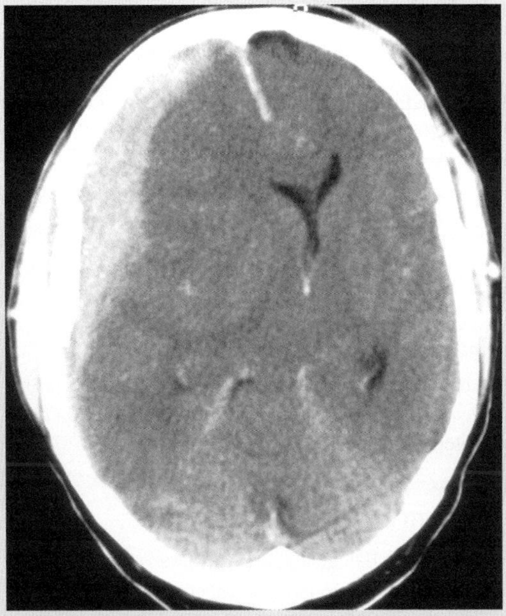

Abb. 27.1 CT-Schnitt 1

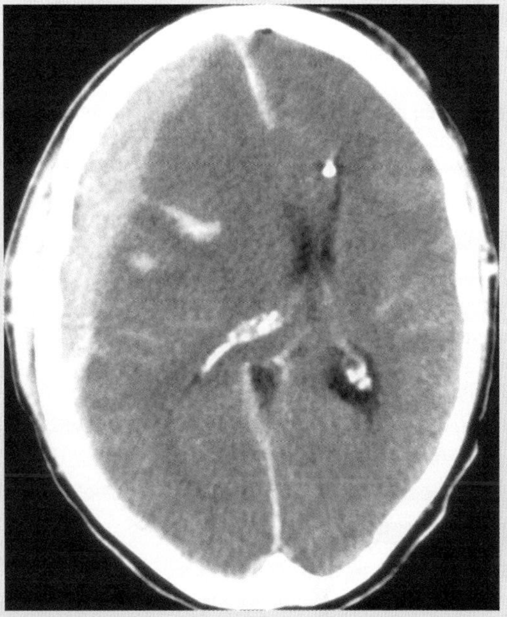

Abb. 27.2 CT-Schnitt 2

1. Vorteile CT nativ

Geronnenes Blut in Hämatomen wäre von Kontrastmittel in Gefäßen und anreichernden Strukturen nicht zu unterscheiden. Eine Kopf-CT wird immer nativ begonnen, weil diese Methode Blutungen am zuverlässigsten anzeigt.

2. Befunde in ➤ Abb. 27.1

- Breites subdurales Hämatom rechts (➤ Abb. 27.3, Pfeile)
- Galeahämatom rechts
- Ödem besonders der rechten Hemisphäre
- Verlagerung der Mittellinie nach links um über 2 cm (➤ Abb. 27.3, gestrichelte Linie)

3. Befunde in ➤ Abb. 27.2

- Zusätzliche subarachnoidale Blutung (➤ Abb. 27.4, schwarzer Pfeil)
- Zusätzliche Kontusionsblutung (➤ Abb. 27.4, weißer Pfeil)
- Kompression des rechten Seitenventrikels (➤ Abb. 27.4, Kreis)
- Drainage im linken Vorderhorn

4. Sofortmaßnahme

Neurochirurgisches Konsil.

Eine sofortige Entlastung des subduralen Hämatoms ist zwingend erforderlich. Die ausgeprägte Mittellinienverlagerung steht allerdings für eine sehr schlechte Prognose.

5. Weitere Komplikationen

- Einklemmung durch Zunahme des Ödems
- Isolation eines Ventrikels mit Abflussbehinderung
- Zunahme der Blutung
- Infarzierung der rechten Hemisphäre besonders im Anterior- und Media-Stromgebiet durch Gefäßkompression, auch nach Entlastung

6. Wichtige Regeln der Schädel-Hirn-Trauma-Versorgung

- Bei jeder Kopfverletzung 24 Stunden Überwachung durch verantwortungsvolle Erwachsene!
- Bei jeder neurologischen Symptomatik, Kopfwunde, Wiedervorstellung, fehlenden Untersuchbarkeit Kopf-CT!
- Bei penetrierenden Wunden, fokaler oder zunehmender Neurologie, Anfällen, Schädelfrakturen, Liquor aus Nase oder Ohr, Koma, instabilem Kreislauf und unklarer Diagnose sofortiges Kopf-CT und neurochirurgisches Konsil!

Kommunikation

„Time is brain" gilt auch bei Blutungen im Schädel, denn es werden weitere Prozesse angestoßen, die den Hirndruck zusätzlich erhöhen. Der engste Kontakt muss mit den Neurochirurgen gehalten werden. Die enorme Bedeutung des Monitorings muss allen Beteiligten klar sein.

Zusammenfassung

Das subdurale Hämatom (SDH) entwickelt sich beim Einriss der Brückenvenen. Es hat eine sichelförmige Konfiguration entlang der Hirnkonvexität und kann sich auch entlang der Falx cerebri ausdehnen. Oft geht es mit Hirnkontusionen einher. Bei kindlichen Schädel-Hirn-Traumen sollte beim geringsten Verdacht gezielt mittels speziellem MRT nach Spuren chronischer Kindesmisshandlung gefahndet werden.

Die Röntgenaufnahme des Schädels hat in der Diagnostik des Schädel-Hirn-Traumas nichts verloren! Relevante Schädelfrakturen und intrakranielle Verletzungen sind nur mittels CT eindeutig zu diagnostizieren.

Was wäre, wenn ...

... ein Schädel-Hirn-Trauma berichtet würde, aber keine Neurologie und keine äußere Verletzung vorläge?

Ist ein Schädel-Hirn-Trauma anzunehmen, muss grundsätzlich ein 24-Stunden-Monitoring erfolgen. Dies kann durch jeden speziell aufgeklärten und verantwortungsbewussten Erwachsenen erfolgen. Das bedeutet: Alleinstehende und Obdachlose müssen regelhaft stationär aufgenommen werden. Sollten sie das ablehnen oder gegen ärztlichen Willen Ihren Verantwortungsbereich verlassen, muss das gut dokumentiert werden. Das Monitoring erfolgt durch regelmäßiges Wecken und Bewusstseinsüberprüfungen. Bei Problemen muss eine schnelle Wiederaufnahme möglich sein.

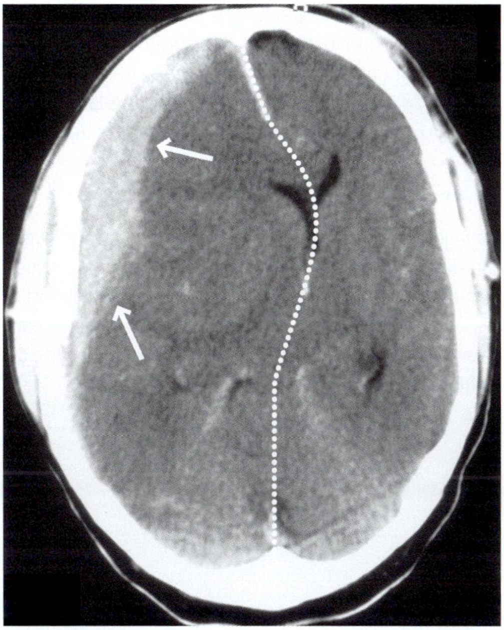

Abb. 27.3 Die markierte CT-Schicht zeigt das subdurale Hämatom (Pfeile) und die Verlagerung der Mittellinie (gestrichelte Linie).

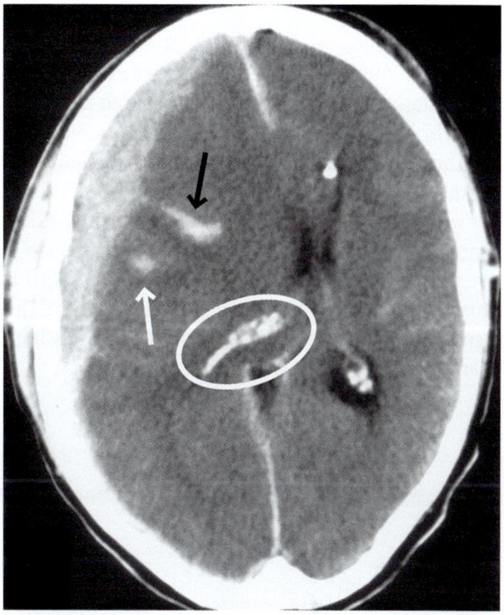

Abb. 27.4 Bei Trauma können mehrere Blutungstypen nebeneinander auftreten. Hier erkennt man ein subdurales Hämatom, eine Subarachnoidalblutung (schwarzer Pfeil) sowie eine Kontusionsblutung (weißer Pfeil). Das weiße Oval markiert den im Rahmen der Mittellinienverlagerung dislozierten verkalkten Plexus choroideus im Hinterhorn.

28 Liegendthorax

Anamnese

Ihr Kollege kommt mit drei Bildern zu Ihnen auf die Nachbarstation. „Ich weiß mir nicht mehr zu helfen! Um 18:00 Uhr hatte der Herr Müller eindeutig einen Befund (➤ Abb. 28.1), um 21:00 Uhr hatten wir uns über die Rückbildung gefreut (➤ Abb. 28.2) und um 23:00 Uhr ist er wieder da (➤ Abb. 28.3)! Ich hatte sogar eine Büroklammer zur Markierung der Seite auf den Patienten geklebt. Dann weigerte sich der MTRA erstmal, die Aufnahme zu machen! Kannst Du mir erklären, was in aller Welt hier vorgeht?" Sie analysieren die Aufnahmen gründlich und erklären dem Kollegen das Problem.

Nach dieser Erfahrung schauen Sie sich einen anderen Patienten noch kritischer an. Nach der Erstversorgung ist eine Thoraxaufnahme im Liegen angefertigt worden (➤ Abb. 28.4). Der schriftliche Kurzbefund lautet: „Normaler Thorax im Liegen". Sie schauen genauer hin.

Merke

Als junge Kollegin bzw. junger Kollege sollte man Hinweise und Hilfestellungen von erfahrenem Personal ernst nehmen. Man hat dann noch den „Welpenbonus". Auch später ist es besser, sich als Teamspieler zu verstehen – allerdings ohne Verantwortung von sich zu schieben. In diesem Fall hatte der MTRA gewarnt.

1. Welchen Hauptbefund erheben Sie in ➤ Abb. 28.1 und ➤ Abb. 28.3?

2. Wie erklärt sich die Abwesenheit des Befunds in ➤ Abb. 28.2?

3. Welche Befunde wollen Sie nach einer Erstversorgung im Reanimationsraum auf dem Thoraxbild ausschließen bzw. erkennen?

4. Welchen Befund erheben Sie in ➤ Abb. 28.4? Auf welche Komplikation weist er hin?

5. Welche weiteren Zeichen würden die Komplikation bestätigen?

6. Wie könnte sie zustande gekommen sein?

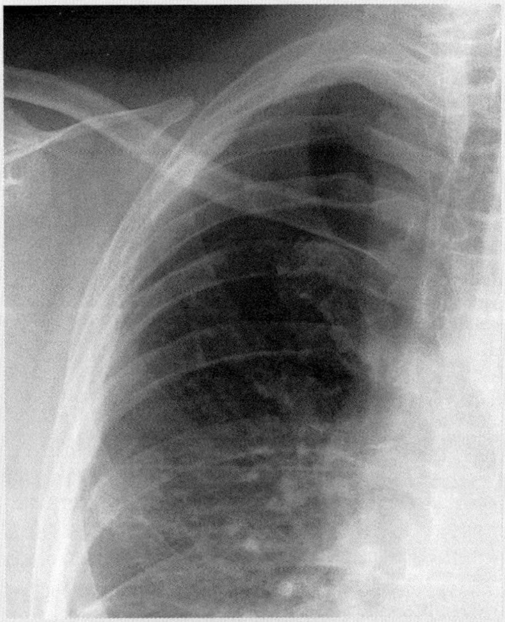

Abb. 28.1 Ausschnitt der Thoraxaufnahme von Herrn Müller um 18:00 Uhr

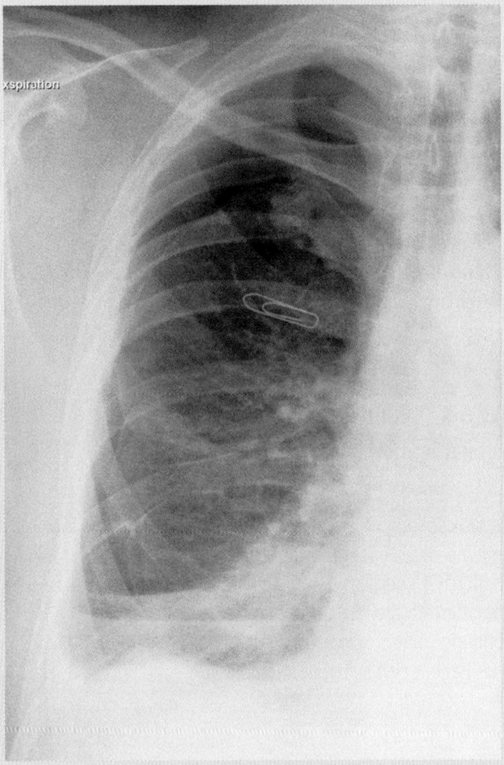

Abb. 28.2 Ausschnitt der Thoraxaufnahme von Herrn Müller um 21:00 Uhr. Büroklammer des Kollegen über der rechten Lunge

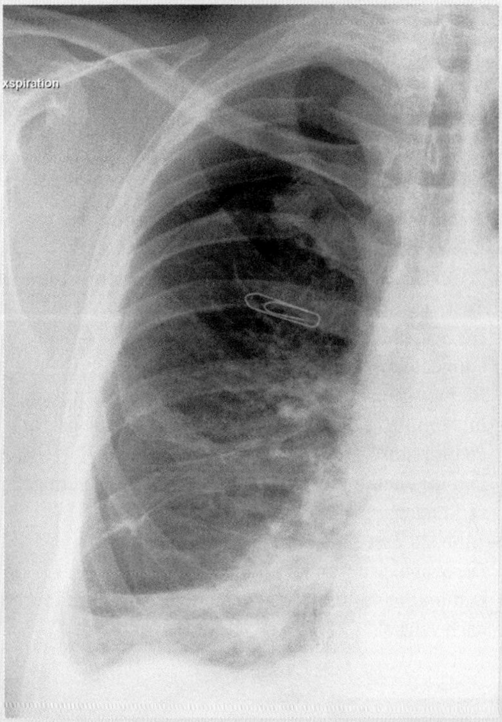

Abb. 28.3 Ausschnitt der Thoraxaufnahme von Herrn Müller um 23:00 Uhr. Büroklammer des Kollegen über der rechten Lunge.

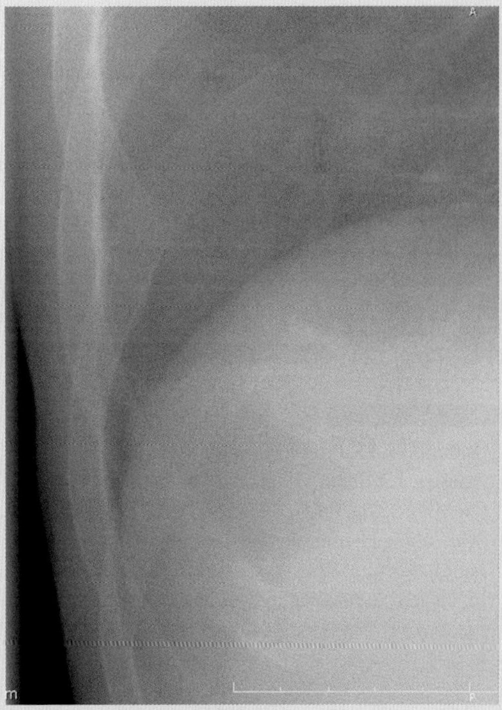

Abb. 28.4 Ein Ausschnitt aus der Bettaufnahme des nächsten Patienten

1. Hauptbefund in ➤ Abb. 28.1 und ➤ Abb. 28.3?
In beiden Aufnahmen erkennt man einen Spitzenpneu rechts von etwa 4 cm Ausdehnung apikal.

2. Erklärung für Abwesenheit des Befundes in ➤ Abb. 28.2
➤ Abb. 28.1 und ➤ Abb. 28.3 sind **Aufnahmen im Stehen:**
- Die Scapulae sind seitlich herausgeklappt aus dem Lungenfeld.
- Hier ausgeblendet ist ein Spiegel in der Magenblase.
- In ➤ Abb. 28.3 erkennt man Flüssigkeitsspiegel im Pleuraraum.
- Luft im Pleuraraum steigt nach oben und die Lunge sackt nach unten.

➤ Abb. 28.2 ist eine **Aufnahme im Liegen:**
- Die Scapulae liegen im Lungenfeld.
- Luft im Pleuraraum steigt nach oben, somit im Liegen nach ventral.

3. Wichtige Befunde bei Erstversorgung im Reanimationsraum
- Tubusfehllage: zu tief – weniger als 1,5 cm bis zur Carina – oder zu hoch – kranial der zweiten Rippe dorsal
- Fehllage des zentralvenösen Katheters (ZVK): zu tief im Vorhof oder sogar in der Kammer, Lage in atypischen Gefäßen wie der V. thoracica interna oder der V. azygos
- Pneumothorax nach ZVK-Einlage oder als Folge von Rippenbrüchen z. B. auch bei Reanimation
- Überwässerung durch Grunderkrankung oder nach massiven Infusionen
- Verbreiterung des Mediastinums (z. B. Blutung, gedeckte Aortenruptur, Perikardtamponade)
- Rippenfrakturen

4. Befund und Komplikation in ➤ Abb. 28.4
- **Zeichen des tiefen Sinus** oder „deep sulcus sign" (➤ Abb. 28.5, Pfeile)
- Sehr subtile Pleuralinie (➤ Abb. 28.5, gepunktete Linie)
- Im Liegen oft einziger Hinweis auf einen **Pneumothorax**

5. Weitere Pneumothoraxzeichen
Akzentuierte Zwerchfell- und Mediastinalbegrenzung oder feine Pleuralinie dort (➤ Abb. 28.6, gepunktete Linie)

6. Ursachen des Pneumothorax
- ZVK-Anlage, perforierende Verletzung
- Rippenfraktur
- Bronchialeinriss, Ruptur einer vorbestehenden Bulla
- Maschinelle Beatmung mit Überdruck.

Kommunikation

Pneumothoraces, insbesondere solche mit Spannungskomponente, stellen akute Gefährdungen dar und müssen umgehend und zuverlässig kommuniziert werden – am besten direkt mit dem ärztlichen Dienst und auch dokumentiert im Befund mit Uhrzeit und Kontaktperson. Nicht immer bedarf es einer Drainage, die auch ihre Risiken birgt, aber ein Monitoring und Verlaufskontrollen sind obligatorisch.

Zusammenfassung

Die Detektion eines Pneumothorax auf einer Aufnahme im Stehen ist in der Regel unproblematisch: Die Lunge sackt nach unten, die Luft im Pleuraraum steigt in die Thoraxspitzen. Im Liegen hingegen steigt die Luft in den ventralen Thoraxraum. Kleinere Pneus können einem dort im Röntgen leicht entgehen. Das **Zeichen des tiefen Sinus** („deep sulcus sign") ist das wichtigste Zeichen in dieser Situation. Hier tritt freie Luft in die tiefsten Pleurarecessus, die die normal geformte Lunge nie und nimmer ausfüllen könnte. Ein anderer Fingerzeig sind feine **Pleuralinien** entlang des Mediastinums und des Zwerchfells. **Wichtig:** Wenn es irgend geht, Thoraxaufnahmen mit der Fragestellung „Pneu" im Stehen anfertigen lassen!

Was wäre, wenn ...

... der Patient nicht stehen könnte?

Einen dringlich behandlungspflichtigen Spannungspneumothorax sollten Sie auch im Liegen erkennen können. Eine Aufnahme im Sitzen – etwa im Rollstuhl oder auch im Bett – kann helfen. Gelegentlich wird bei großer klinischer Relevanz ein CT angefertigt. Kleine Pneus können sich resorbieren. Die Rückbildung sollte trotzdem bildgebend kontrolliert werden, bevor der Patient sich selbst überlassen wird.

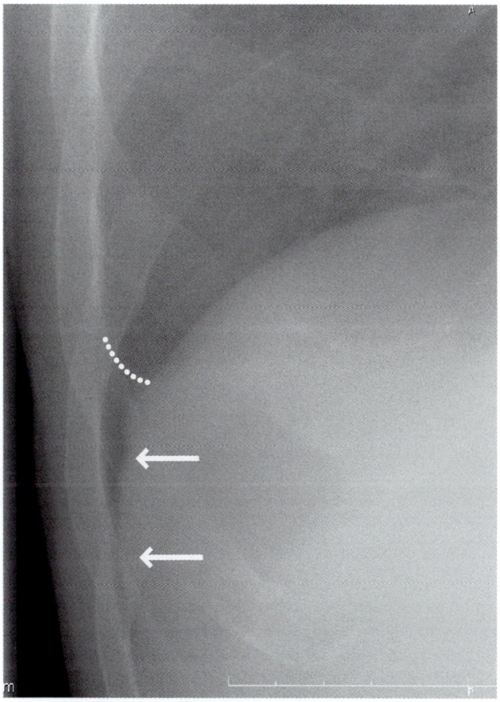

Abb. 28.5 Pneumothorax im Liegen: Sichtbar sind der tiefe Sulcus oder Pleurasinus (Pfeile), die akzentuierte Zwerchfellbegrenzung und die feine Pleuralinie (gepunktete Linie).

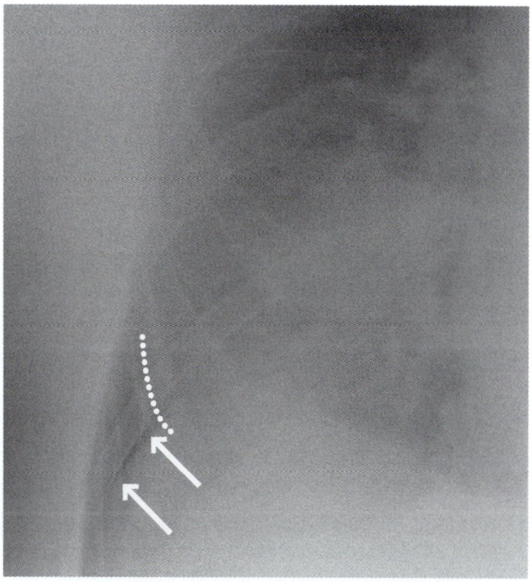

Abb. 28.6 Die basale Ausschnittsvergrößerung von ➤ Abb. 28.2 zeigt ebenfalls subtile Zeichen des Pneus im Liegen: Die akzentuierte Zwerchfellbegrenzung (Doppelpfeil) und die feine Pleurabegrenzung (etwas lateral der gepunkteten Linie). Der eigentliche Pleurasinus ist nicht komplett abgebildet.

29 Zu Hause zusammengebrochen

Anamnese

Dieser Patient hat beim Fernsehen in seinem Sessel plötzlich über Luftnot geklagt und ist dann beim Aufstehen auf den Teppich gesackt. Das EKG wird gerade geschrieben, Blut ist abgenommen. Der Patient liegt wach, aber röchelnd auf der Untersuchungsliege. Gerade erscheint die Lungenaufnahme auf dem Befundungsmonitor (➤ Abb. 29.1). Ein weiterer Patient mit Dyspnoe wird Ihnen wenig später vorgestellt (➤ Abb. 29.2).

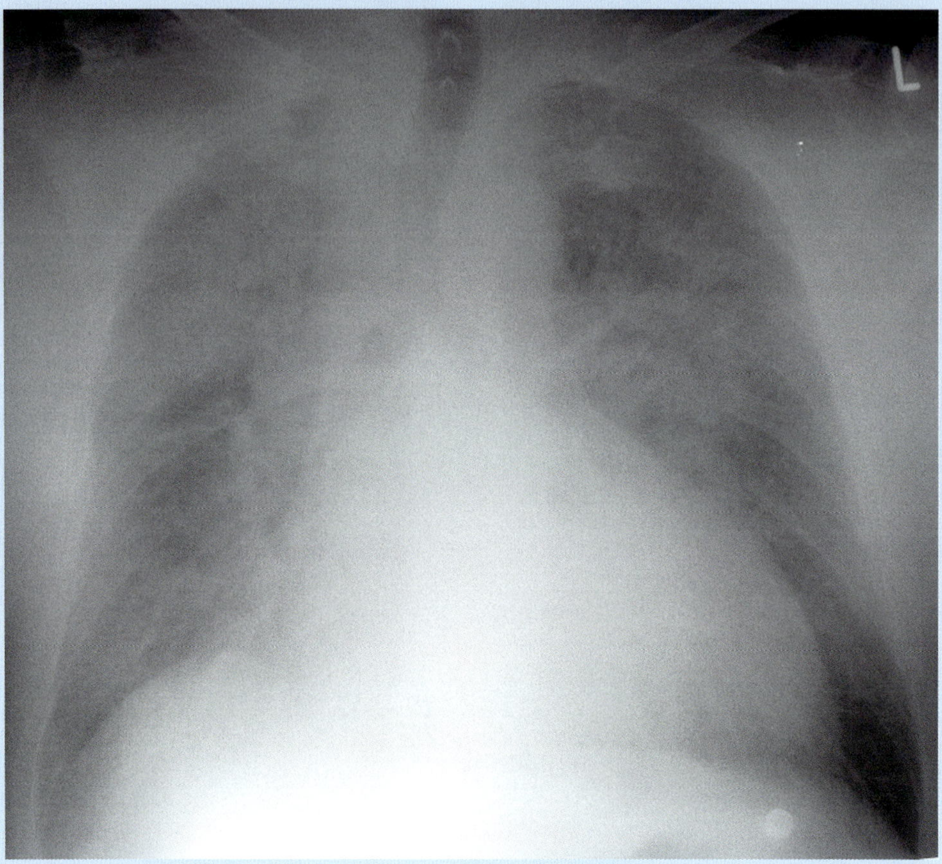

Abb. 29.1 Lungenaufnahme Patient 1

1. Welche Befunde erheben Sie in ➤ Abb. 29.1? Was ist die wahrscheinlichste Diagnose?

2. Welche Befunde erheben Sie in ➤ Abb. 29.2? Was ist die wahrscheinlichste Diagnose?

3. Welche anderen Ursachen können die pulmonalen Veränderungen haben?

4. Welches ist die zeitliche Reihenfolge der radiologischen Zeichen der Erkrankung?

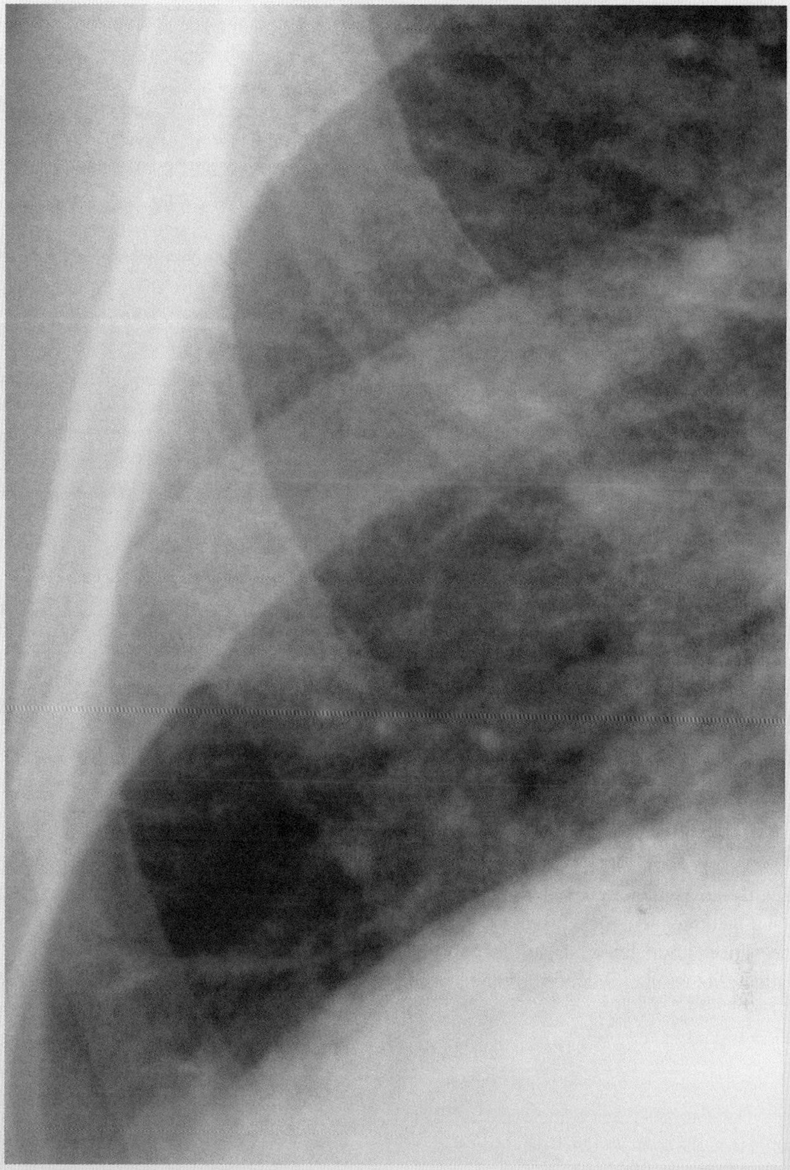

Abb. 29.2 Ausschnitt aus der Lungenaufnahme von Patient 2

1. Befunde in ➤ Abb. 29.1 und Diagnose

Befunde:

- Global vergrößertes Herz
- Flächige alveoläre Verschattungen im Lungenkern beidseits unter Aussparung der Lungenperipherie im Sinne eines **Schmetterlingsmusters** („butterfly pattern", Overlay in ➤ Abb. 29.3a)

Diagnose: Durch Herzversagen bedingtes, fortgeschrittenes **alveoläres Ödem**

2. Befunde in ➤ Abb. 29.2 und Diagnose

Befunde: Feine Kerley-B-Linien im Sinne verdickter interlobulärer Septen (➤ Abb. 29.3b, Pfeile)

Diagnose: **Interstitielles Ödem**

3. Anderen Ursachen für diese pulmonale Veränderungen

- Überwässerung bei Dialyse oder Überinfusion
- **Alveoläres Muster:** exogen-allergische oder toxische Lungenveränderungen
- **Interstitielles Muster:** virale, atypische, interstitielle Pneumonien, Lymphstau bei zentralen Tumoren

4. Zeitliche Reihenfolge der Zeichen

Das hypertensive Lungenödem entwickelt sich im Verlauf eines Druckanstiegs im pulmonalen Kreislauf. Daraus ergeben sich auch alle radiologischen Manifestationen.

Kommentar

Kranialisation

Steigt der Druck signifikant an, füllen sich vermehrt die Gefäße in den Lungenoberfeldern. Die normale, durch den hydrostatischen Druck im Stehen bedingte, relative Minderperfusion der Lungenspitzen hebt sich auf – es kommt zur **Umverteilung** oder **Kranialisation.** Im gleichen Abstand zum Hilus wären Oberlappen- und Unterlappengefäße dann in etwa gleich dick. Dieses früheste Phänomen der Stauung ist nur auf Aufnahmen im Stehen zu beobachten, da nur im Stehen der hydrostatische Druck auf die Gefäße einwirkt. Im Liegen unterliegen die Lungenunter- und -oberfelder dem gleichen Druck. Das Zeichen ist subtil und eigentlich nur auf Verlaufskontrollaufnahmen sicher zu diagnostizieren.

Interstitielles Ödem

Steigt der Druck weiter, tritt Flüssigkeit aus den Gefäßen in den interstitiellen Raum aus. Dieser interstitielle Raum durchzieht zwar die gesamte Lunge, ist jedoch an ein paar Stellen viel besser zu erkennen und zu beurteilen als an anderen. Schwillt das Interstitium infolge des Flüssigkeitseinstroms an, kann man das zuerst dort erkennen, wo es gedoppelt abgebildet wird: In den **Lungenfissuren** (besonders der Fissura horizontalis oder minor) ist dies der Fall. Die Fissuren nehmen an Dicke zu und werden unscharf. Zwischen ihnen schwitzt außerdem das erste Pleuratranssudat aus. Eine weitere gut einsehbare interstitielle Struktur ist die **Bronchialmanschette,** die sich bei den orthograd abgebildeten Bronchien in Hilusnähe als umgebender Ring darstellt. Überschreitet die Dicke des Rings 1–2 mm, ist dies ein Hinweis auf eine Schwellung des interstitiellen Raums. Die häufigste Manifestation des interstitiellen Ödems sind die berühmten **Kerley-Linien.** Es handelt sich um die interlobulären Septen, die radiologisch sichtbar werden, wenn sie verdickt sind. Als Erstes fallen sie dort auf, wo sie nicht mit Gefäßen verwechselt werden können – also in dem 1,5 cm breiten subpleuralen Parenchymstreifen. Dort sind die Gefäße so klein, dass sie radiologisch nicht zur Darstellung kommen. Die verdickten Septen werden sichtbar – und zwar zuerst basal an der Pleuragrenze. Es handelt sich um die **Kerley-B-Linien** (B für basal). Auch in der Lungenspitze sind diese Strukturen zu sehen, allerdings nicht so häufig, weil dort weniger Lungen- als überlagerndes Weichteilgewebe vorliegt. Hier heißen sie **Kerley-A-Linien** (A für apikal). **Kerley-C-Linien** sieht man beim Ödem selten. Es handelt sich dabei um ein netzartiges Muster im Lungenzentrum (C für z[c]entral), das eigentlich nur bei Lymphstau oder bei der Lymphangiosis carcinomatosa gefunden wird.

Alveoläres Ödem

Steigt der Druck im pulmonalen Kreislauf weiter und wird die Kapazität des Lymphabflusses aus dem Interstitium überschritten, tritt Flüssigkeit in die Alveolen über. Die resultierenden Verschattungen sind initial feinfleckig, konfluieren zu flächigen Verdichtungen besonders im Lungenkern. Da sie die Lungenperipherie aussparen, entsteht für den Betrachter mit einiger Fantasie das **Bild eines Schmetterlings** („butterfly edema", ➤ Abb. 29.3a). Innerhalb der flächigen Verdichtungen können sich die luftgefüllten Bronchien vor dem Hintergrund der nun flüssigkeitsgefüllten Alveolen deutlich sichtbar abheben. Das entspricht dem bekannten **Bronchopneumogramm,** das in allen ausgedehnten alveolären Prozessen erscheint – seien es Pneumonien, Blutungen, Alveolarzellkarzinome oder Ödeme.

Kommunikation

Die Atemnot wird von den Patienten als besonders bedrohlich empfunden. Sauerstoffgabe ist eine gute und sichtbare Erstmaßnahme, um die verlängerte Diffusionsstrecke beim Lungenödem zu kompensieren und Linderung zu verschaffen.

Zusammenfassung

Dieser Fall behandelt alle Phasen des hypertensiven Ödems der Lunge. „Ist der Patient gestaut?" ist eine häufige Frage. Die Antwort stützt sich auf klare Hinweise im Bild: die Umverteilung der Gefäße in der Stehendaufnahme als initiales Zeichen, die Kerley-B-Linien, die akzentuierte Fissur, die verbreiterte Bronchialmanschette in der interstitiellen Phase, danach in der alveolären Phase ein fleckiges Muster, das mit zunehmender Dichte das positive Bronchopneumogramm erzeugt. Schließlich das Extrem des „Schmetterlingsödems". Radiologie ist keine „schwarze Kunst"!

Was wäre, wenn ...

... die Stauung initial wäre? Wie sähe das im Bild aus?

Wie gesagt, kann man die Umverteilung nur im Stehen erkennen, denn nur in aufrechter Haltung wirkt der hydrostatische Druck sich auf die normale Gefäßfüllung aus. Ob es eine Liegend- oder eine Stehendaufnahme ist, wäre als erstes zu klären. Liegen die medialen Schulterblättergrenzen lateral oder nahe der Pleuragrenze, kann man von einer Stehendaufnahme ausgehen. ➤ Abb. 29.4 und ➤ Abb. 29.5 zeigen die Oberlappengefäße in der Stauung und nach Therapie. Kleiner Kunstgriff für die Prüfung, wenn es nicht so deutlich ist: „Ich frage mich, ob eine Umverteilung vorliegt" Dabei wissend lächeln!

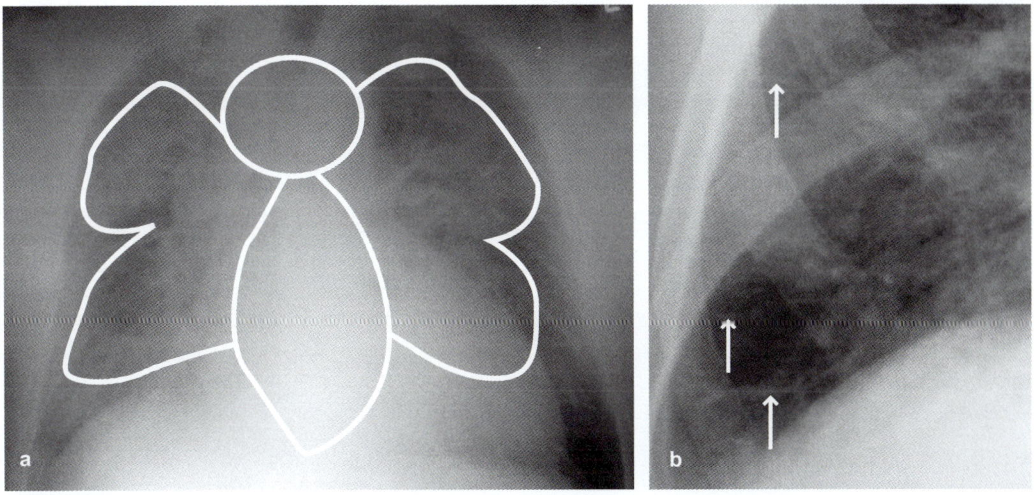

Abb. 29.3 a) Schmetterlingsödem: Die Peripherie der Lunge bleibt frei, die Fissuren werden angedeutet, Herz und Aortenknopf bilden den Körper des Insekts.
b) Die Pfeile zeigen die verdickten Interlobulärsepten – auch Kerley-Linien genannt. Es handelt sich jeweils um die Überlappung mehrerer verdickter Septen, die vom Röntgenstrahl orthograd getroffen werden.

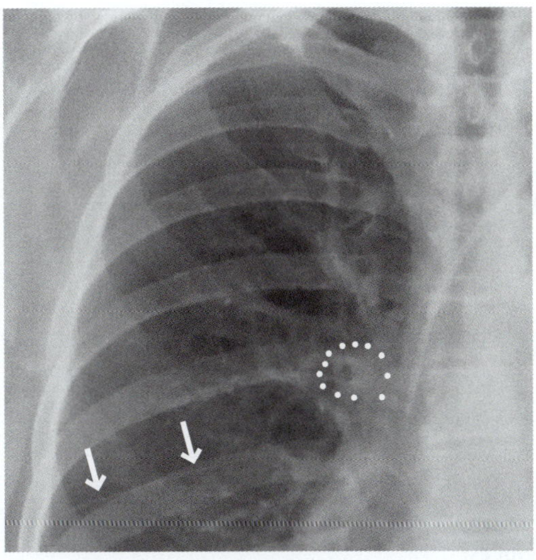

Abb. 29.4 Kräftige Oberlappengefäße in der Stauung. Beachten Sie auch die Fissura minor (Doppelpfeil) und die Bronchialmanschette (gestrichelter Kreis)!

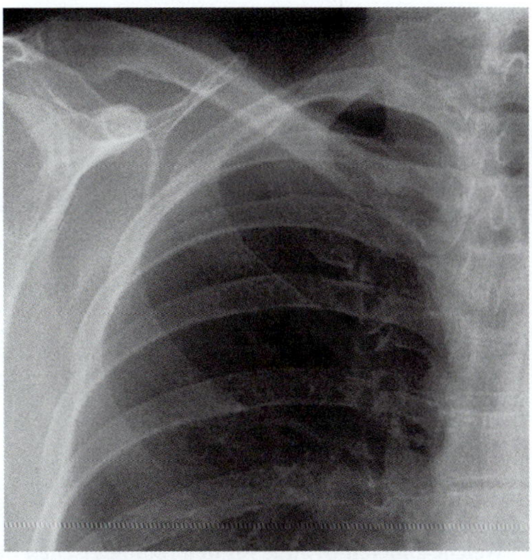

Abb. 29.5 Normalisierte Oberlappengefäße nach erfolgreicher Entwässerung

30 Direkt von der Autobahn

Anamnese

Auf der Autobahn ist es am Freitagnachmittag zu einer Massenkarambolage gekommen. Dieser Patient musste erst aus seinem PKW befreit werden. Er liegt etwas benommen auf seiner Trage in der Notaufnahme, antwortet aber auf Ihre Fragen. Eine Thoraxaufnahme ist bereits angefertigt worden (➤ Abb. 30.1). Der Anästhesist ist zu einem anderen Patienten gerufen worden. Sie spüren den Atem der Unfallchirurgin im Nacken.

Merke

Alle Patienten mit relevantem Dezelerationstrauma erhalten heutzutage eine Polytraumaspirale, die sämtliche Verletzungen des Rumpfes erfasst. Die Relevanz des Traumas muss allerdings klinisch geklärt werden. Die Thoraxaufnahme gehört immer noch zum festen Ablauf. Vor der Traumaspirale sollte regelhaft auch ein natives Kopf-CT erfolgen.

1. **Welche wesentlichen Befunde erheben Sie in ➤ Abb. 30.1?**
2. **Welche Diagnose steht im Raum?**
3. **Welche weitere Diagnostik sollte umgehend erfolgen?**
4. **Welche Verletzung tritt bevorzugt an dieser Stelle auf?**
5. **Welche anderen Gründe für den radiologischen Befund gibt es?**

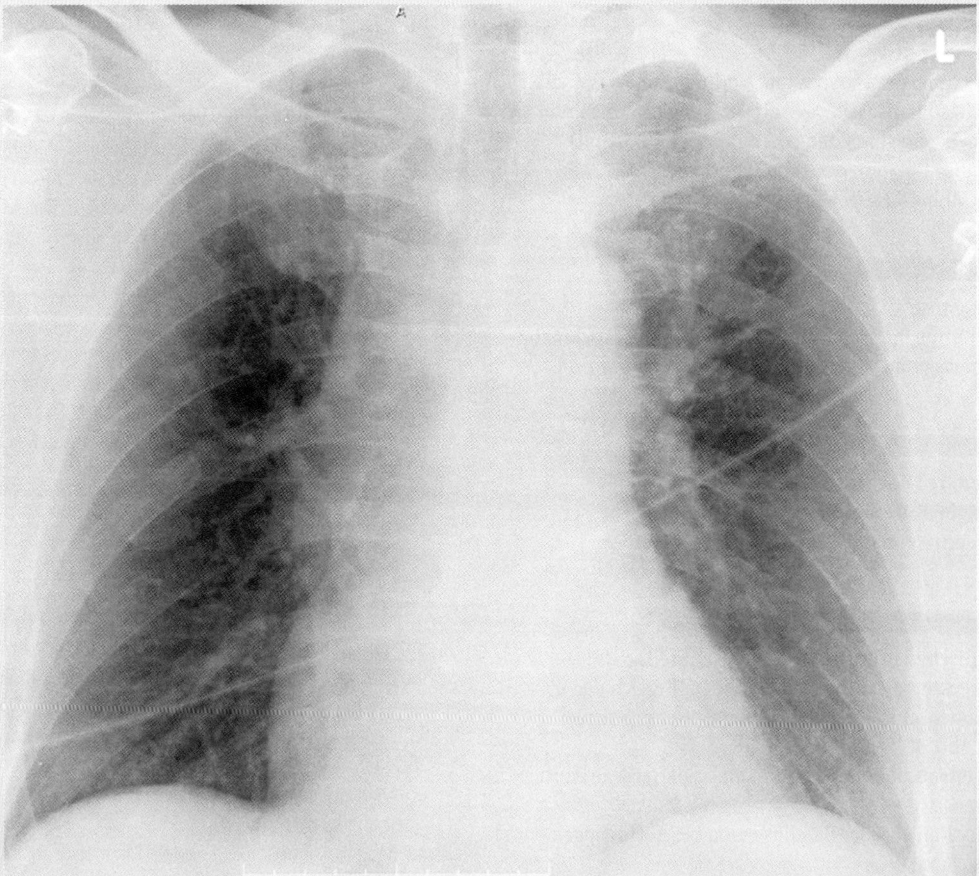

Abb. 30.1 Liegende Thoraxaufnahme des Patienten aus der Massenkarambolage

1. Befunde in ➤ Abb. 30.1

- Stauchung des Herzens und Verbreiterung des oberen Mediastinums (vgl. ➤ Abb. 30.2b, Aufnahme im Stehen vom vorletzten Jahr aus anderem Grund)
- Geringe Rotation des Thorax nach rechts (➤ Abb. 30.2a, b, Markierungen)

2. Diagnose

V. a. Blutung ins Mediastinum bei **gedeckter Aortenruptur/Aneurysma spurium** nach Aufpralltrauma

3. Weitere Diagnostik

CT-Angiografie des Thorax (➤ Abb. 30.3), besser noch Polytraumaspirale (CT) des gesamten Stammes

4. Typische Verletzungen an dieser Stelle

- Gedeckte Aortenrupturen häufig im Bereich der Ligamentum-Botalli-Insertion (typisches Beispiel ➤ Abb. 30.3)
- Ligamentum Botalli heftet Pulmonalarterie an Aortenbogen
- Einriss an aortaler Bandinsertion bei Aortenbogen-Stauchung

5. Andere Ursachen für Mediastinalverbreiterung

- Lipomatosis mediastinalis
- Mediastinaler Tumor: Struma, Lymphom, Thymom, Teratom
- Aortenaneurysma
- Lymphknotenvergrößerung, z. B. Tuberkulose
- Fehlinfusion oder Blutung bei missglückter ZVK-Legung
- Mediastinalemphysem nach Ösophagus- oder Trachealverletzung

Kommentar

Die Mediastinalverlagerung und/oder Mediastinalverbreiterung auf einem Aufnahmethorax ist eine gravierende Diagnose, da die erforderliche CT den Patienten für mindestens 40 Minuten (inklusive Transport etc.) bindet. Besonders Patienten mit Kopfverletzungen könnten durch die Verzögerung des neurochirurgischen Eingriffs gefährdet werden. Das Mediastinum ist so konfiguriert, dass jede Verdrehung im Röntgenbild als Verbreiterung imponiert. Zusätzlich dazu wird im Liegen das Mediastinum natürlich auch gestaucht – besonders bei Patienten mit einem großen Abdomen. Im vorliegenden Bild ist der Patient etwas rotiert. Vor dem Hintergrund des schweren Traumas muss die gedeckte Aortenruptur trotzdem mittels CT ausgeschlossen werden, denn eine progrediente Ruptur wird selten überlebt. Bei adipösen Patienten findet sich gelegentlich eine Lipomatose des Mediastinums. Auch deren Differenzierung von einer Blutung ist im Notfall nur mithilfe der CT möglich.

Kommunikation

Die prompte Befundübermittlung bei Traumata ist besonders wichtig. Bildgebende Untersuchungen sind hier nur Momentaufnahmen bei hochdynamischen Prozessen. Daher:

- Schnelle Veranlassung, schnelle Befundung
- Auf signifikante Befunde beschränken
- Klare Übermittlung an Behandler*in/Protokollant*in
- Uhrzeit angeben

Gegebenenfalls Kontrollen und weitere Diagnostik anmahnen.

Zusammenfassung

Dieser Fall behandelt die richtige Herangehensweise bei V. a. Mediastinalverbreiterung in der Notfallaufnahme – zuerst klären, ob der Patient gerade positioniert ist, ob er liegt oder steht. Besteht der Verdacht danach weiter oder liegt eine entsprechende Anamnese (Dezelerationstrauma, Thoraxschmerz) vor, folgt unweigerlich das CT.

Was wäre, wenn …

… die Ruptur der Aorta ungedeckt wäre?

Eine ungedeckte Ruptur der Aorta führt zum plötzlichen und letalen Blutverlust in die großen Körperhöhlen. Patienten versterben regelhaft am Ort des Traumas. Zur Bildgebung gelangen sie nicht mehr. Die Diagnosestellung erfolgt in der Rechtsmedizin.

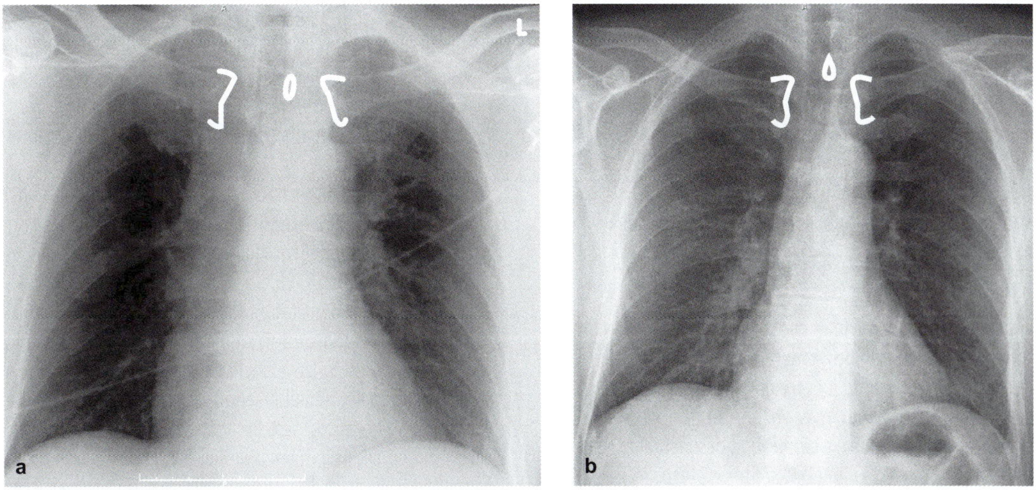

Abb. 30.2 a) Markierung der wesentlichen Landmarken für die Bestimmung der Lage des Patienten im Raum – mediale Klavikulaenden ventral sowie ein Processus spinosus dorsal: Erkennbar ist eine geringe Rotation des Thorax nach rechts.
b) Im Vergleich dazu: Aufnahme des Patienten aus dem vorletzten Jahr. Auch hier Markierung der wesentlichen Landmarken für die Bestimmung der Lage des Patienten im Raum – mediale Klavikulaenden ventral sowie ein Processus spinosus dorsal.

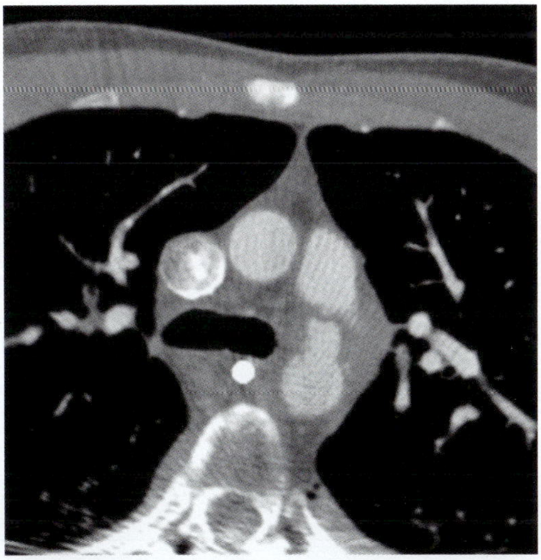

Abb. 30.3 KM-CT des Aortenbogens: Vom Descendensbereich des Aortenbogens ausgehende KM-gefüllte Aussackung nach ventral mit Umgebungsverdichtung im Sinne einer gedeckten Perforation der Aorta – eines Aneurysma spurium an typischer Stelle.

31 Bauchschmerzen seit dem Morgen

Anamnese

Dieser Patient ist heute Morgen mit Bauchschmerzen aufgewacht, die seither weiter zugenommen haben. Der Rettungswagen hat ihn aus seiner Wohnung direkt in die Notaufnahme gebracht. Sie haben im Ultraschall bereits freie Flüssigkeit im Abdomen ausschließen können. Diese Aufnahme haben Sie danach anfertigen lassen (➤ Abb. 31.1).

Merke

Beim akuten Abdomen erfolgt direkt nach der klinischen Untersuchung ein Ultraschall des Abdomens – quasi als Ergänzung dazu. Sicher kann man dabei freie Flüssigkeit erkennen und ausschließen – vor allem im Morison-Raum zwischen Leber und rechter Niere. Auch die Überprüfung des pleuralen Raumes und des Perikards auf Flüssigkeit sollte erfolgen.

Generell sollte man einem festen US-Schema (z. B. FAST) folgen. Hier ein Vorschlag:

1. In der rechten Axilla beginnend nach kaudal gleitend Flankenschnitt zur Erfassung pleuraler und freier abdomineller Flüssigkeit (Morison-Pouch).
2. Am Leberrand entlang nach medial gleiten.
3. Unter dem Xiphoid Sonde drehen und einkippen nach kranial für die Beurteilung der Herzaktion und Erfassung von Flüssigkeit im Herzbeutel. Danach an der Aorta entlang nach kaudal gleiten bis nach suprapubisch zur Erfassung grober Pathologie (nicht zuverlässig bei Notfallpatienten).
4. Umsetzen der Sonde. In der linken Axilla beginnend nach kaudal gleitend Flankenschnitt zur Erfassung pleuraler und freier abdomineller Flüssigkeit um die Milz (Koller-Pouch).

Notfallpatient*innen haben infolge der Aufregung häufig viel Luft im Magen und in den Dünndarmschlingen, was eine weitergehende Untersuchung schwierig machen kann. Organrupturen können übersehen werden. Je nach klinischem Zustand wird bei suspektem Befund ein CT angeschlossen oder direkt in den OP gegangen. Parallel dazu erfolgt eine Thoraxaufnahme. Sie zeigt bei erfolgter Intubation die Tubuslage, ansonsten Pneumonien oder Stauungen, die ein akutes Abdomen simulieren können. Wenn diese Aufnahme im Stehen erfolgt, erkennt man auch etwaige freie Luft unter der rechten Zwerchfellkuppel. Zum Zeitpunkt der Thoraxaufnahme kann dann am gleichen Arbeitsplatz auch die Abdomenaufnahme zeitsparend angefertigt werden.

1. Um was für eine Aufnahme handelt es sich?

2. Was muss man bei der Anfertigung beachten und warum?

3. In welchen Abschnitten des Gastrointestinaltrakts ist Luft normal? Wo suchen Sie nach freier Luft?

4. Welcher Darmabschnitt ist hier betroffen?

5. Was ist die wahrscheinlichste Diagnose? Wie heißt das dazugehörige Röntgenzeichen? Wie beweist man sie?

6. Wo tritt diese Veränderung außerdem noch auf?

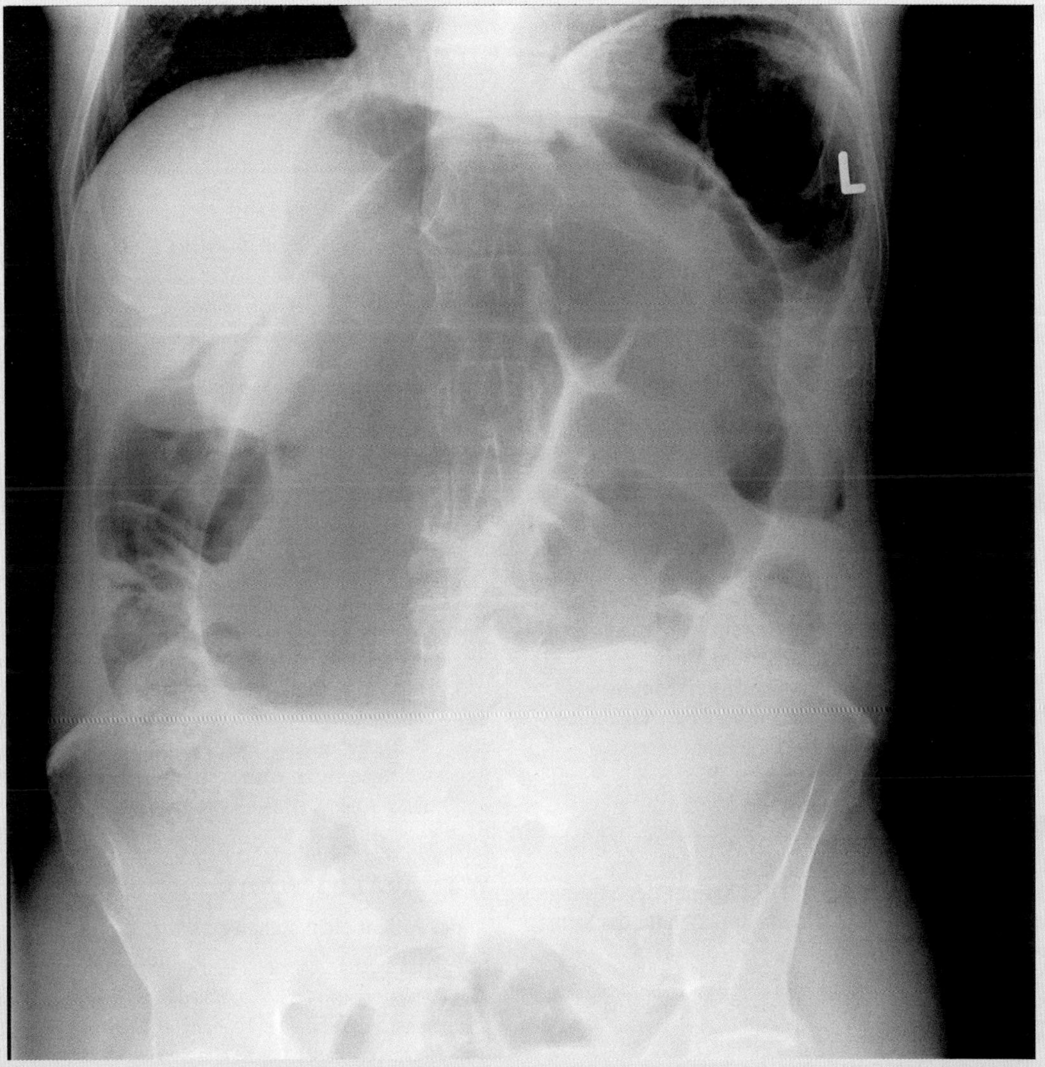

Abb. 31.1 Abdomenübersichtsaufnahme des Patienten mit Bauchschmerzen

1. Aufnahmeart

Es handelt sich um eine Abdomenübersicht im Stehen. Der Spiegel im Darm beweist die Aufnahme im Stehen im horizontalen Strahlengang.

2. Anfertigung der Aufnahme

Der Patient muss etwa 5–10 Minuten in dieser Stellung vor dem Aufnahmestativ verharren, um etwaige freie Luft unter das Zwerchfell perlen zu lassen und der Peristaltik Gelegenheit zu geben, die Flüssigkeitsspiegel in aufgestellten Schlingen zu verändern. Kann der Patient nicht stehen, erfolgt die Aufnahme in Linksseitenlage.

3. Luftverteilung im Gastrointestinaltrakt

- Das Vorkommen von Luft im Dickdarmrahmen und im Magen ist normal.
- Größere Luftmengen im Dünndarm sollten zu denken geben. Korrelation mit Klinik erforderlich.
- Freie Luft – ab wenigen Millilitern – erkennt man unter dem rechten Zwerchfell sowohl bei Aufnahmen in Linksseitenlage als auch im Stehen.

4. Darmabschnitt

Die Position im Mittelbauch, das Kaliber der Schlinge und die angedeutete Haustrierung sprechen für das Sigma (➤ Abb. 31.2a, Zeichnung).

5. Diagnose, Röntgenzeichen, Nachweis

- Diagnose: **Dickdarmileus;** Volvulus des Sigmas als Ursache am wahrscheinlichsten
- Röntgenzeichen: Das sog. **Kaffeebohnen-Zeichen** („coffee bean sign“, ➤ Abb. 31.2a, Zeichnung, vgl. ➤ Abb. 31.2b) ist ein deutlicher Hinweis auf die Genese.
- Nachweis: Ein **Kontrastmitteleinlauf** beweist die Einschnürung des Lumens (➤ Abb. 31.3, Pfeil) durch die Torsion des mesenterialen Blattes.

6. Weitere Orte, an denen ein Volvulus auftreten kann

Ein Volvulus ist an allen Darmabschnitten mit langem freiem Mesenterium möglich. Am zweithäufigsten ist der Zökumvolvulus.

Kommunikation

Jungen Chirurg*innen fehlt häufig der Glaube an die Abdomenübersicht im Stehen. Sie halten das für „old school". Für den Nachweis von freier Luft, Ileus und Torsionen ist sie aber nach dem erfolgten Ultraschall bei akutem Abdomen eine schnelle und erste Wahl. Nicht jede Modalität, die mehr kostet, ist automatisch besser! Fraglos ist ein CT indiziert, wenn noch Fragen offen bleiben.

Zusammenfassung

Es muss ein Hindernis proximal und distal der dilatierten Schlinge bestehen, denn die vermehrte Luft kann weder nach proximal noch nach distal entweichen. Diese Bedingung ist nur bei einer Torsion des Sigmas bzw. einem Volvulus gegeben. Häufig stellt sich die Frage, ob die luftgefüllte Schlinge Dick- oder Dünndarm sei. Nicht immer sind die Haustren des Dickdarms und die Kerckring-Falten des Dünndarms eindeutig zu erkennen. Das Kaliber und der Besuch beim Fleischer können weiterhelfen: Bayrische Weißwurst wird im Dünndarm (ca. 3 cm), Blutwurst im Dickdarm (um 6 cm) verkauft.

Was wäre, wenn …

… der Patient nicht stehen könnte?

Dann erfolgt die Aufnahme in Linksseitenlage im Bett – wie normalerweise auch im horizontalen Strahlengang und 10 Minuten nach der korrekten Lagerung. Wichtig ist vor allem, den rechten Oberbauch gut zu erfassen, denn dort sammelt sich die freie Luft zwischen Zwerchfell und Leber. Abdomenübersichten in Rückenlage sind sinnlos!

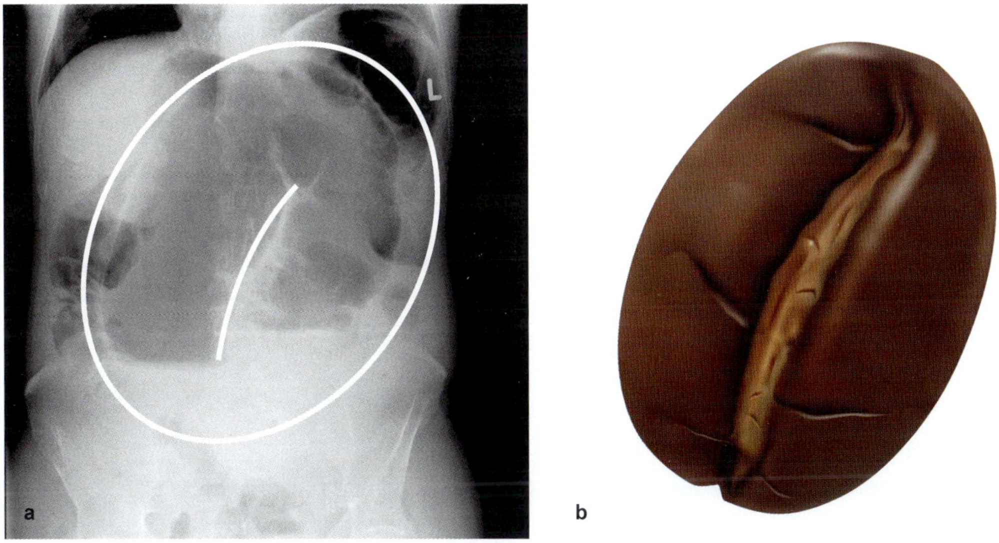

Abb. 31.2 a) Die Markierung illustriert das Kaffeebohnen-Zeichen bei der Sigmatorsion
b) Zum Vergleich: eine Kaffeebohne

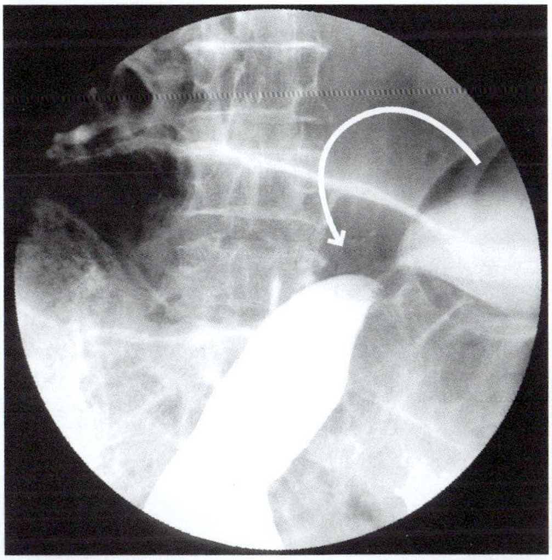

Abb. 31.3 Das von rektal eingeführte Kontrastmittel zeigt den durch die Torsion bedingten spitz zulaufenden Verschluss (gebogener Pfeil).

32 Mit Halbseitenparese aufgefunden

Anamnese

Direkt aus ihren Wohnungen hat man diese Patienten in Ihre Notaufnahme gebracht. Alle drei sind um die 65, wesentliche Krankheiten sind nicht bekannt. Keiner nimmt regelmäßig Medikamente. Alle drei sind entweder nicht ansprechbar oder können keine zuverlässigen Angaben über den Hergang geben. Schauen Sie sich die repräsentativen Schnitte der drei CTs an (➤ Abb. 32.1, ➤ Abb. 32.2, ➤ Abb. 32.3) und bilden Sie sich eine Meinung.

Merke

Das **Alter eines Hirninfarkts** ist von größter Wichtigkeit für die Entscheidung zur **Thrombolyse** und **Thrombusentfernung.** Deren Risiken sind enorm und müssen genau abgewogen werden. Bei manchen Patientengruppen ist das Risiko eindeutig zu hoch. Die Blutung in den Infarkt, wenn sie denn eintritt, ist häufig letal. Zudem macht die Eröffnung von Gefäßen in einem funktionslos gewordenen Territorium keinen Sinn. Viele Patienten erreichen die Stroke-Unit zu spät, und häufig ergeben die Anamnese des Patienten oder die Angaben der Verwandten keine eindeutigen Hinweise auf den Zeitpunkt des Infarkts.

1. **Warum führt man immer erst eine CT des Kopfes ohne Kontrastmittel durch?**

2. **Welchen Befund erheben Sie in ➤ Abb. 32.1? Wie lange ist das auslösende Ereignis her? Wie erkennt man die Größe?**

3. **Welche Befunde erheben Sie in ➤ Abb. 32.2? Wie lange ist das auslösende Ereignis her?**

4. **Welche Befunde erheben Sie in ➤ Abb. 32.3? Wie lange sind die auslösenden Ereignisse her?**

5. **Welche der Patienten eignen sich für die Thrombolyse und Thrombektomie? Welche Risiken muss man bedenken?**

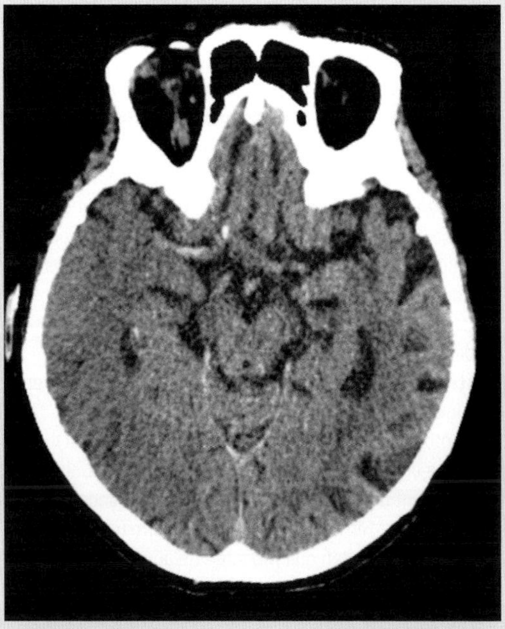

Abb. 32.1 Kopf-CT Patient 1

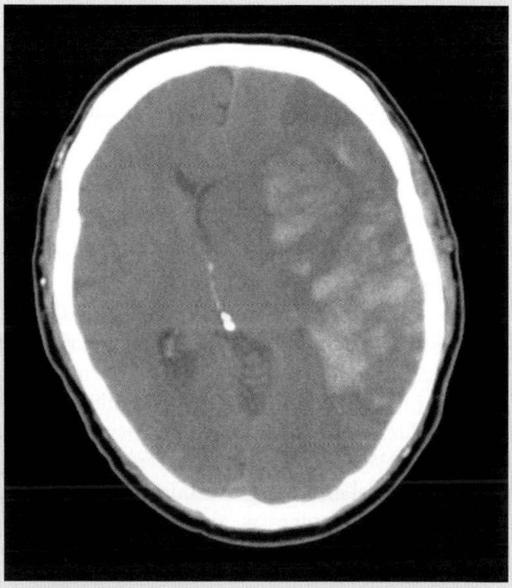

Abb. 32.2 Kopf-CT Patient 2

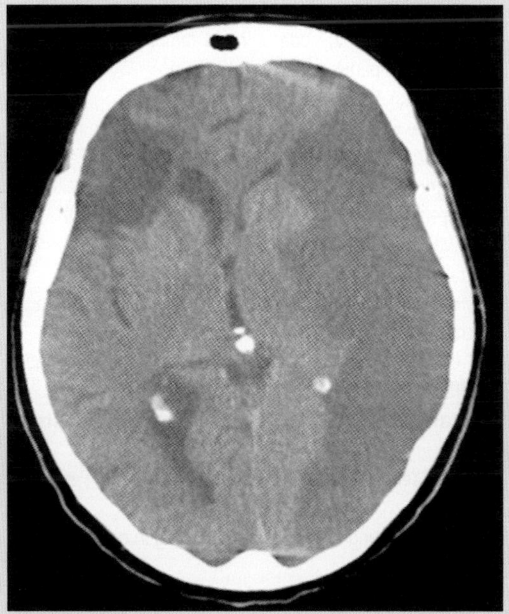

Abb. 32.3 Kopf-CT Patient 3

1. Gründe für natives CT

Koaguliertes Blut hat in CT-Aufnahmen des Kopfes eine ähnliche Dichte wie kontrastmittelangereichertes Blut und Gewebe.

2. Befund in ➤ Abb. 32.1, Alter des Ereignisses, Größenmessung

Es ist das **Zeichen der dichten A. cerebri media** oder „dense media sign" links (➤ Abb. 32.4, Pfeil, vgl. Normalbefund, Kreis) zu sehen. Das entspricht einem frischen Thrombus im Gefäß, sodass das Zeichen unmittelbar nach Eintritt des Ereignisses auftritt. Das Parenchym selbst weist noch gar keine Veränderungen auf. Die Perfusionsmessung mit Kontrastmittel im CT zeigt das Infarktgebiet in seiner vollständigen Ausdehnung (➤ Abb. 32.5).

3. Befunde in ➤ Abb. 32.2, Alter des Ereignisses

Befunde:

- Hämorrhagischer Territorialinfarkt der A. cerebri media links
- Ausgeprägtes Ödem in der gesamten linken Konvexität mit Masseneffekt
- Mittellinienverlagerung zur Gegenseite um über 1,5 cm (vgl. gepunktete Linie = Mittellinie, ➤ Abb. 32.6)

Der Infarkt ist gut demarkiert und muss daher mindestens zwölf Stunden her sein.

4. Befunde in ➤ Abb. 32.3, Alter des Ereignisses

Befunde:

- Gut demarkierter Territorialinfarkt der A. cerebri media links (Pfeile, ➤ Abb. 32.7)
- Zusätzlich Infarkt im vorderen Territorium der A. cerebri media rechts (Kreis, ➤ Abb. 32.7)

Der Befund links ist noch raumfordernd, der Infarkt hat vor Tagen bis wenigen Wochen stattgefunden. Der Befund rechts ist in Abräumphase (Vorderhorn wird weit, Dichte des Infarkts nähert sich Liquor an) – Infarkt vor Monaten.

5. Indikation zur Thrombolyse und Risiken

Nur der Patient in ➤ Abb. 32.1 könnte noch im Zeitfenster von 6 Stunden sein. Der Patient in ➤ Abb. 32.2 liegt außerhalb des Zeitfensters und ist auch wegen der Hämorrhagie nicht thrombolysierbar. Jede Thrombolyse erhöht das Risiko einer fatalen Blutung in den Infarkt.

Kommentar

Mehrere **Bedingungen** müssen erfüllt sein, um einen Patienten zu thrombolysieren oder zu thrombektomieren:

- Klinische Diagnose eines ischämischen Hirnschlags
- Behinderndes Defizit zum Zeitpunkt der Untersuchung
- Intervall zwischen Symptom- und Therapiebeginn von 0–3 Stunden für intravenöse und von 0–6 Stunden für intraarterielle Thrombolyse und Thrombektomie (bei Thrombektomie auch länger, besonders bei Basilarisverschlüssen)
- Alter ≥ 18 Jahre
- Ausschluss einer akuten intrakraniellen Blutung mittels CT oder MRT

Kontraindikationen (KI) für die Thrombolyse (intravenös oder intraarteriell) bzw. Thrombektomie:

- Symptombeginn nicht eruierbar (auch nicht im MRT)
- Rasche und spontane Regredienz der Symptome, sodass der Patient bei Behandlungsbeginn ohne Behinderung ist
- Ischämischer Hirnschlag oder Schädel-Hirn-Trauma, größere OP in den letzten drei Monaten (relative KI)
- Frühere intrakranielle Blutung (relative KI)
- Symptome oder Zeichen einer Subarachnoidalblutung
- Schwere Komorbidität
- Medikamentös nicht senk- und kontrollierbarer Blutdruck von > 185/110 mmHg bei Therapiebeginn
- Blutzucker von < 2,7 oder > 22,21 mmol/l
- Thrombozytopenie von < 100.000/mm³
- INR von > 1,5 oder aPTT > Normalbereich
- Infektiöse Endokarditis (in Einzelfällen kann eine intraarterielle Thrombolyse und eine mechanische Rekanalisation erwogen werden)
- Epileptischer Anfall bei Symptombeginn (relative KI)
- Schwangerschaft (relative KI)
- Intrakranielle Tumoren (relative KI)
- CT oder MRT: Zeichen einer ausgedehnten irreversiblen Ischämie (relative KI)
- CT oder MRT: Hinweis auf eine intrakranielle arteriovenöse Malformation oder ein Aneurysma (relative KI)

Kontraindikationen nur für eine **intravenöse Thrombolyse:**

- Dringender Verdacht auf Aortenaneurysma oder Perikarditis
- Intestinalblutung oder Harnwegsblutung in den letzten 21 Tagen
- Größere Operationen in den letzten 14 Tagen
- Lumbalpunktion in den letzten sieben Tagen
- Traumatische oder länger als 10 Minuten dauernde Reanimation in den letzten 21 Tagen
- Punktion einer nicht komprimierbaren Arterie in den letzten 7 Tagen

Kommunikation

Die akute Behandlung von Hirninfarkten erfolgt im verschworenen Team. Das enge Zeitfenster erlaubt nichts anderes. Wenn die Therapie einmal scheitert oder es zu Komplikationen kommt, muss das Team zusammenstehen – auch, um die künftige Handlungsfähigkeit zu sichern.

Zusammenfassung

Das Management des Hirninfarktes wird hier beschrieben. Die hohen Chancen und Risiken der Behandlung bedingen kontinuierliche Innovationen, über die man informiert bleiben sollte.

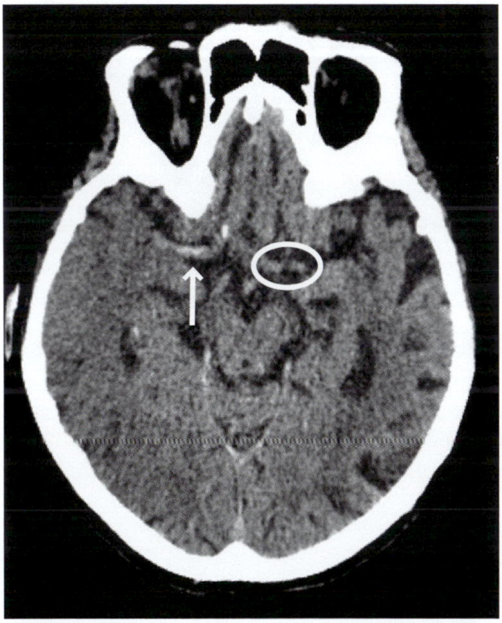

Abb. 32.4 Der Pfeil zeigt auf das dichte Material in der A. cerebri media rechts. Zum Vergleich die normal dichte A. cerebri media links (Kreis). Beim „dense media sign" sieht man das Koagel, das den Infarkt ausgelöst hat. Das Zeichen tritt also sofort auf.

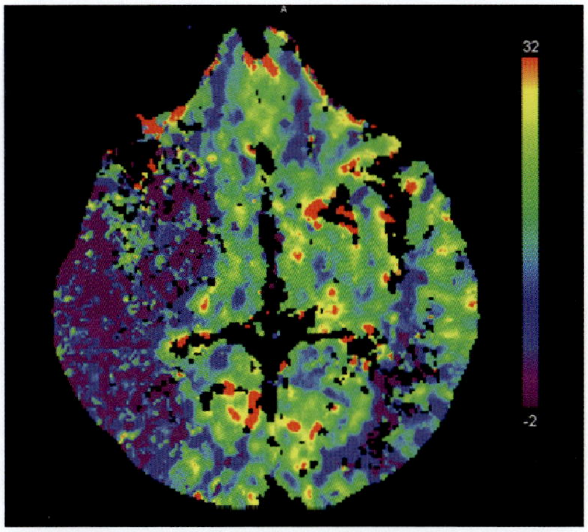

Abb. 32.5 Das errechnete Parameterbild der Perfusions-CT zeigt die verminderte Perfusion (blau/violett) im Territorium der A. cerebri media rechts.

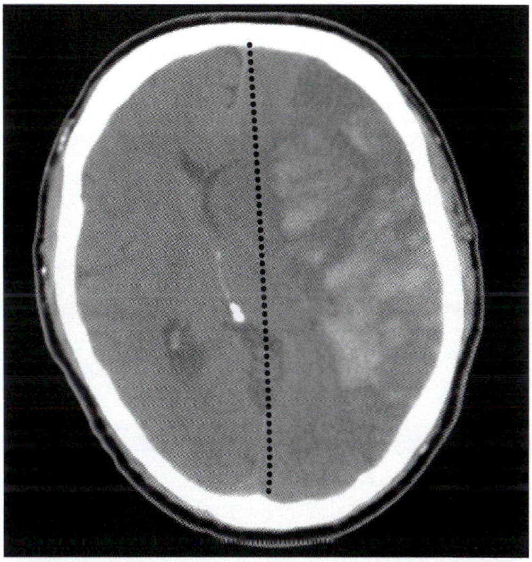

Abb. 32.6 Die markierte normale Mittellinie unterstreicht den enormen Versatz des Septum pelucidum nach rechts als Folge des Ödems links.

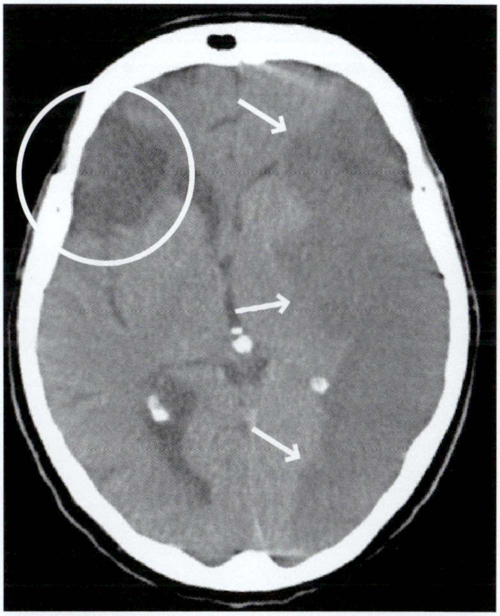

Abb. 32.7 Zwei Infarkte unterschiedlichen Alters sind hier zu sehen: Der mit Pfeilen markierte Infarkt links hat noch eine raumfordernde Wirkung und ist demzufolge jünger als der Infarkt rechts frontal (Kreis), der abgeräumt und mit Liquor aufgefüllt ist. Das Vorderhorn ist sogar etwas vergrößert – dilatatio ex vacuo.

Was wäre, wenn ...

... der Patient alle Bedingungen zur Thrombektomie erfüllen würde?

Diese Behandlung erfolgt nur in Stroke-Zentren. Schnellste Verlegung („time is brain") unter venöser Thrombolyse („bridging") ist erforderlich. Die Thrombektomie erfolgt durch Absaugung oder Extraktion mittels eines Drahtkörbchens (➤ Abb. 32.8 und ➤ Abb. 32.9).

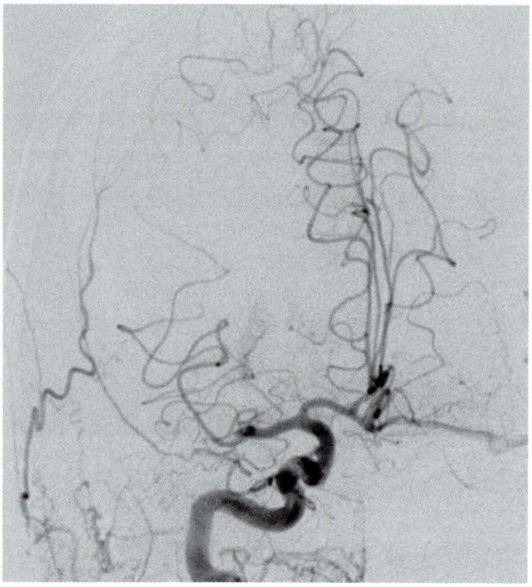

Abb. 32.8 Verschluss der rechten Arteria cerebri media wie bei Patient 1

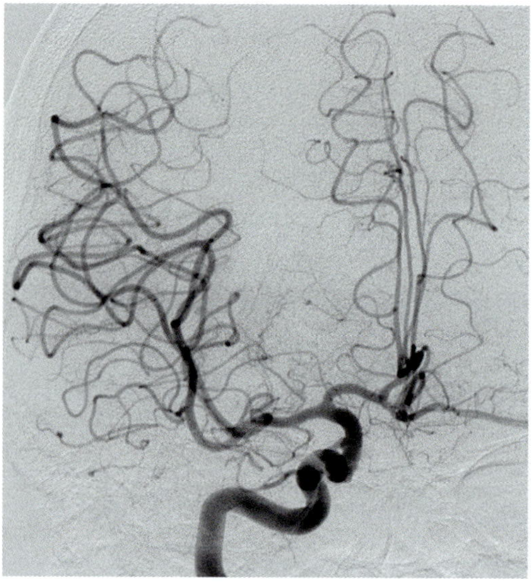

Abb. 32.9 Wiederherstellung der Vaskularisation nach Körbchenextraktion

33 Unwohlsein seit gestern Morgen

Anamnese

Ein 45-jähriger Patient kommt blass und mit Schüttelfrost in Ihre Sprechstunde. Er hustet heftig, was Ihre körperliche Untersuchung schwierig macht. Er ist leicht übergewichtig, beruflich sehr angespannt. Gelegentlich trinkt er Alkohol, viel Kaffee bei der Arbeit, raucht aber derzeit nur nach dem Essen. Sie lassen eine Thoraxaufnahme anfertigen (➤ Abb. 33.1).

Merke

Die Kenntnis der Lappenanatomie hilft, die Wahrscheinlichkeit der richtigen Diagnose und Lokalisation zu erhöhen. Der Unterlappen zieht sich in seinem apikalen Segment dorsal bis in die Höhe des Aortenbogens. Wenn die Verdichtung dem Zwerchfell oder dem Herzen anliegt, beweist der resultierende Konturverlust (Silhouettenzeichen) die Lappenzugehörigkeit. Oberhalb des Aortenbogens gibt es nur noch den Oberlappen.

1. Wurde diese Aufnahme im Stehen oder Liegen angefertigt?

2. Welchen Befund erheben Sie?

3. Wie lautet die Diagnose?

4. Was ist die Differenzialdiagnose?

5. Welche weitere Diagnostik ist erforderlich?

6. Welche Kontrolluntersuchung müssen Sie veranlassen?

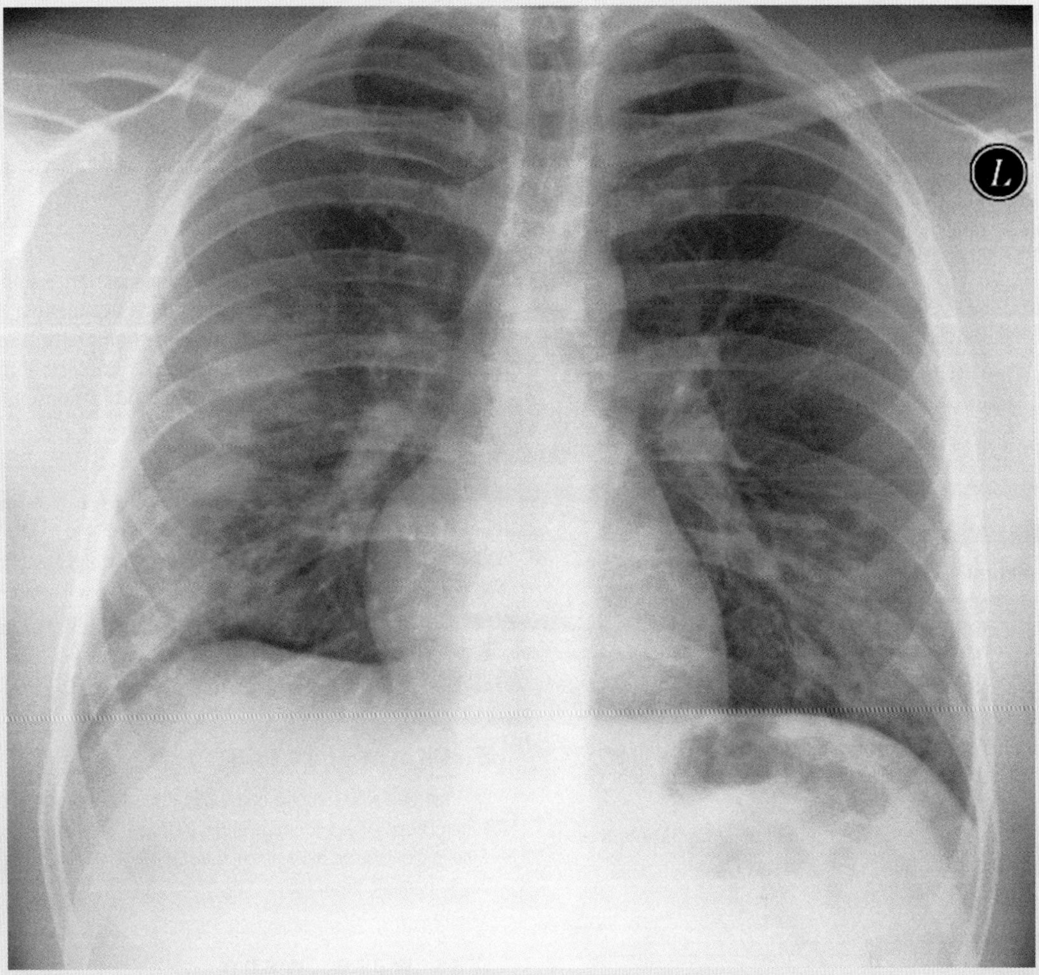

Abb. 33.1 Thoraxaufnahme Ihres Patienten mit Schüttelfrost und Husten

1. Art der Aufnahme

Die Aufnahme wurde im Stehen angefertigt:

- Beide Scapulae projizieren sich in die seitliche Thoraxwand und nicht in die Lungenfelder: Bei der Aufnahme im Stehen werden die Schultern nach vorne gezogen. Im Liegen würden sich die Scapulae in die Lungenfelder projizieren.
- Der Spiegel im Magen (➤ Abb. 33.2, schwarzer Pfeil) beweist die aufrechte Körperposition.
- Auch das spräche dafür:
  - Das Mediastinum ist schlank, nicht gestaucht.
  - Die Inspiration ist tief (Patient kann kooperieren).
  - Der Patient ist nicht intubiert.
  - Es gibt eine Seitaufnahme (diese wird im Liegen nicht angefertigt).

2. Befund

- Fleckige (somit alveoläre) Verdichtungen, die sich von diaphragmal über das Niveau der Fissura minor (➤ Abb. 33.2, punktierte Linie) nach kranial erstrecken (und damit nicht im Mittellappen): Infiltrat im Unterlappen (➤ Abb. 33.2, Oval).
- Weitere alveoläre Verdichtung im linken Unterfeld (➤ Abb. 33.2, Kreis), ohne Seitaufnahme nicht eindeutig einem Lappen zuzuordnen.
- Kräftige Hili weisen auf mögliche Lymphknotenvergrößerungen hin.

3. Diagnose

Am wahrscheinlichsten ist eine **beidseitige Pneumonie.**

4. Differenzialdiagnosen

Nur auf der Basis des Bildes außerdem möglich:

- Hämorrhagie, Aspiration
- Alveolarzellkarzinom
- Morbus Wegener
- Eosinophile Pneumonie

5. Weitere Diagnostik

- Bei klarer Klinik akut nicht erforderlich
- Bei nicht eindeutiger Klinik Thorax-CT und/oder Bronchoskopie

6. Kontrolluntersuchung

Bei Patient*innen ab 40 Jahren und Raucher*innen sollten eine Thoraxaufnahme 3–4 Wochen nach Beendigung der Therapie und Symptomrückgang die komplette Rückbildung der Infiltrate beweisen. Besteht ein Restbefund, werden eine Bronchoskopie und/oder eine CT notwendig.

Kommunikation

Patient*innen ist nicht selten schwer klarzumachen, dass eine weitere Diagnostik erfolgen muss, wenn sie keine Beschwerden mehr haben – erst recht nicht in diesem zeitlichen Abstand. Man sollte das gut erklären und auch in den Krankenakten niederlegen, denn die Zahl der **Bronchialkarzinome,** die vorher wegen einer Pneumonie behandelt wurden, ist groß. Bleiben Sie bei kritischen Patient*innen auf der sicheren Seite!

Zusammenfassung

Pneumonien sind häufige Erkrankungen und besonders im hohen Lebensalter extrem gefährlich. Um die atypischen Verläufe in den Griff zu bekommen, braucht man die Bildgebung. Davon handelt dieser Fall.

Was wäre, wenn ...

... nach vier Wochen Therapie das Infiltrat im Röntgen immer noch sichtbar wäre?

Ein alveoläres Karzinom kann genauso aussehen wie ein pneumonisches Infiltrat (➤ Abb. 33.3) und müsste jetzt dringlich per Bronchoskopie ausgeschlossen werden.

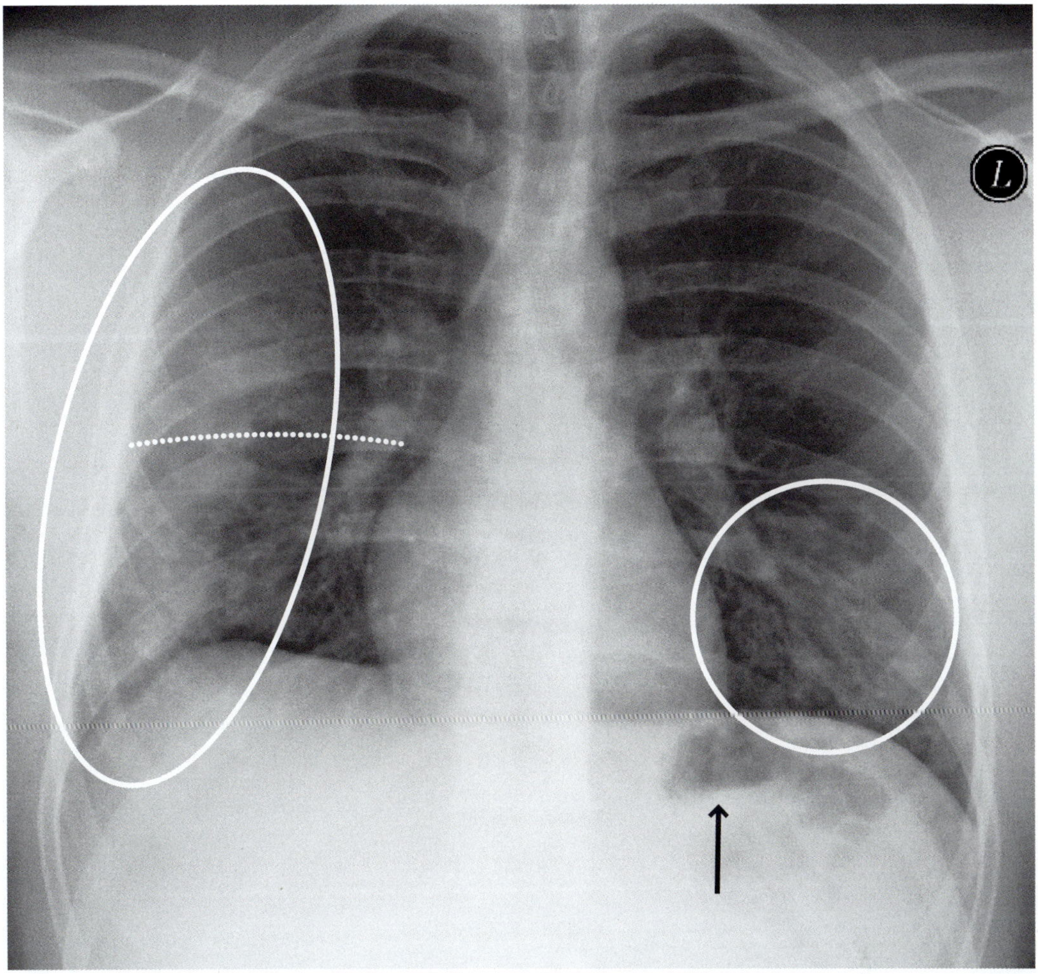

Abb. 33.2 Die punktierte Linie rechts markiert die Fissura minor zwischen Mittellappen und Oberlappen. Die eingekreisten Areale zeigen Infiltrate, teilweise mit positivem Bronchopneumogramm (links). Die nach lateral herausgeklappten Scapulae belegen die Körperposition. Der schwarze Pfeil weist auf einen Spiegel im Magen hin – auch ein Beweis für die stehende Position.

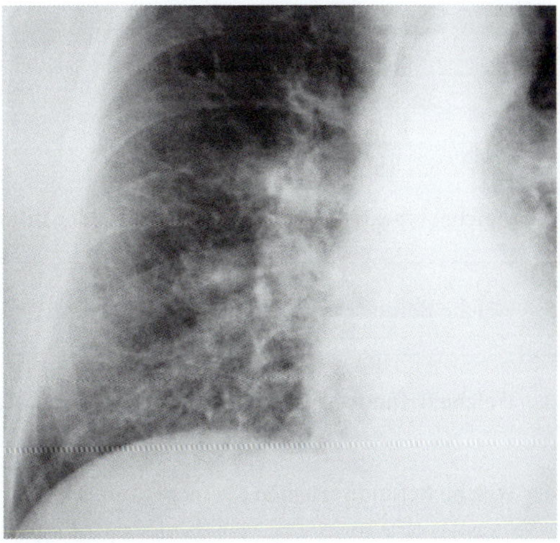

Abb. 33.3 Infiltrat im rechten Unterfeld unverändert nach dem kompletten Therapiekurs. Morphologisch unterscheiden kann man das nicht. Die Zeitachse und die klinische Korrelation machen's!

34 Aus dem Notarztwagen

Anamnese

In Ihrem zweiten Dienst steht alles Kopf: Erst müssen Sie zu einem komplexen Bild von der Intensivstation Stellung nehmen. Und auf der Autobahn ist ein Bus gegen eine Brückenstütze geprallt. Eine ganze Rotte von Rettungswagen hat mehrere Schwerverletzte, die noch am Unfallort notärztlich behandelt wurden, in den Krankenhäusern verteilt. Zwei davon sind bei Ihnen gelandet und haben offensichtliche Probleme. Die Thoraxaufnahmen warten auf Ihrer Befundungskonsole (➤ Abb. 34.1, ➤ Abb. 34.2, ➤ Abb. 34.3).

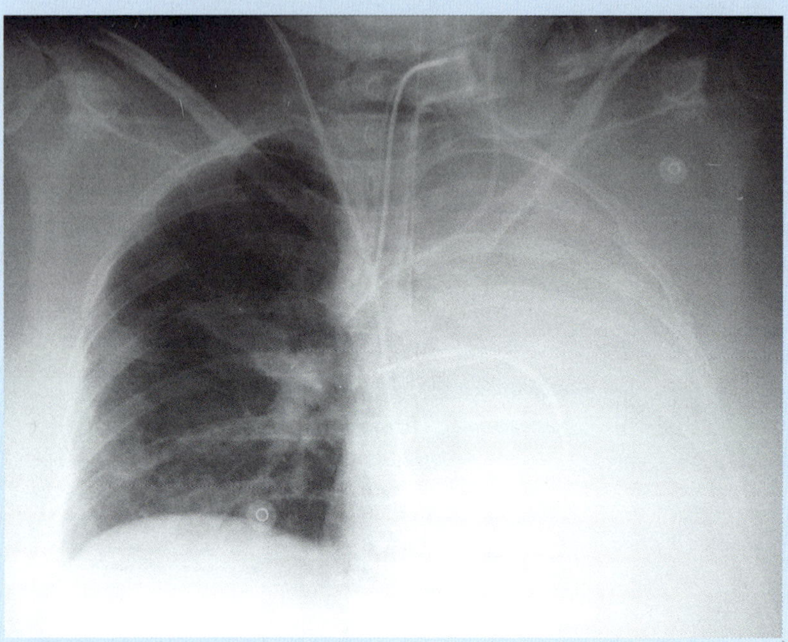

Abb. 34.1 Thoraxaufnahme Patient 1

1. **Welche Aspekte sind bei einer Notfall- oder Intensivaufnahme besonders wichtig?**
2. **Welche Befunde erheben Sie in ➤ Abb. 34.1? Welche Maßnahme muss sofort erfolgen?**
3. **Welche Befunde erheben Sie in ➤ Abb. 34.2? Welche Maßnahme muss sofort erfolgen?**
4. **Welche Befunde erheben Sie in ➤ Abb. 34.3?**

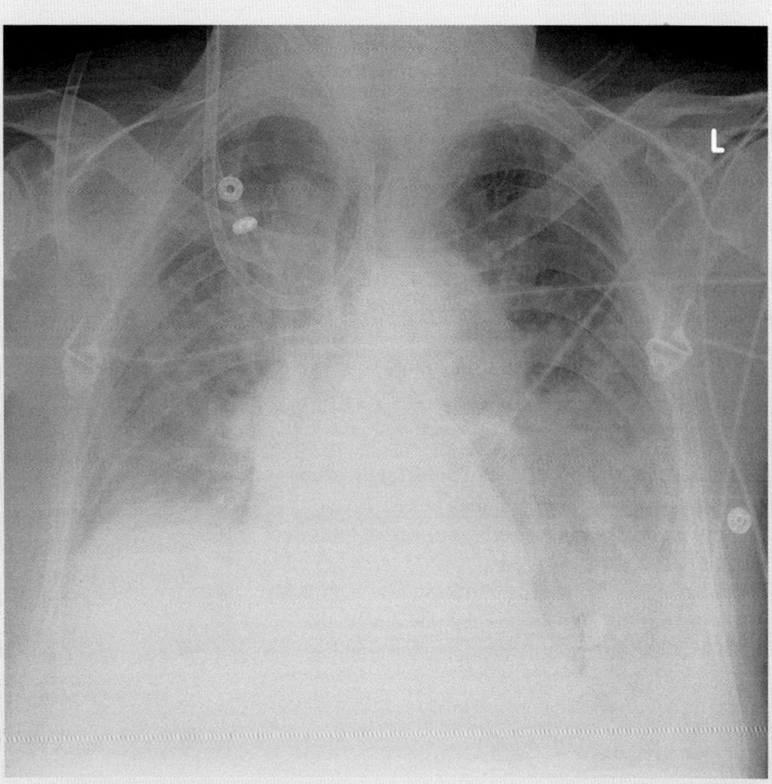

Abb. 34.2 Thoraxaufnahme Patient 2

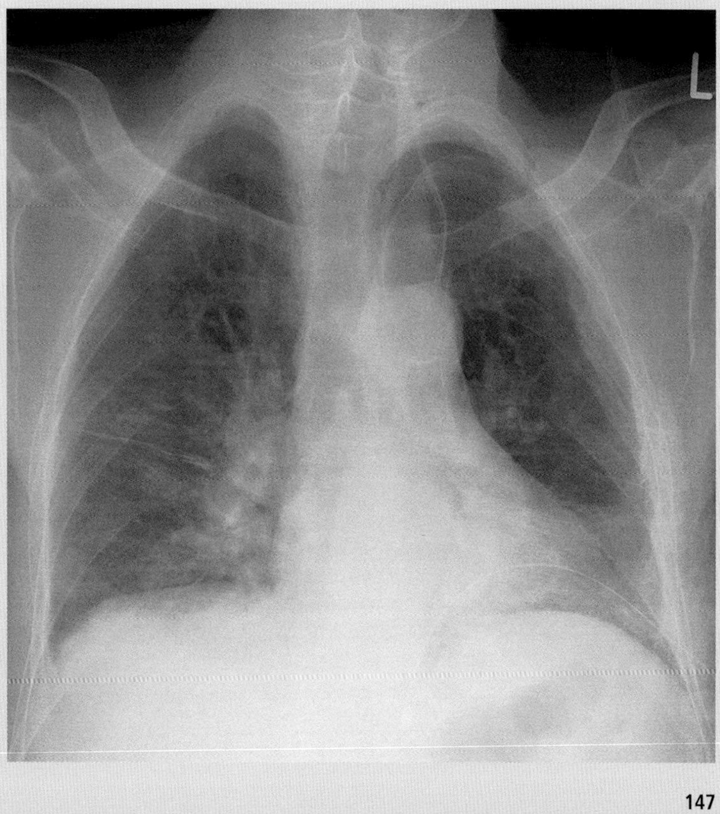

Abb. 34.3 Thoraxaufnahme Patient 3

1. Wichtige Aspekte bei Notfall- oder Intensivaufnahme

- Status der Intensivmaterialien:
  - Lage des Tubus, der zentralen Zugänge (auch Pulmonaliskatheter, ➤ Abb. 34.4), der Magensonde.
- Komplikationen stattgehabter Interventionen:
  - Pneumothorax (nach ZVK-Anlage)
  - Pneumomediastinum, Atelektasen, exzessive Luft im Magen (nach komplizierter oder erfolgloser Intubation)
  - Überwässerung (nach Infusionsgabe)

2. Befunde in ➤ Abb. 34.1 und Sofortmaßnahme

- Komplettverschattung der linken Lunge
- Hinweise auf Mediastinalverlagerung nach links trotz Rotation nach links
- Intubation des rechten Hauptbronchus ➤ Abb. 34.4, Markierung der Trachealgrenzen und des Tubus)
- Sofortmaßnahme: Retraktion des Tubus und Lagekontrolle mit Thoraxaufnahme

3. Befunde in ➤ Abb. 34.2 und Sofortmaßnahme

- EKG-Elektroden über dem Thorax, keine ZVK sichtbar, kein Tubus sichtbar
- Magensonde steckt mit der Spitze tief im linken Bronchialsystem (➤ Abb. 34.5)
- Sofortmaßnahme: Entfernen der Magensonde

4. Befunde in ➤ Abb. 34.3

- ZVK von linksjugulär in atypischer Lage (➤ Abb. 34.6 zeigt ein KM-Extravasat) – darf nicht genutzt werden, muss entfernt werden
- Pneumothorax links, wohl interventionell bedingt
- Pleuradrainage linksbasal bereits gelegt, derzeit wohl ohne Sog oder ungünstig liegend, da Pneu substanziell. Die Reposition des Drains ist zu erwägen.

Kommunikation

Fehllagen des Tubus müssen sofort kommuniziert und korrigiert werden, fehlliegende ZVKs und Magensonden dürfen vor allem nicht genutzt werden. Komplikationen müssen daraufhin eingeschätzt werden, wie bedrohlich sie sind, bevor weitere potenziell riskante Interventionen erfolgen: Halten Sie den Ball flach!

Zusammenfassung

Die hier geschilderte Situation verdeutlicht, weshalb Sie sich mit Notfallaufnahmen unbedingt auskennen sollten. Die Diagnose muss sofort kommen und die Konsequenzen müssen schnellstmöglich gezogen werden. Dabei muss Ihr Interesse erst den Fremdmaterialien, ihrer Lage und etwaigen Komplikationen gelten. Den Unfall oder seine Erkrankung hat der Patient schon eine Weile überlebt, aber Komplikationen lebensrettender Maßnahmen können ihn akut gefährden! Dann folgt die weitere Analyse.

Was wäre, wenn …

… Sie keine Fremdmaterialien sähen?

Wenn Sie ein Bild befunden, sind Sie wichtiger Teil des behandelnden Teams. Um Schaden vom Patienten abzuwenden, müssen Sie eine Idee vom klinischen Problem und den bisherigen Maßnahmen haben. Wenn etwas nicht plausibel erscheint, rufen Sie den Behandler/die Behandlerin an oder schauen Sie selbst nach dem Patienten. Das ist kein Misstrauen, sondern Ihre Funktion als Teammitglied. Bei dem Patienten in ➤ Abb. 34.7 war die Thoraxaufnahme komplett unauffällig. Er war aber intubiert!

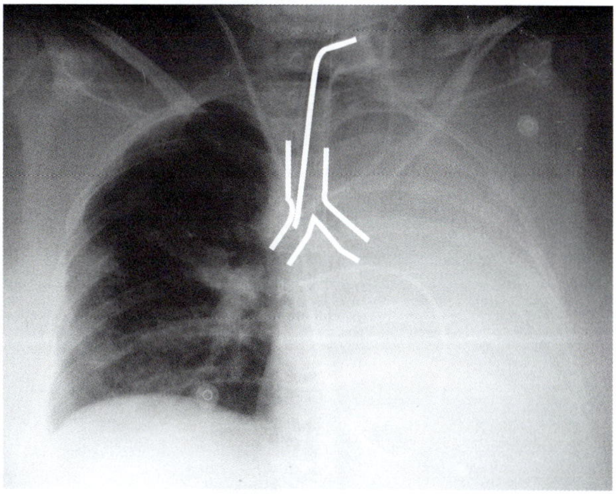

Abb. 34.4 Die nachgezogene Begrenzung der Trachea und die Markierung des Tubus zeigen die tiefe Lage des Tubus im rechten Hauptbronchus.

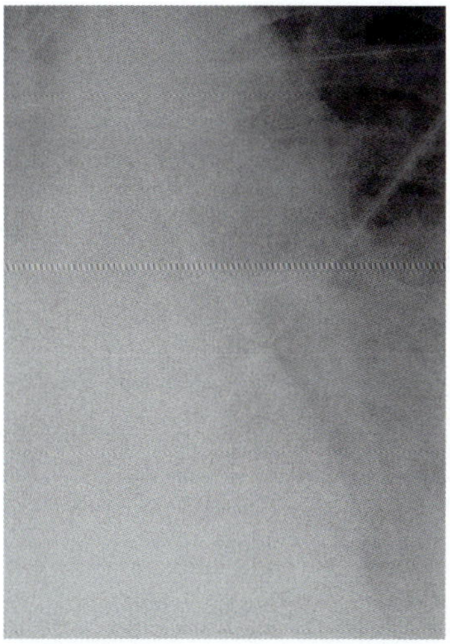

Abb. 34.5 Ausschnittsaufnahme des Herzschattens der ➤ Abb. 34.2. Die Spitze der Magensonde liegt sicher außerhalb des Oesophaguslagers. Sie liegt wahrscheinlich im linken Unterlappenbronchus – die Feststellung der atypischen Lage reicht jedoch für das weitere Vorgehen aus.

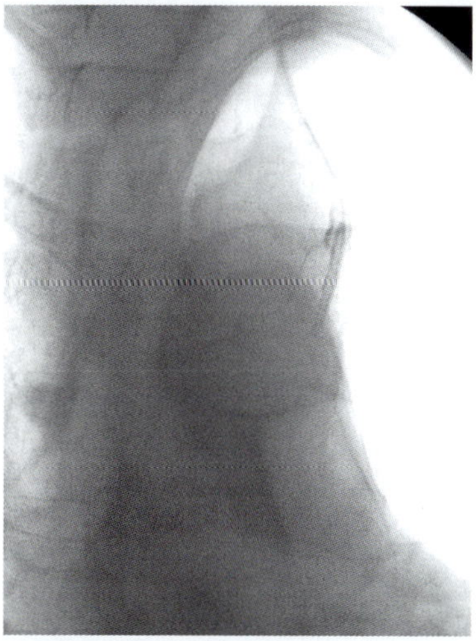

Abb. 34.6 Eine KM-Gabe – eigentlich nicht notwendig, wenn der Katheter wie hier so untypisch liegt – beweist die extravaskuläre Lage des ZVK. Das KM verteilt sich im mediastinalen Gewebe.

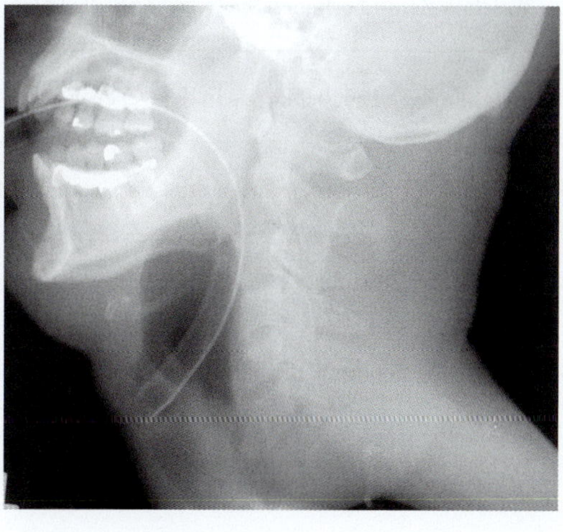

Abb. 34.7 Zu hohe und extrem gefährliche Lage des Tubus mit der Blockung sogar über dem Stimmlippenniveau. Das wurde im CT und dieser HWS-Aufnahme erkannt. Die Thoraxaufnahme zeigte den Tubus gar nicht. Das kann auch mit fehlliegenden ZVKs und Magensonden passieren.

35 Hüftschmerzen

Anamnese

Mit Hüftbeschwerden kommt ein 65-jähriger Patient zu Ihnen in die Praxis. Am schlimmsten seien die Beschwerden auf der linken Seite. Sein Bruder habe schon eine Hüftprothese wegen Arthrose. Er selbst wird seit geraumer Zeit wegen eines Lupus erythematodes behandelt. Sie lassen beide Hüften röntgen (➤ Abb. 35.1).

Merke

Bei Hüftbeschwerden sind Röntgenaufnahmen der Hüftgelenke indiziert. Die häufige Coxarthrose ist darauf gut zu erkennen und kann der Therapie zugeführt werden. Zeigen die Aufnahmen nur einen diskret pathologischen oder einen Normalbefund, müssen solche Erkrankungen ausgeschlossen werden, die schwerste Konsequenzen für das Gelenk haben.

1. **Welchen Befund erheben Sie in ➤ Abb. 35.1?**
2. **Welchen Befund erheben Sie in der Vergrößerung ➤ Abb. 35.2 ?**
3. **Welche Differenzialdiagnosen müssen Sie am Hüftgelenk bedenken?**
4. **Was ist Ihre Diagnose?**
5. **Welche Risikofaktoren gibt es?**
6. **Welche Untersuchungsmodalität setzen Sie zur genaueren Beurteilung ein?**

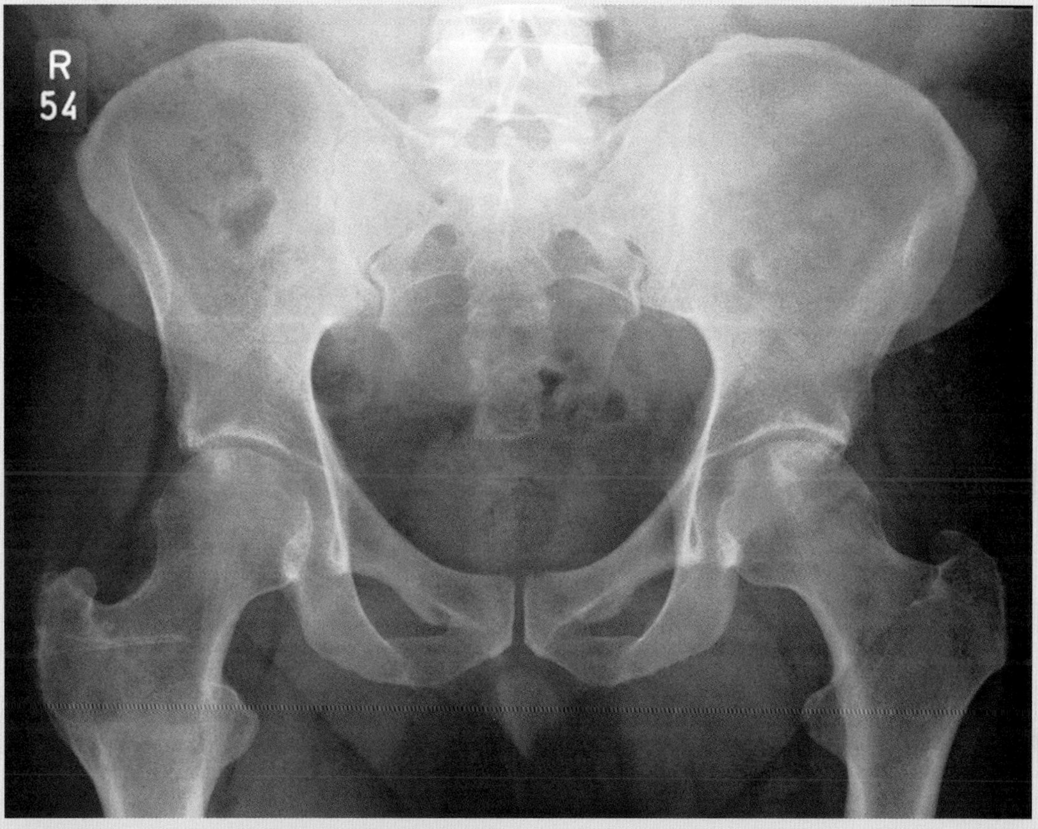

Abb. 35.1 Beckenübersicht

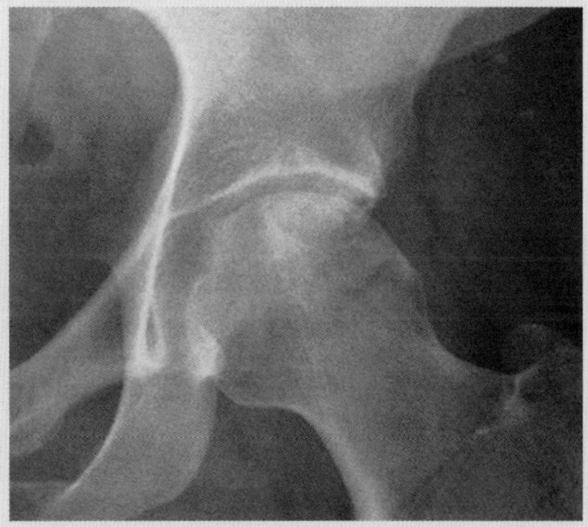

Abb. 35.2 Ausschnittsvergrößerung der linken Hüfte

1. Befund in ➤ Abb. 35.1

- Beidseits keine relevanten degenerativen Anbauten, normaler Gelenkspalt
- Angedeutete Verdichtung des Hüftkopfes links
- Postoperative Folgen am rechten Trochanter – wohl Z. n. Umstellung

2. Befund in ➤ Abb. 35.2

Entrundung/Abflachung des Hüftkopfes und Sklerosierungszone (➤ Abb. 35.3a, Pfeile, und ➤ Abb. 35.3b, Normalbefund)

3. Differenzialdiagnosen

- Coxarthrose, Coxarthritis, Hüftdysplasie, Z. n. kindlicher Epiphysiolyse
- Hüftkopfnekrose, Z. n. kindlicher Hüftkopfnekrose (Morbus Perthes)
- Transitorische Osteoporose

4. Diagnose

Typische **Hüftkopfnekrose**

5. Risikofaktoren der Hüftkopfnekrose

- Verletzungen des Hüftgelenks
- Sichelzellanämie, Morbus Gaucher, Lupus erythematodes
- Caisson-Krankheit (Taucherkrankheit, Dekompressionskrankheit)
- Kortisontherapie (z. B. nach Transplantation)
- Leberzirrhose, Hyperurikämie
- Alkohol- und Nikotinabusus, Hyperlipidämie

6. Untersuchungsmodalität zur genaueren Beurteilung

Für die genauere Beurteilung muss eine MRT durchgeführt werden. In diesen Aufnahmen kann man die Nekrose am frühesten und besten erkennen (T1-Wichtung ➤ Abb. 35.4, Pfeile; T2-Wichtung mit Fettsättigung ➤ Abb. 35.5, Pfeile).

Kommentar

Wesentlich ist die frühzeitige Diagnose der **Hüftkopfnekrose** und der **transitorischen Osteoporose,** die miteinander verwandt sind und ähnlich behandelt werden.

Kommunikation

Häufig sind Patient*innen betroffen, die bereits wegen anderer Erkrankungen von Kolleg*innen – z. B. aus der Dermatologie, Onkologie, Gastroenterologie, Transplantationschirurgie – behandelt werden. Da ist es besonders peinlich, wenn die Diagnose von Ihnen übersehen wird. Es gilt: Auf die Röntgenanforderung einer Hüftgelenksaufnahme gehören die Informationen über die Angehörigkeit zu einer der Risikogruppen! Auf einen MRT-Termin kann man manchmal wochenlang warten – trotzdem muss bis zum Ausschluss der Hüftkopfnekrose das Gelenk entlastet werden. Das müssen Patient*innen wissen und die Aufklärung darüber muss in der Krankenakte dokumentiert sein.

Zusammenfassung

Mit alternder Bevölkerung nehmen Hüftprobleme zu. Die Coxarthrose wird konventionell-radiologisch diagnostiziert. Die MRT erfolgt, wenn das Bild nicht passt.

Was wäre, wenn …

… die Hüfte im Röntgen und im MRT normal wäre?

Man würde sich bei anhaltenden Beschwerden sicherlich die Kniegelenke, die Iliosakralgelenke und die Lendenwirbelsäule anschauen.

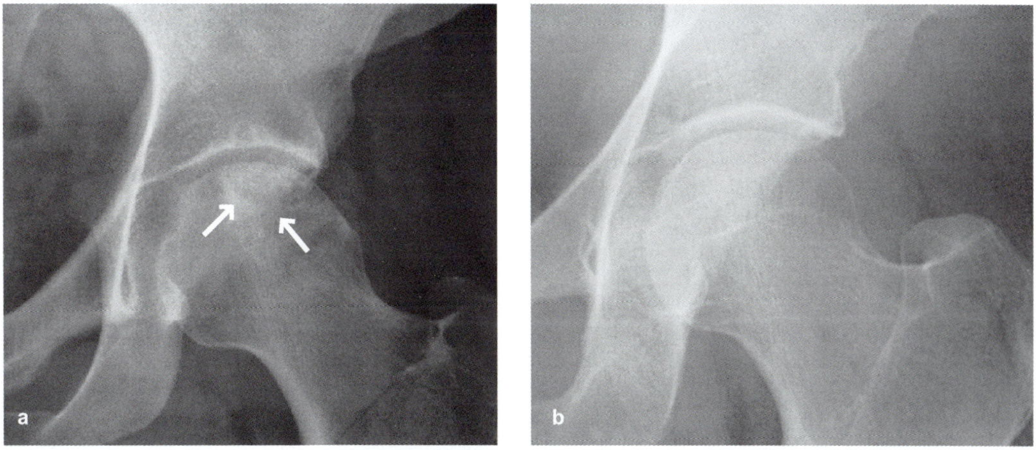

Abb. 35.3 a) Entrundung/Abflachung des Hüftkopfes und Sklerosierungszone (Pfeile)
b) Normalbefund linke Hüfte

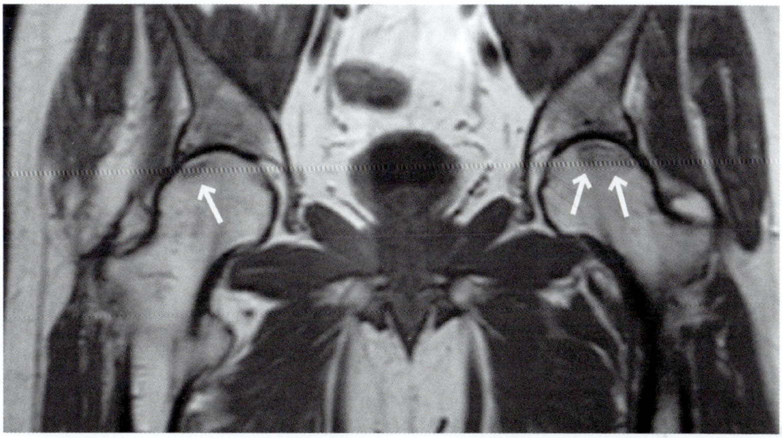

Abb. 35.4 MRT T1-Wichtung: Hüftkopfnekrose (Pfeile)

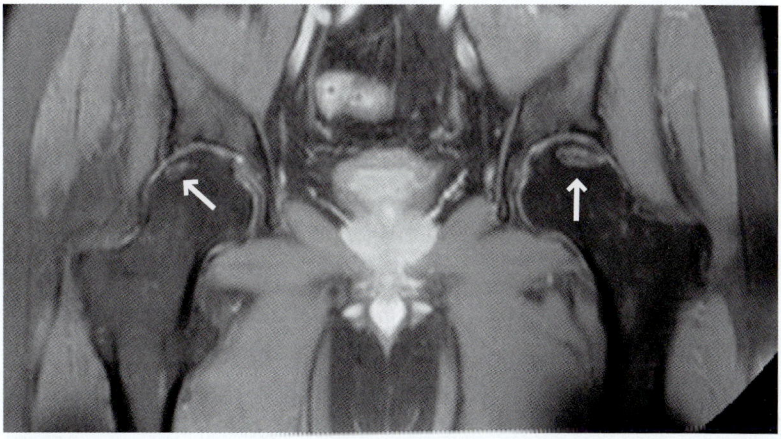

Abb. 35.5 MRT T2-Wichtung mit Fettsättigung: Hüftkopfnekrose (Pfeile)

36 Bewusstlos mit Pupillendifferenz

Anamnese

Dieser Patient wurde von einer aufmerksamen Passantin auf einer Parkbank direkt neben einer Schnellstraße entdeckt. Die hinzugerufene Notärztin stellte eine Bewusstlosigkeit mit Pupillendifferenz fest. Eine Kopfwunde konnte sie in dem arg verfilzten Haar nicht entdecken. Inzwischen wurde ein CT des Kopfes angefertigt (➤ Abb. 36.1, ➤ Abb. 36.2). Eine weitere Patientin wurde in einem Einkaufszentrum bewusstlos aufgefunden. Sie wird nach der Einlieferung sofort im CT untersucht (➤ Abb. 36.3).

Merke

Sämtliche Kopf-CTs in diesem Fall sind – wie es sich gehört – primär nativ angefertigt worden. Jede Kontrastmittelgabe vor einem Kopf-CT würde die Diagnose der Blutungen erschweren, da alle Läsionen mit Störungen der Blut-Hirn-Schranke sich in ähnlicher Weise darstellen würden. Daher auch vor der berühmten Polytraumaspirale der Notaufnahme die native CCT durchführen!

1. Welche Befunde erheben Sie in ➤ Abb. 36.1?

2. Welche Befunde erheben Sie in ➤ Abb. 36.2?

3. Welche Befunde erheben Sie in ➤ Abb. 36.3?

4. Welche zugrunde liegenden Erkrankungen müssen Sie bedenken?

5. Was ist die nächste bildgebende Maßnahme?

6. Wie ist die Prognose der beiden Patienten und warum?

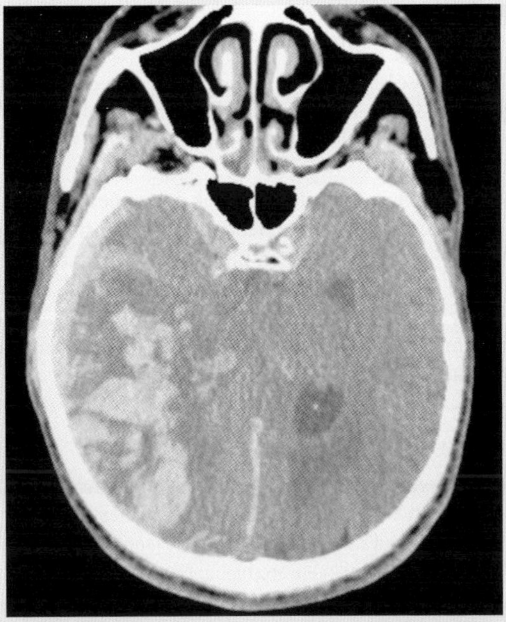

Abb. 36.1 Kopf-CT des Patienten von der Parkbank – Aufnahme 1

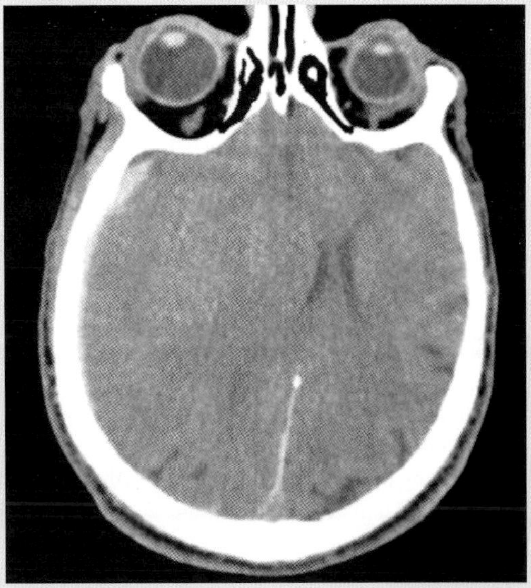

Abb. 36.2 Kopf-CT des Patienten von der Parkbank – Aufnahme 2

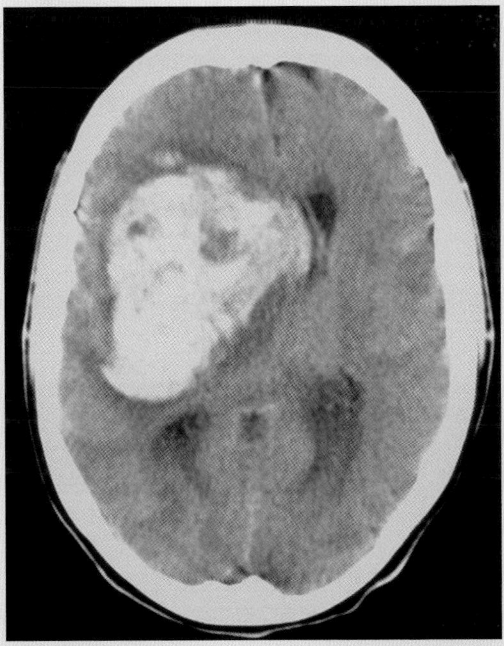

Abb. 36.3 Kopf-CT der Patientin aus dem Einkaufszentrum

1. Befunde in ➤ Abb. 36.1

- Riesige Blutung **(Massenblutung)** rechts (➤ Abb. 36.4, schwarzer Kreis)
- Subdurale Blutung rechte Konvexität (➤ Abb. 36.4, schwarze Pfeile)
- Hydrozephalus bei weitem Hinter- und Temporalhorn und aufgehobenen äußeren Liquorräumen (➤ Abb. 36.4, weißer Pfeil)

2. Befunde in ➤ Abb. 36.2

- Ödem rechts (➤ Abb. 36.5, aufgehobene Rinden-Mark-Differenzierung)
- Verlagerung des Septum pelucidum (➤ Abb. 36.5, weißer Pfeil) und der Mittellinie über 2 cm nach links (➤ Abb. 36.5, punktierte Linie = normaler Verlauf der Mittellinie)

3. Befunde in ➤ Abb. 36.3

- Massenblutung rechts
- Verlagerung des Septum pelucidum (➤ Abb. 36.6, Pfeil) und der Mittellinie über 2 cm nach links (➤ Abb. 36.6, punktierte Linie = normaler Verlauf der Mittellinie)
- Weite Hinterhörner als Hinweis auf Hydrozephalus

4. Mögliche zugrunde liegende Erkrankungen

- Bluthochdruck als Auslöser einer hypertensiven Blutung
- Aneurysmaruptur mit intrakranieller Blutung
- Einblutung in einen Infarkt/hämorrhagischer Infarkt
- Blutung einer arteriovenösen Malformation
- Einblutung in Metastase oder hirneigenen Tumor
- Hirnkontusion nach Trauma

5. Nächste bildgebende Maßnahme

Die Bildgebung für diese beiden Patienten ist abgeschlossen.

6. Prognose

Die Prognose ist bei beiden Patienten sehr schlecht. Die ausgeprägte Mittellinienverlagerung hat wahrscheinlich bereits eine Infarzierung der rechten Hemisphäre verursacht. Die Massenblutung ist zu groß.
Bei dem Patienten von der Parkbank deutet die auf das vaskuläre Territorium der A. cerebri media begrenzte Blutung auf einen hämorrhagischen Infarkt eben dieses Gefäßes hin. Bei der Patientin aus dem Einkaufszentrum ist die Genese der Blutung vollkommen unklar. Die Anamnese eines malignen Hypertonus oder einer Tumorerkrankung wäre aufschlussreich.

Kommentar

Das **Krisenmanagement** steht bei **intraparenchymatösen Blutungen** im Vordergrund. Es gilt, die intrakranielle Drucksteigerung medikamentös so gering wie möglich zu halten. Signifikante Mittellinienverschiebungen führen zu Gefäßkompressionen oder Infarzierung. Bricht die Blutung in das Ventrikelsystem ein oder kommt es zur Kompression z. B. des Aquädukts, resultieren eine Abflussbehinderung bzw. ein Hydrozephalus. Dieser ist mit einer Drainageneinlage in den Griff zu bekommen. Steigt der Druck intrakraniell, schwellen die äußeren Liquorräume zu. Schließlich kommt es zur Einklemmung am Tentorium oder im Foramen magnum. Der arterielle Zufluss in das Kranium versiegt und der Hirntod tritt ein.

Kommunikation

Bei der fatalen Prognose muss eine behutsame Benachrichtigung des sozialen Umfeldes erfolgen. Zu klären ist auch, ob eine Organspende erwogen werden kann.

Zusammenfassung

Das Kopf-CT ist neben der Thoraxaufnahme die wichtigste Untersuchung in der Notaufnahme. Diagnosefindung und Therapie müssen schnellstens erfolgen. Das liegt vor allem in Ihren Händen.

Was wäre, wenn …

… die CCTs komplett unauffällig wären?

Bewusstlosigkeit kann eine Vielzahl von internistischen und neurologischen Ursachen haben. Substanzmissbrauch oder Medikamentenintoxikationen müssen immer mit bedacht werden.

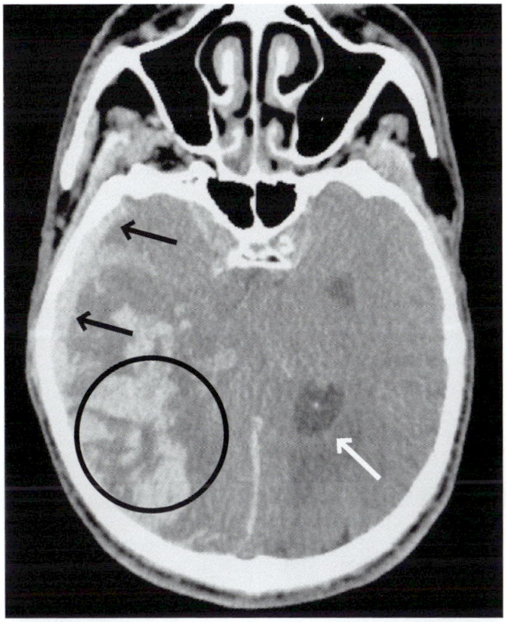

Abb. 36.4 Kopf-CT des Patienten von der Parkbank: Die schwarzen Pfeile markieren ein subdurales Hämatom, der weiße Pfeil das bei einer Abflussbehinderung erweiterte Ventrikelhinterhorn. Der schwarze Kreis umfasst Rinden- und Markblutungen.

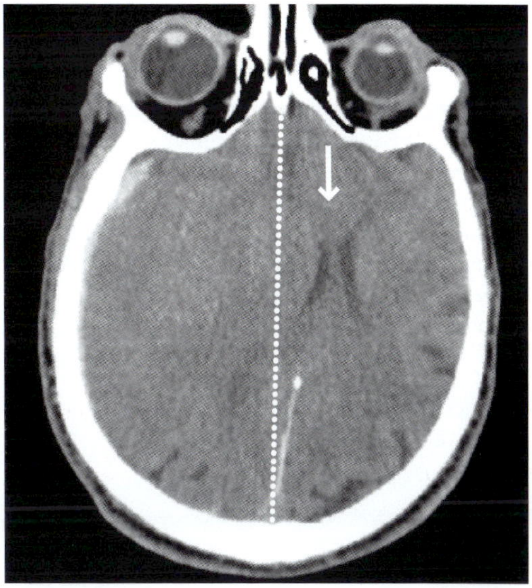

Abb. 36.5 Die markierte Mittellinie macht die enorme Verlagerung des mit dem weißen Pfeil markierten Septum pellucidum bei dem Patienten von der Parkbank deutlich.

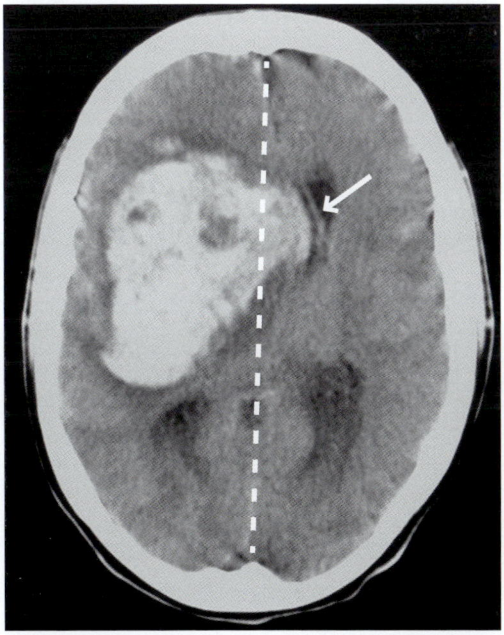

Abb. 36.6 Die markierte Mittellinie macht die fatale Verlagerung des mit dem Pfeil markierten Septum pellucidum durch die Massenblutung bei der Patientin aus dem Einkaufszentrum deutlich.

37 Die Finger schmerzen

Anamnese

Zwei ältere Damen kommen zusammen aus der Seniorenresidenz „Waldblick" in Ihre allgemeinmedizinische Praxis. Thekla Neumann fällt es immer schwerer, für ihre gerade geborene Enkelin die kleinen Wollsöckchen zu stricken. Isolde Rothnagel hat das schon vor Jahren aufgeben müssen. Nach der ersten Vorstellung in Ihrer allgemeinmedizinischen Praxis haben Sie für beide Patienten Röntgenaufnahmen der Hand angefordert (➤ Abb. 37.1, ➤ Abb. 37.2).

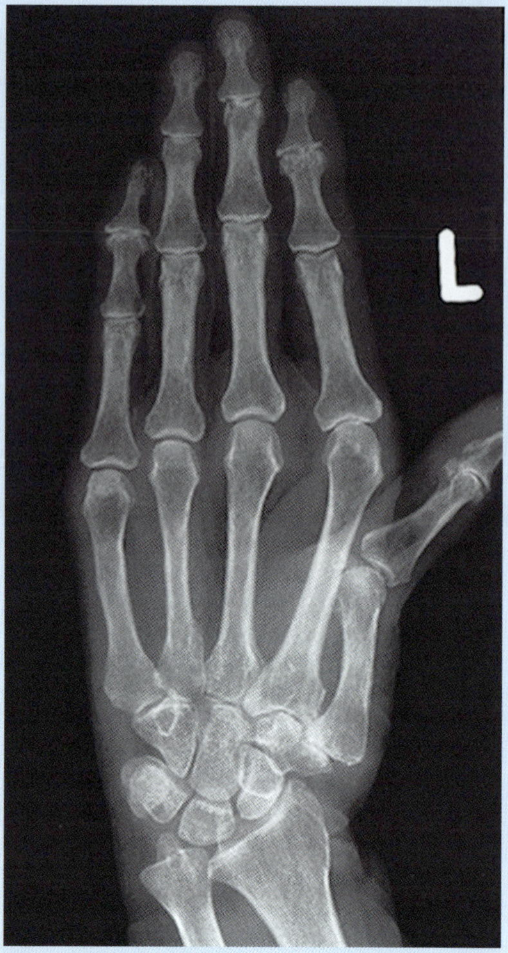

Abb. 37.1 Röntgenaufnahme der Hand von Patientin Neumann

1. **Beschreiben Sie die Befunde in ➤ Abb. 37.1!**
2. **Was ist die Diagnose?**
3. **Beschreiben Sie die Befunde in ➤ Abb. 37.2!**
4. **Wie lautet die Diagnose?**
5. **Was sind die typischen Veränderungen bei degenerativen Gelenkprozessen?**
6. **Welche typischen Veränderungen treten bei entzündlichen Gelenkprozessen auf?**

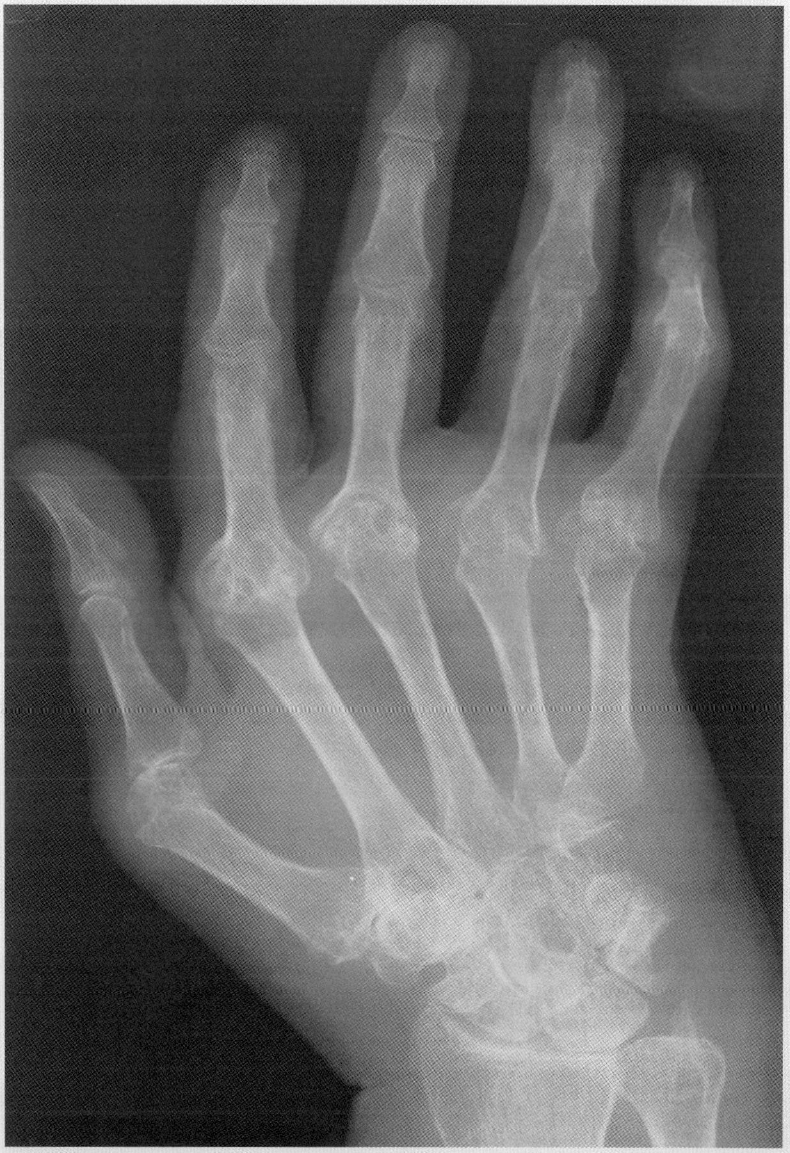

Abb. 37.2 Röntgenaufnahme der Hand von Patientin Rothnagel

1. Befunde in ➤ Abb. 37.1

- Schwalbenschwingenförmige Deformierungen der Fingerendgelenke (➤ Abb. 37.3a, Kreis)
- Verschmälerung des karpometakarpalen Gelenkspalts D1 (➤ Abb. 37.3b, Pfeil)
- Begleitende Sklerose
- Gelenknahe Sklerosierung
- Osteophytäre Anbauten
- Weichteilschwellung

2. Diagnose

- **Rhizarthrose:** Arthrose des karpometakarpalen Gelenks D1
- **Heberdenarthrose:** Arthrose der Fingerendgelenke

3. Befunde in ➤ Abb. 37.2

- Ulnardeviation der Finger
- Verschmälerung oder vollkommene Aufhebung des Gelenkspalts/Mutilation/Zerstörung der Fingergrundgelenke und Karpalgelenke
- Subluxationen der befallenen Gelenke
- Usuren an den Metakarpalköpfchen (➤ Abb. 37.4a, Pfeile) und am Processus styloideus ulnae, am Os capitatum und Os triquetrum (➤ Abb. 37.4b, Markierungen)
- Weichteilschwellung
- Entkalkung des Handskeletts

4. Diagnose

Typischer Befall der Hand bei einer **rheumatoiden Arthritis**

5. Typische Veränderungen bei Degeneration

- Osteophytäre Anbauten
- Gelenkspaltverlust in der Belastungszone/exzentrisch
- Geröllzysten periartikulär
- Sklerosierung des angrenzenden Knochens

6. Typischen Veränderungen bei Inflammation

- Usuren beginnend in der Gelenkperipherie
- Gelenkspaltverlust generalisiert/konzentrisch
- Entkalkung des angrenzenden Knochens
- Subluxation
- Ankylosierung im Spätstadium

Kommentar

Arthrose

Einzelne Gelenke sind deutlich häufiger von der Arthrose betroffen als andere: Das proximale **(Bouchardarthrose)** und das distale **(Heberdenarthrose)** Fingergelenk sind wohl die häufigsten Manifestationsorte. Das Daumensattelgelenk etwa (➤ Abb. 37.3b, Pfeil) ist bei älteren Menschen sehr oft arthrotisch. Im deutschen Sprachgebrauch nennt man die Degeneration hier **Rhizarthrose.** Das Großzehengrundgelenk, die Knie- und Hüftgelenke sind frequente Manifestationsorte am restlichen Körper.

Rheumatoide Arthritis

Die rheumatoide Arthritis beginnt typischerweise mit Usuren am Processus styloideus ulnae und greift dann auf den Karpus über. In den befallenen Gelenken kommt es zum **Verlust des Knorpels.** Aufgrund von Veränderungen des Kapsel-Band-Apparates subluxieren die Gelenke später. Schließlich können sie ankylosieren. Frühmanifestationen der periartikulären Weichteile sind auch mittels MRT zu detektieren.
Die tradierten Begriffe Arthrose und Arthritis dürfen nicht so verstanden werden, dass es bei der Arthrose keine Entzündung gibt und bei der Arthritis keine Gelenkabnutzung. Im angloamerikanischen Sprachgebrauch wird die Arthrose daher auch „Osteoarthritis" genannt. Es gibt entzündlich aktivierte Arthrosen. Und ausgeheilte Arthritiden sind selbstverständlich gute Gründe für eine folgende Arthrose.

Kommunikation

Bei beiden Patientinnen sind die Veränderungen weit fortgeschritten und das wissen sie sicherlich schon. Bei der rheumatoiden Arthritis muss es heutzutage zu so schweren Veränderungen nicht mehr kommen, denn die Therapie hat riesige Fortschritte gemacht. Bei arthrotischen Veränderungen helfen die Physiotherapie, die medikamentöse Schmerztherapie, gelegentlich eine Schmerzbestrahlung und schließlich die Endoprothetik.

Zusammenfassung

In der radiologischen Gelenkdiagnostik entscheidet man sich erst einmal für eine von zwei Schubladen: Entzündlich oder degenerativ. Die Kriterien dafür sind klar: Osteophytäre Anbauten, Sklerosierungen, Geröllzysten und exzentrischer Gelenkspaltverlust sprechen für die Degeneration, Erosionen/Usuren in der Gelenkperipherie, gelenknahe Entkalkungen, konzentrischer Gelenkspaltverlust und Subluxation eher für die Entzündung.

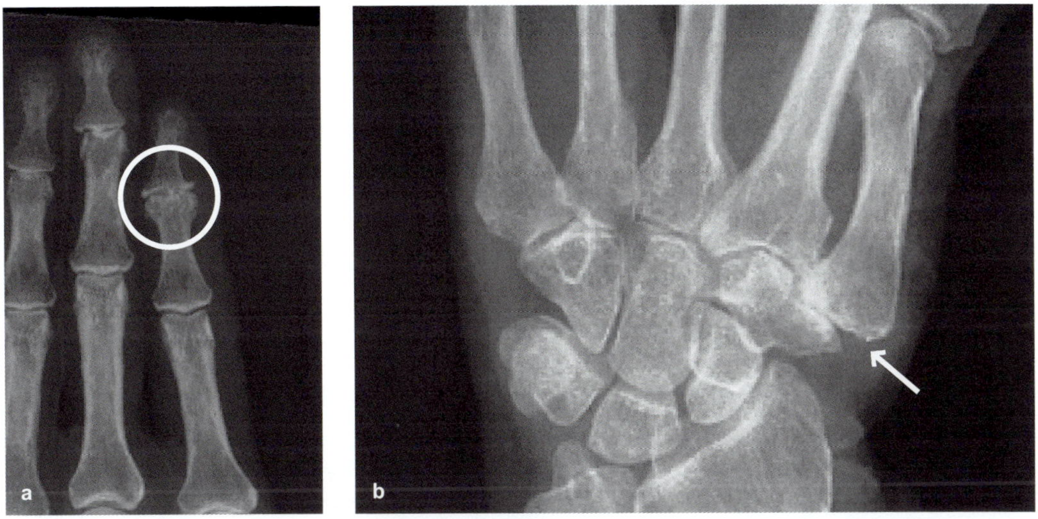

Abb. 37.3 a) Heberdenarthrose: Schwalbenschwingenförmige Deformierungen der Fingerendgelenke (Kreis)
b) Rhizarthrose: Verschmälerung des karpometakarpalen Gelenkspalts D1

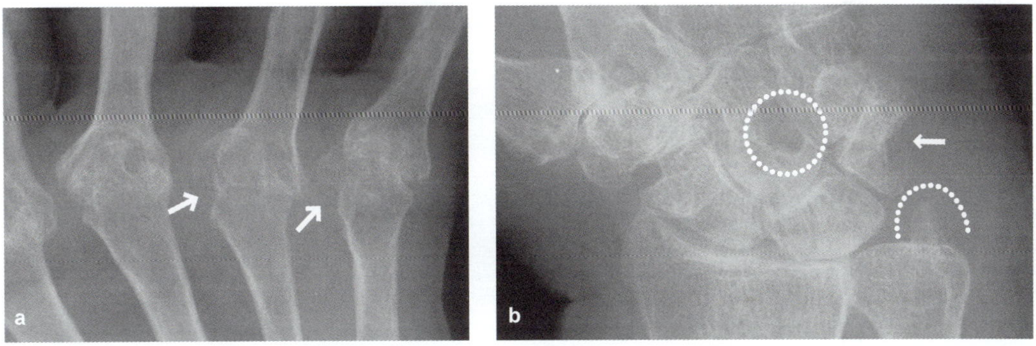

Abb. 37.4 a) Rheumatoide Arthritis: Usuren an den Metakarpalköpfchen (Pfeile)
b) Rheumatoide Arthritis: Usuren am Processus styloideus ulnae (gestrichelte Markierung), am Os capitatum (gestrichelter Kreis) und am Os triquetrum (Pfeil)

Was wäre, wenn …

… Beschwerden am Großzehengrundgelenk bestünden?

Das Großzehengrundgelenk wird maximal beansprucht. Eine Arthrose dort tritt daher mit steigendem Alter immer häufiger auf. Das Gelenk ist außerdem der Hauptmanifestationsort der Gicht, die sich durch klinisch typische Anfälle manifestiert und ebenfalls im Alter zunimmt. Radiologisch sieht man große Usuren als Ausdruck der Arthritis – die „Tophi" (➤ Abb. 37.5). Die Zeichen der Arthrose und der Gicht können sich überlappen.

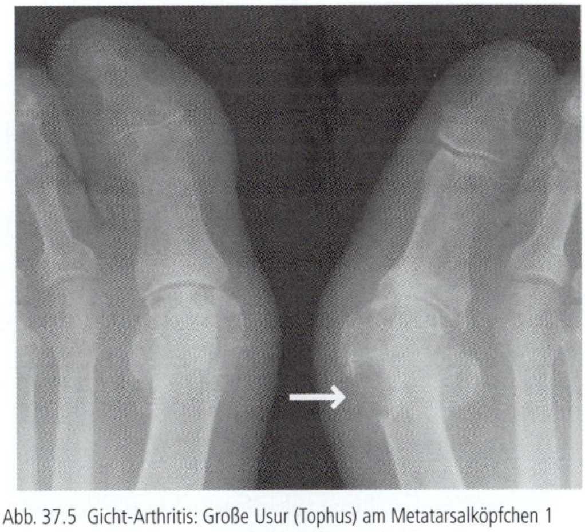

Abb. 37.5 Gicht-Arthritis: Große Usur (Tophus) am Metatarsalköpfchen 1 (Pfeil). Gleichzeitig bestehen ein Hallux valgus und eine Arthrose.

38 Fieber, müde, Gewichtsverlust

Anamnese

Sie sind als Betriebsarzt eines großen Flugzeugherstellers auch zuständig für die pulmonologische Spezialambulanz. Drei der heutigen Patientinnen und Patienten haben Sie nach der klinischen Untersuchung eine Röntgenaufnahme der Lunge verordnet ➤ Abb. 38.1, ➤ Abb. 38.2, ➤ Abb. 38.3). Alle klagen über leichte Dyspnoe, gelegentliche subfebrile Temperaturen sowie leichten Gewichtsverlust. Ernsthaft krank fühlt sich aber keiner von ihnen.

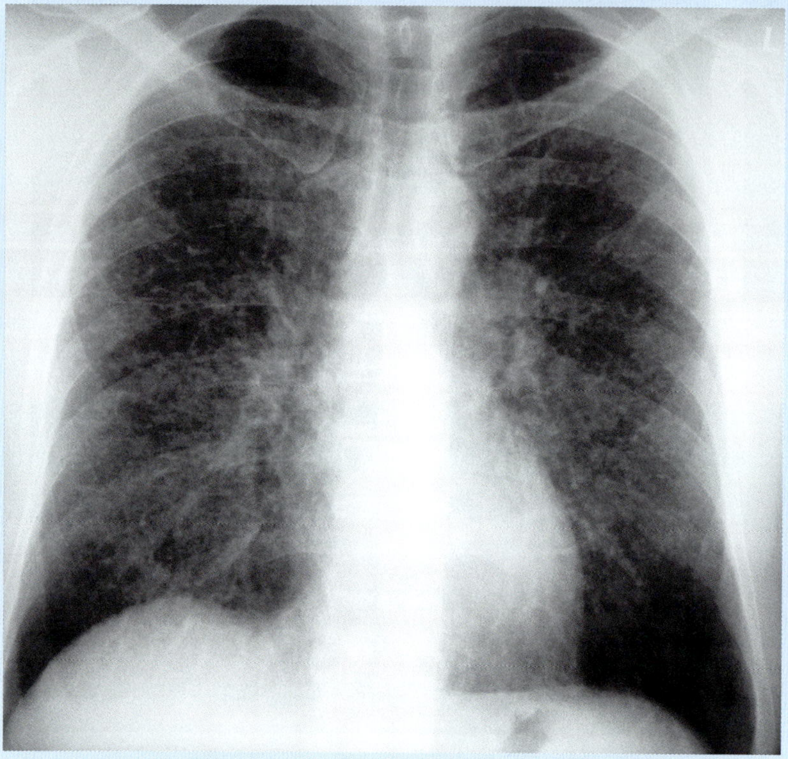

Abb. 38.1 Röntgenaufnahme der Lunge von Patient 1

1. **Beschreiben Sie die Befunde in ➤ Abb. 38.1. Wie lautet Ihre Diagnose?**

2. **Beschreiben Sie die Befunde in ➤ Abb. 38.2. Wie lautet Ihre Diagnose?**

3. **Beschreiben Sie die Befunde in ➤ Abb. 38.3. Wie lautet Ihre Diagnose?**

4. **Was sind die Differenzialdiagnosen?**

5. **Welche Untersuchung veranlassen Sie zur genaueren Klassifizierung und Differenzierung? Welche Befunde erwarten Sie?**

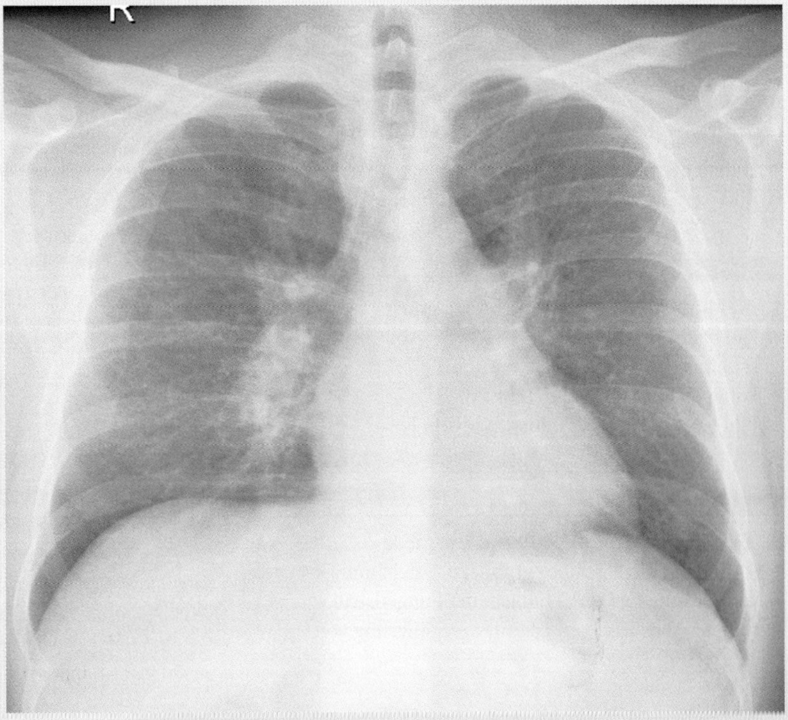

Abb. 38.2 Röntgenaufnahme der Lunge von Patient 2

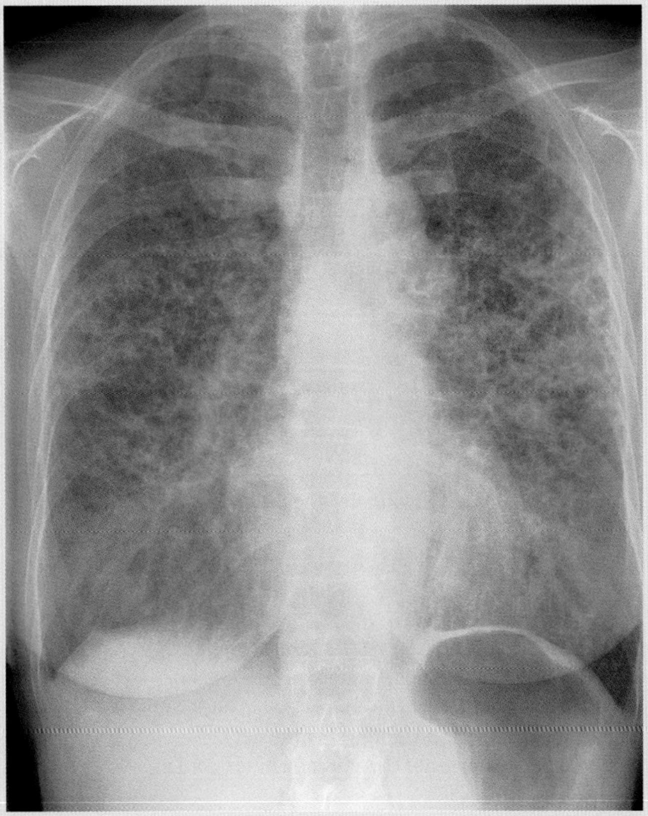

Abb. 38.3 Röntgenaufnahme der Lunge von Patientin 3

1. Befunde in ➤ Abb. 38.1 und Diagnose

- In beiden Lungenfeldern diffuse feinnoduläre Zeichnungsvermehrung, perihilär betont ➤ Abb. 38.4a, Ausschnittsvergrößerung von ➤ Abb. 38.1).
- Hili nicht evident vergrößert
- Bild passend zu **Sarkoidose Stadium III**

2. Befunde in ➤ Abb. 38.2 und Diagnose

- Hili beidseits evident vergrößert (➤ Abb. 38.4b, Ausschnittsvergrößerung von ➤ Abb. 38.2)
- Lungenparenchym regelrecht
- Bild passend zu **Sarkoidose Stadium I**

3. Befunde in ➤ Abb. 38.3 und Diagnose

- In beiden Lungenfeldern grobnetzige Zeichnungsvermehrung mit Verziehungen der Lungenstruktur (➤ Abb. 38.4c, Ausschnittsvergrößerung von ➤ Abb. 38.3)
- Hili nicht evident vergrößert
- Bild passend zu **Sarkoidose Stadium IV**

4. Differenzialdiagnosen

- Für die Lungenveränderungen:
  - Miliartuberkulose (feinnodulär)
  - Lungenfibrosen
  - Pneumokoniosen (Silikose, Kohlenstaublunge)
  - Mukoviszidose
  - Lymphangiosis carcinomatosa
- Für die Hilusveränderungen:
  - Lymphom
  - Tuberkulose
  - Pulmonal arterielle Hypertonie

5. Untersuchung zur Klassifizierung und Differenzierung

Hochauflösende CT des Lungenparenchyms:

- Stadium I: nur Lymphknoten-Vergrößerungen
- Stadium II: Lymphknoten-Vergrößerungen und feinnoduläre Veränderungen des Parenchyms (➤ Abb. 38.5a, Normalbefund in ➤ Abb. 38.5b)
- Stadium III/IV: Parenchymveränderungen oder Lungenfibrose (Spätfolge: **Honigwabenmuster)**
- Eine Bronchoskopie mit Gewebeentnahme oder Lavage sichert die Diagnose.

Kommentar

Die Sarkoidose tritt am häufigsten in der Lunge auf; weitere Manifestationsorte sind Gelenke, Knochen, Leber, Milz, die Augen und Meningen sowie die Haut (Erythema nodosum).

Stadieneinteilung:

- Stadium 0: Normale Lunge, anderes Organ befallen
- Stadium I: Lymphknotenvergrößerung bilateral, Lungengewebe regelrecht
- Stadium II: Lymphknotenvergrößerung bilateral, Granulome diffus im Lungengewebe
- Stadium III: Lungenmanifestation ohne Lymphknotenvergrößerung
- Stadium IV: Fibrose, Funktionsverlust der Lunge – „honeycombing".

Kommunikation

Das sollte der Patient wissen: Die Sarkoidose verläuft häufig symptomfrei oder symptomarm. Eine Unterform, die noduläre Sarkoidose, kann allerdings beeindruckende Lungenherde verursachen, die bei der Erstdiagnose und im Verlauf von Metastasen unterschieden werden müssen. Diese Erkrankung gehört in die Hände erfahrener Pulmonolog*innen.

Zusammenfassung

Bei jungen Menschen mit großen Hili und Knötchen in der Lunge muss man an die Sarkoidose denken. Atypische Formen der Sarkoidose können aber auch große Tumoren simulieren. Die einfachen Formen behandelt dieser Fall.

Was wäre, wenn ...

... einer der Erkrankten normalerweise in der großen Niederlassung Ihrer Firma in New Orleans arbeiten würde?

Sie müssten eine Histoplasmose erwägen. Diese ist in Teilen der USA, besonders dem Mississippi-Tal, endemisch und weist ein ähnliches Erscheinungsbild auf. Daran denken muss man auch bei Patient*innen aus Südamerika und Asien.

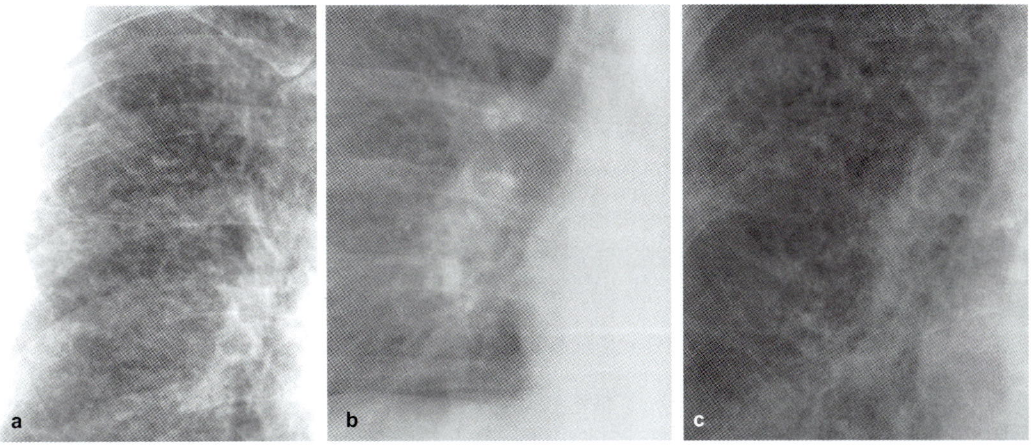

Abb. 38.4 a) Feinknotig-netziges Muster im Lungenkern bei der Sarkoidose Stadium III
b) Hilusverplumpung durch Lymphknotenvergrößerungen bei Sarkoidose mit normaler Lunge Stadium I
c) Grobnetzige Veränderung der Lungenstruktur in der Art einer fortgeschrittenen Lungenfibrose („honeycombing")

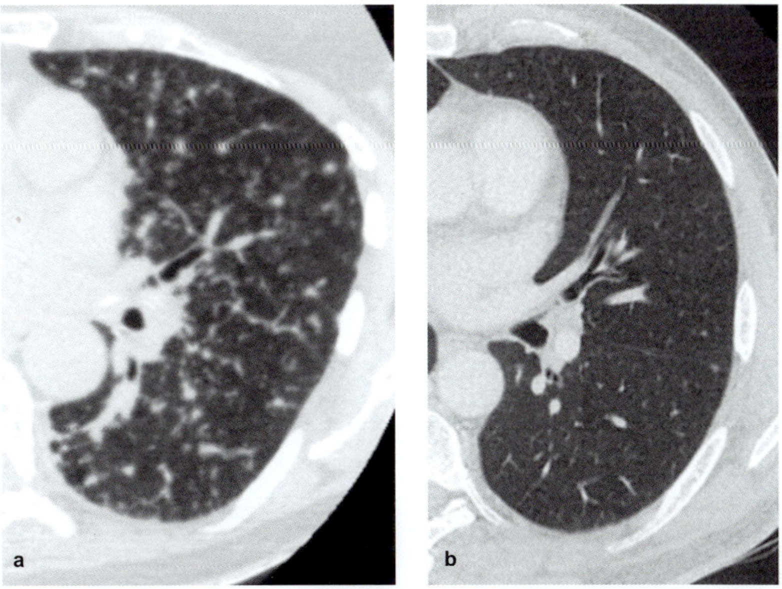

Abb. 38.5 a) Hochauflösende CT des Lungenparenchyms: Lymphknoten-Vergrößerungen und feinnoduläre Veränderungen des Parenchyms bei Sarkoidose Stadium II
b) Normalbefund im hochauflösenden CT des Lungenparenchyms

39 Notfall im dritten Dienst

Anamnese

Es ist Ihr dritter Nachtdienst in der Notaufnahme. Die Notärztin bringt in größter Eile einen nicht ansprechbaren älteren Patienten in den Reanimationsraum. Der Patient ist bereits intubiert. Die Thoraxaufnahme zeigt keine Auffälligkeiten. Laut Notärztin wurde der Patient im Gebüsch direkt an der Schnellstraße von einem vorbeifahrenden Taxifahrer gesichtet. Sie arbeiten sich mit Ihrem Schallgerät durch das Gewühle an den Patienten heran.

Merke

Bei Verdacht auf ein schweres Trauma gehört „der Schall" in die erste Reihe. Die Sonografie wird während der sonstigen anästhesistischen und chirurgischen Versorgung durchgeführt. Die Aussagen müssen klar und deutlich sein sowie von der Protokollführung im Reanimationsraum zur Kenntnis genommen werden. Sie sollten bei relevanten Befunden bereits während der Untersuchung erfolgen. Gegebenenfalls muss die Untersuchung zugunsten dringlicher chirurgischer Sofortmaßnahmen abgebrochen werden.
Das Ultraschallgerät in der Notfallaufnahme sollte ein einfach zu bedienendes, handliches Gerät mit höchster Bildqualität sein. Eine solide Ausbildung und eine Einweisung an dem speziellen Gerät ist Pflicht. Besonders in der Notfallsituation wird man schnell gebeten, „mal eben" die Untersuchung durchzuführen. Diese äußerst wichtigen Untersuchungen ohne entsprechendes Vorwissen durchzuführen, ist fahrlässig. Die optimalen Geräteeinstellungen sollten bekannt und das Gerät so konfiguriert sein, dass Desinfektionsmaßnahmen die Parameter nicht verstellen können.

1. **Welche Schnittführung liegt in ➤ Abb. 39.1 vor?**

2. **Welche Organe sind zu sehen? Wie heißt der dargestellte Raum?**

3. **Welche Strukturen sind in ➤ Abb. 39.2 zu sehen?**

4. **Wie lautet Ihre Diagnose? Was sind die wichtigen Differenzialdiagnosen?**

5. **Welche weiteren Befunde müssen Sie sonografisch umgehend ausschließen, wenn möglich? Welche weitere Bildgebung ist bei Trauma essenziell?**

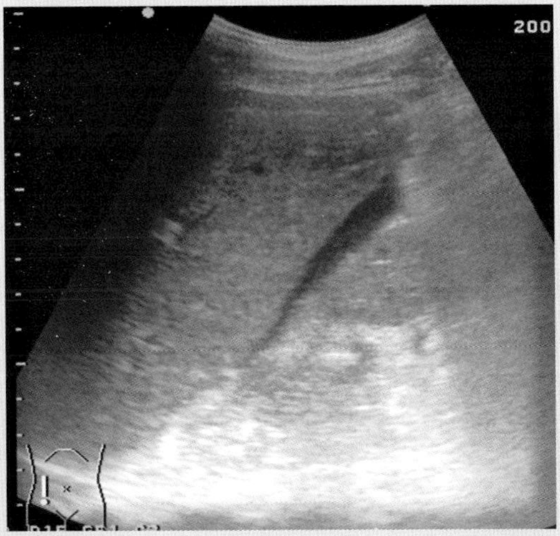

Abb. 39.1 Schnitt 1

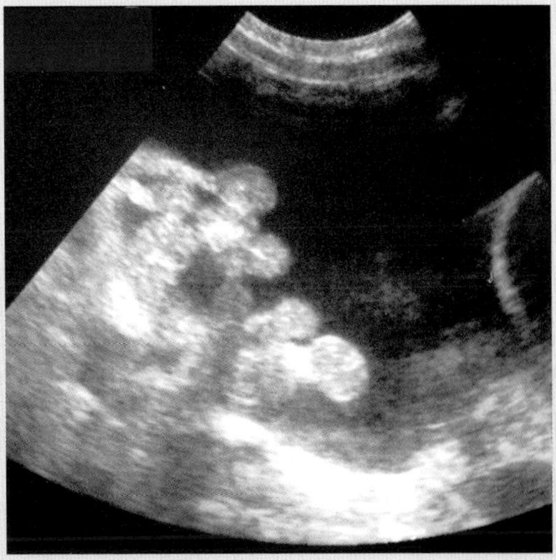
Abb. 39.2 Schnitt 2

1. Schnittführung

Rechte Seite des Körperstammes, etwa unter Zwerchfellniveau, kraniokaudale Schallkopfausrichtung, koronaler Schnitt

2. Dargestellte Organe und Raum

Kranial (links im Bild) ist die Leber zu sehen, in Bildmitte die Niere; der Schallschatten ist durch eine Rippe verursacht. Dargestellt ist außerdem der sog. **Morison-Raum** (➤ Abb. 39.3, Pfeil) – er steht für die abdominale Höhle.

3. Strukturen in ➤ Abb. 39.2

Dünndarmschlingen (➤ Abb. 39.4, Pfeile)

4. Diagnose, Differenzialdiagnosen

Diagnose: **Freie Flüssigkeit im Abdomen.**

Wesentliche DD:

- Blutung
- Darmruptur
- Blasenruptur
- Aszites (vorbestehend)

Laparotomie umgehend erforderlich, wenn Aszites ausgeschlossen werden kann.

5. Dringlich zu erfassende Befunde und weitere Bildgebung

- Flüssigkeit/Blut im Perikard (➤ Abb. 39.5)
- Flüssigkeit/Blut im Pleuraraum beidseits
- Organruptur, Aortenruptur

Keine weitere Bildgebung bei Trauma, der Patient muss umgehend operiert werden.

Kommentar

Schallprotokoll bei Polytrauma

Bei der Untersuchung beginnen Sie mit der Einstellung des rechten Zwerchfells seitlich an der Thoraxwand und kraniokaudaler Ausrichtung der Schallsonde. Sie erkennen dabei Flüssigkeit im Pleuraraum. Sodann fahren Sie nach kaudal und stellen den **Morison-Raum** zwischen der Leber und dem fettigen Nierenlager dar. Diese Spalte wird nur dann richtig sichtbar, wenn sie mit echoarmer Flüssigkeit gefüllt ist, d. h. Flüssigkeit, die im Abdomen frei verläuft. Diesen Spalt betrachten Sie mit besonderer Ruhe und Konzentration, im Zweifel etwas länger.

Danach fahren Sie an der unteren Leberspitze entlang nach ventral. Dabei kommen Sie an der Gallenblase vorbei. Haben Sie den linken Leberlappen erreicht, drehen Sie die Schallsonde um 90° in die mediolaterale Ausrichtung. Jeweils bis tief unter das Zwerchfell schauend und dabei die Sonde nach kranial einwinkelnd schauen Sie sich die Leber in mehreren Durchgängen zügig von links nach rechts noch einmal in transversaler Schnittrichtung an. Erreichen Sie unterwegs das Xiphoid, winkeln Sie die Sonde stark nach kranial und schauen auf das Herz. Hier ist vor allem Flüssigkeit im Perikard auszuschließen. Ist die Analyse der Leber beendet, stellen Sie sich das linke Zwerchfell ein (wieder mit kraniokaudaler Ausrichtung der Schallsonde). Auch hier erkennen Sie schnell Flüssigkeit im Pleuraraum. Unter dem Zwerchfell wird die Milz angeschaut – und auch hier auf umgebende Flüssigkeit geachtet. Nach kaudal schließt sich die Niere an. Die abschließende Schallstrecke gilt den mittelständigen Strukturen des Abdomens und erfolgt wieder mit mediolateraler Ausrichtung der Schallsonde. Sie beginnen über dem Pankreaslager und gleiten dann an der Aorta, der Sie besondere Aufmerksamkeit schenken, entlang bis ins kleine Becken. Dabei suchen Sie unter anderem nach Flüssigkeit zwischen den Darmschlingen. Natürlich sind andere Schallprotokolle möglich. Der Ablauf sollte jedoch umfassend sein und auch im Halbschlaf beherrscht werden.

Kommunikation

Der **relevante Befund** wird sofort in knappen Worten an die Protokollführung weitergegeben. Beim schriftlichen Befund sollte keinesfalls vergessen werden, die **Uhrzeit auf die Minute genau zu notieren.** Die Patient*innen befinden sich zum Untersuchungszeitpunkt in intensiver Behandlung. Im Schock bluten sie kaum; steigt der Druck aufgrund intensivmedizinischer Maßnahmen wieder an, nimmt auch der Blutungsdruck zu. Keinesfalls sollte man die Aussagekraft der Untersuchung überschätzen. Leber und Milz – als häufigste kontusionierte Organe im Abdomen – sind im Notfallultraschall nicht mit letzter Sicherheit zu beurteilen. Bleiben Fragen offen – und ist noch Zeit dazu –, sollte eine CT erfolgen.
Dies wird bei entsprechender Infrastruktur eine **Traumaspirale** sein. Keinesfalls sollte die Bildgebung als Ersatz für notwendige Interventionen angesehen werden und diese aufhalten.

Zusammenfassung

In der Notaufnahme ist der Ultraschall inzwischen die Fortsetzung der körperlichen Untersuchung. Beim Trauma kann er noch während der Kreislaufstabilisierung erfolgen. Bei signifikanten Befunden kann es danach direkt in den OP gehen.

Was wäre, wenn ...

... der Schallbefund komplett normal wäre?

Jeder Untersuchungsbefund ist eine zeitliche Stichprobe. Ein Kontrollschall ist auf jeden Fall angesagt und bei klinischer Verschlechterung sowieso.

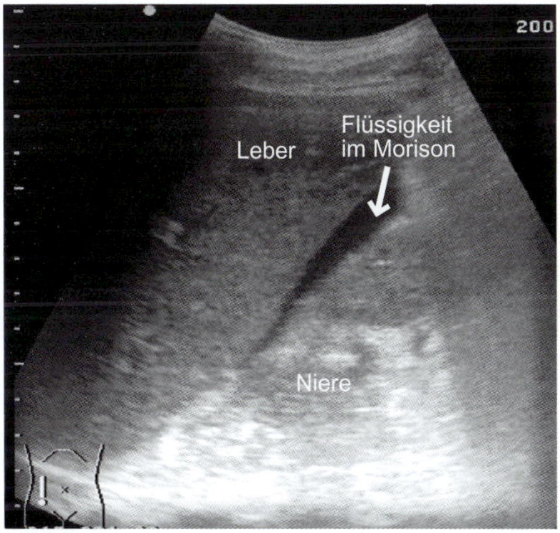

Abb. 39.3 Flüssigkeit im Morison-Raum zwischen Leber und Niere

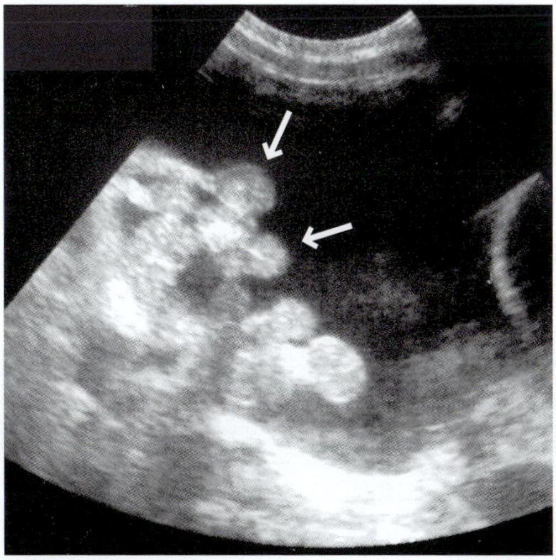

Abb. 39.4 Massiv freie Flüssigkeit, die die Dünndarmschlingen (Pfeile) aufschwimmen lässt

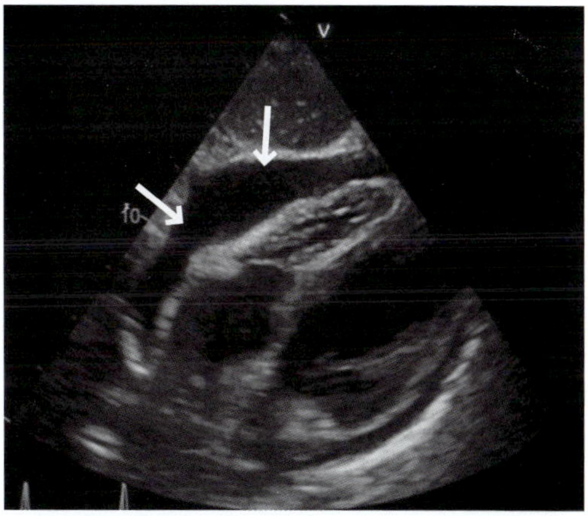

Abb. 39.5 Ein subxiphoidal eingewinkelter Schnitt zeigt Flüssigkeit im Herzbeutel (Pfeile).

40 Akute Bauchschmerzen

Anamnese

Dieser Patient kommt mit schwersten Bauchschmerzen zu Ihnen in die Ambulanz. Der Ultraschall ist erschwert durch viele luftgefüllte Darmschlingen. Die Abdomenübersicht im Stehen zeigt keine freie Luft und eine normale Luftverteilung. Eine Region im Mittelbauch erregt jedoch Ihre Aufmerksamkeit (➤ Abb. 40.1).
Sie erinnern sich an CT-Bilder eines anderen Patienten mit ähnlichen Beschwerden (➤ Abb. 40.2a, b).

Merke

Gelegentlich erhebt man Befunde, die sehr beeindruckend und interessant sind. Häufig weisen sie in eine ganz bestimmte Richtung. Man sollte dann den Befund in seiner Gänze beschreiben und werten. Als Letztes aber sollte man sich die Untersuchung noch einmal ganz unvoreingenommen anschauen – um andere relevante Befunde zu suchen. So vermeidet man den „Satisfaction of Search"-Effekt – die Abnahme der Aufmerksamkeit, wenn eine erste Auffälligkeit gefunden worden ist. Bedenken Sie, dass der Großteil des Patientenguts polymorbide ist. Oder wie viele Tabletten nehmen Ihre Großeltern jeden Morgen ein? ☺

1. **Welche Befunde erheben Sie in ➤ Abb. 40.1?**

2. **Welche Erkrankung liegt zugrunde? Welche Ursachen gibt es?**

3. **Was ist die nächste bildgebende Untersuchung und weshalb?**

4. **Welche Komplikationen sehen Sie in ➤ Abb. 40.2a?**

5. **Welche Komplikationen sehen Sie in ➤ Abb. 40.2b?**

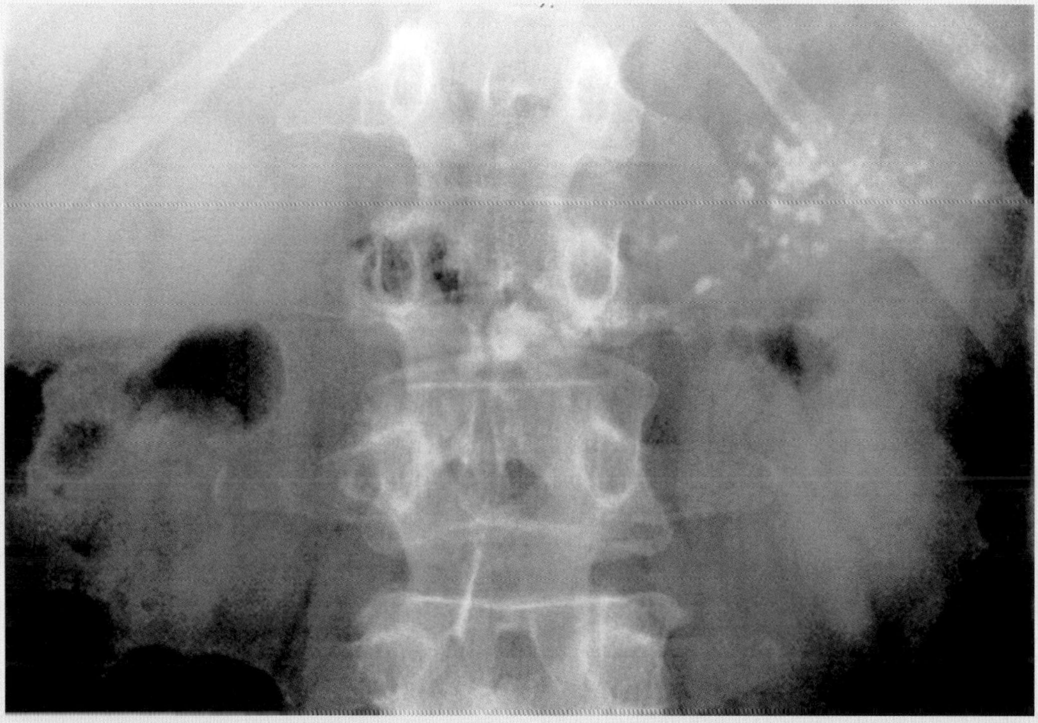

Abb. 40.1 Ausschnitt aus der Abdomenübersichtsaufnahme des akuten Patienten

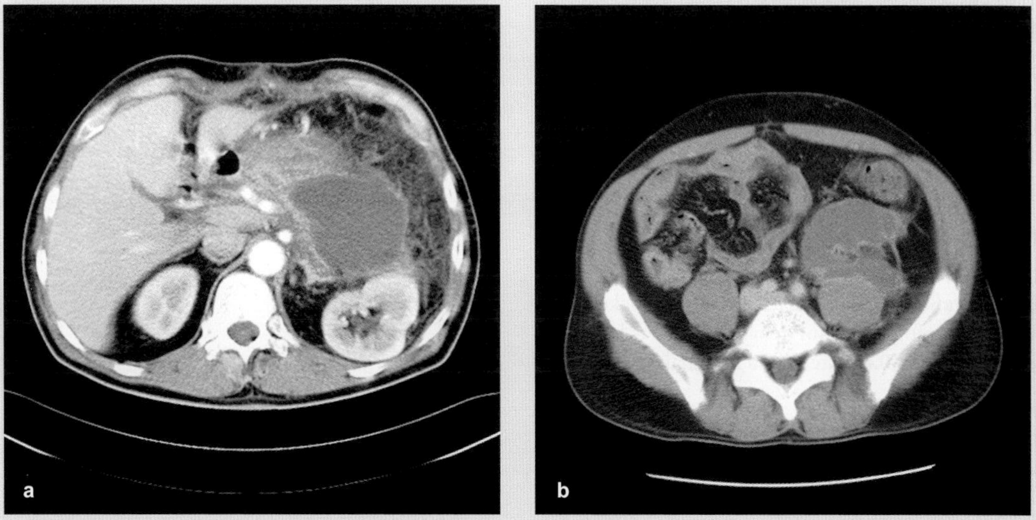

Abb. 40.2 CT-Aufnahmen 1 (a) und 2 (b) des anderen Patienten mit ähnlichen Beschwerden

1. Befunde in ➤ Abb. 40.1
Grobschollige Verkalkungen im Pankreaslager (➤ Abb. 40.3a, Umriss)

2. Erkrankung und Ursachen
Die Verkalkungen sind Folge und pathognomonisches Zeichen einer **chronischen Pankreatitis.** Alkoholabusus ist die häufigste Ursache der Pankreatitis, weitere sind:

- Gallensteine
- Mukoviszidose bei Jugendlichen
- Trauma, auch iatrogen (nach ERCP)

3. Nächste bildgebende Untersuchung
Die CT des Abdomens mit Kontrastmittel ist die nächste Untersuchung, um einen akuten Schub und sein Ausmaß zu erkennen. Die Verkalkungen (➤ Abb. 40.3b, Umriss) und die für eine chronische Pankreatitis typische Erweiterung des Pankreasgangs (➤ Abb. 40.3b, Pfeile) sieht man auch im CT.
Pankreatitiden können allerdings CT-morphologisch auch blande verlaufen.

4. Komplikationen in ➤ Abb. 40.2a
Pankreaspseudozyste: Die in die Umgebung laufenden Enzyme dauen das umgebende Gewebe an und formen Flüssigkeitsverhalte ➤ Abb. 40.4a, Kreis).

5. Komplikationen in ➤ Abb. 40.2b
Nekrosestraße: Die Flüssigkeitsverhalte entwickeln sich der Schwerkraft folgend auf dem M. iliopsoas bis in die Iliakal- (➤ Abb. 40.4b, Kreis) und Inguinalregion.

Kommentar

Der akute Schub einer chronischen **Pankreatitis** wird primär durch Laboruntersuchungen entdeckt. Der Ultraschall führt oft nicht weiter, weil der Mittelbauch luftüberlagert ist. Die Abdomenübersicht schließt die Darmperforation und den Ileus als Schmerzursache aus. Die CT bestätigt die Diagnose und zeigt im Falle eines akuten Schubes gleichzeitig die Perfusion des Organs, seinen Schwellungsgrad und Nekrosestraßen im Retroperitoneum besonders in den Milzhilus und entlang des M. iliopsoas. Das aggressive Pankreasexsudat kann sich einen Weg in den Darm, die Gefäße und die Organe bahnen.

Kommunikation

Die erheblichen Schmerzen müssen gelindert werden. Drainageeinlagen – entweder perkutan im CT oder endoskopisch transgastral – können notwendig werden, wenn Superinfektionen der Flüssigkeitsverhalte drohen oder stattgefunden haben, und wenn die raumfordernde Wirkung zu groß wird. Was am zielführendsten ist, wird interkollegial entschieden.

Zusammenfassung

Beim akuten Abdomen sollte die Stufendiagnostik erfolgen: Ultraschall, Abdomenübersicht im Stehen oder in Linksseitenlage, CT des Abdomens. Aus jeder Stufe heraus kann es bei Bedarf in den OP gehen.

Was wäre, wenn ...

... die Bildgebung komplett normal wäre?

Eine Pankreatitis kann bildgebend nicht ausgeschlossen werden. Die Laborparameter sind unverzichtbar.

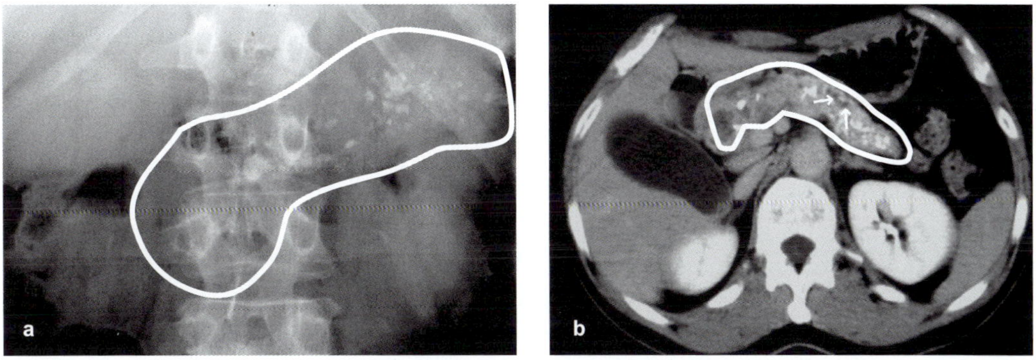

Abb. 40.3 a) Die Markierung zeigt das Pankreaslager. Die Verkalkungen im Pankreasgewebe sind gut zu erkennen.
b) Das gleiche Pankreas im CT. Die Markierung zeigt das Pankreaslager die Pfeile die für eine chronische Pankreatitis typische Erweiterung des Pankreasgangs.

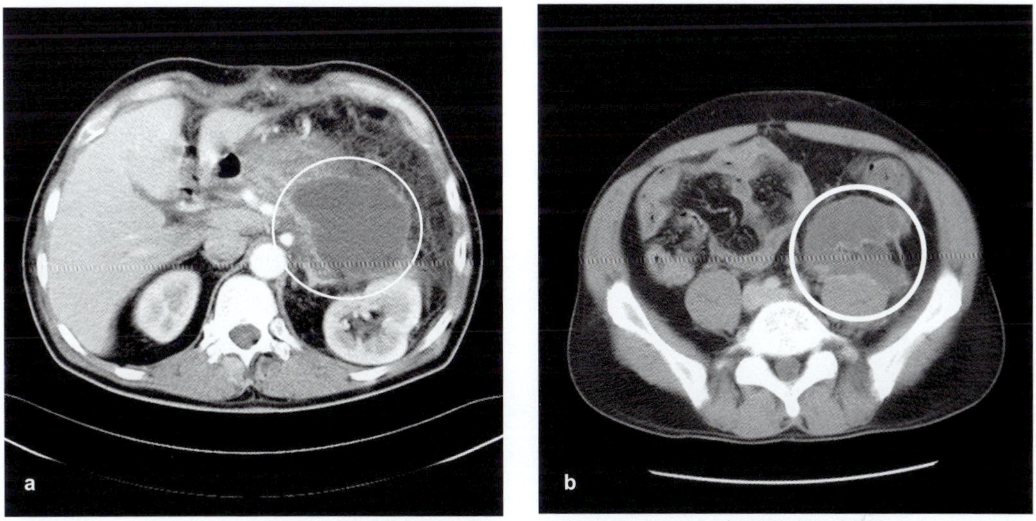

Abb. 40.4 a) Die Markierung zeigt einen Flüssigkeitsverhalt im Pankreaslager. Das Fettgewebe der Umgebung ist verdichtet.
b) Die Markierung zeigt einen Flüssigkeitsverhalt entlang des Iliopsoas – eine Nekrosestraße bei nekrotisierender Pankreatitis.

41 Eine lange Geschichte

Anamnese

Schon beim Hereinkommen bemerken Sie bei der Patientin die deformierten Hände und die gekrümmte Haltung. Sie beklagt eine Schwäche der Arme, Schmerzen im Nacken, gelegentliche Taubheit der Hände. Das Problem scheint im Bereich der Halswirbelsäule zu liegen. Neben einer normalen Aufnahme der HWS lassen Sie eine Aufnahme des okzipitodentalen Übergangs anfertigen (➤ Abb. 41.1). Ein Kopf-CT ist bereits gemacht worden (➤ Abb. 41.2). Die Aufnahme eines Patienten mit ähnlicher Symptomatik vom Vortag können Sie sich auf Ihrem Befundungsmonitor ansehen (➤ Abb. 41.3).

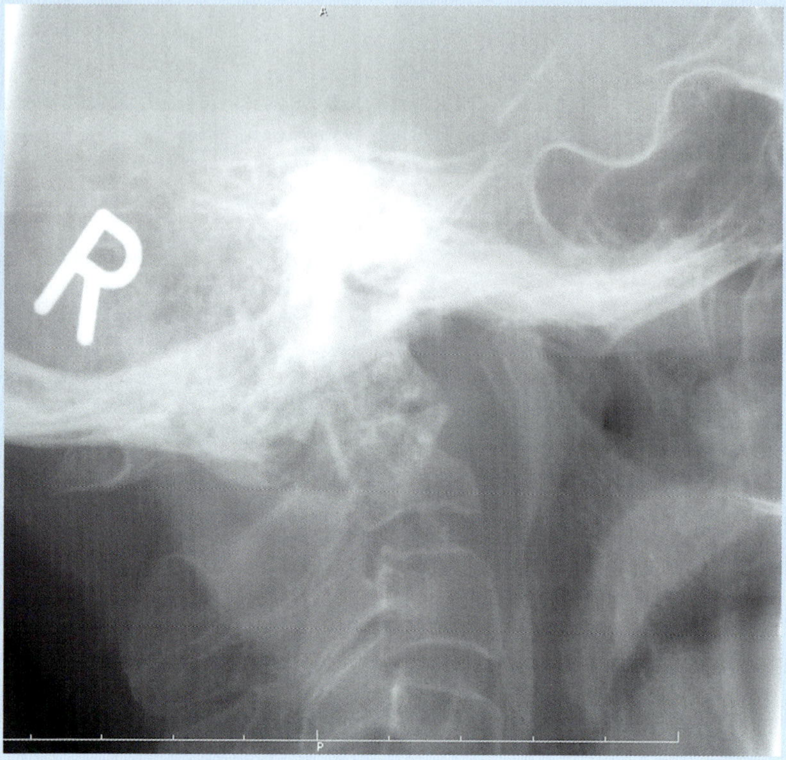

Abb. 41.1 Seitliche Dens-Zielaufnahme der Patientin

1. **Welche Befunde erheben Sie in ➤ Abb. 41.1 und ➤ Abb. 41.2?**

2. **Welche Hilfslinie können Sie nutzen?**

3. **Welche Erkrankung liegt zugrunde?**

4. **Welche Komplikation sehen Sie in ➤ Abb. 41.3?**

5. **Welche Bildgebung dokumentiert den Befund am umfassendsten?**

6. **Welche anderen Skelettmanifestationen können Sie erwarten?**

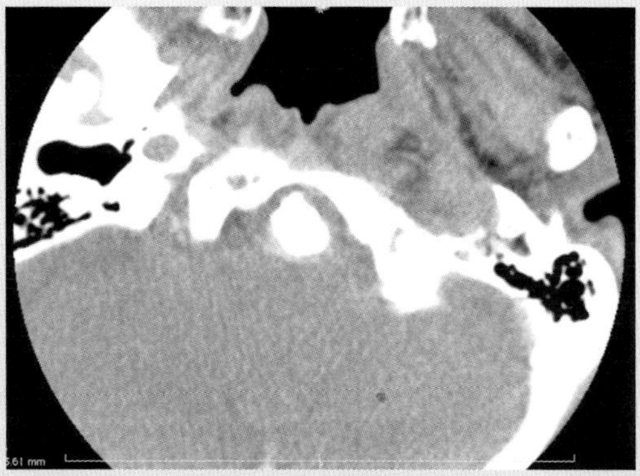

Abb. 41.2 Kopf-CT-Schicht in Höhe der Mastoide

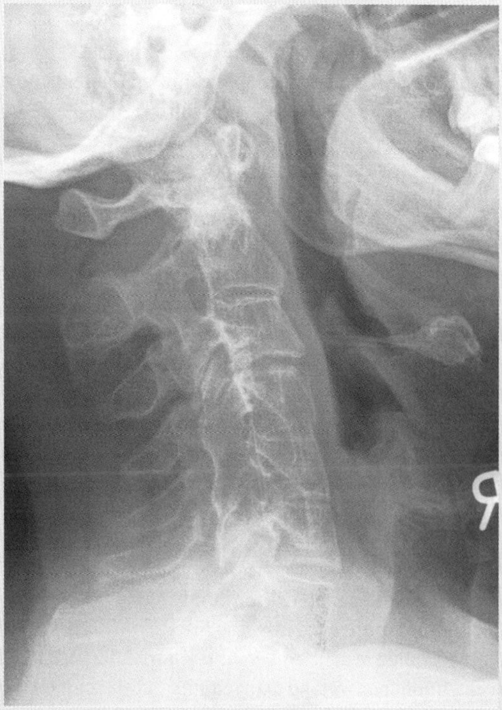

Abb. 41.3 Seitliche HWS des Patienten vom Vortag

1. Befunde in ➤ Abb. 41.1 und ➤ Abb. 41.2

- Der Dens steht mit seiner Spitze im Foramen magnum, und damit zu hoch (roter Umriss in ➤ Abb. 41.4).
- Der Atlas ist in Relation zum Dens abgesackt.
- Die Knochendichte ist vermindert.
- Im CT steht die Densspitze (➤ Abb. 41.5, rote Kontur) tief in der Fossa posterior in Höhe der Mastoide (➤ Abb. 41.5, grüne Konturen).

2. Hilfslinie

Hilfslinie nach Chamberlain, erstreckt sich vom Okziput nach ventral zum Palatum durum (dem harten Gaumen; ➤ Abb. 41.4, blaue Linie). In der Abbildung hat der Dens diese Linie nach kranial überschritten.

3. Zugrunde liegende Erkrankung

Eine **rheumatoide Arthritis.** Die Erkrankung führt neben den synovialen Wucherungen und Knorpeldestruktionen zu entzündlichen Veränderungen und Schwächungen des Kapsel-Band-Apparats.

4. Komplikationen in ➤ Abb. 41.3

Die Intervertebralgelenke C3/4 (➤ Abb. 41.6, schwarze Pfeile) sowie die Bandscheibenfächer C4/5/6 (➤ Abb. 41.6, grüne Pfeile) sind ankylosiert – eine typische Komplikation der rheumatoiden Arthritis. Vergleiche die Intervertebralgelenke und die Bandscheibe darüber.

5. Umfassendste Bildgebung

Das **MRT** erfasst sowohl die Stellung im Gelenk als auch die umgebenden Weichteile (➤ Abb. 41.7). Nach KM-Gabe ist auch das Ausmaß der Entzündung einzuschätzen.

6. Andere Skelettmanifestationen

Ort der **Erstmanifestation** der rheumatoiden Arthritis ist häufig die Hand. Am Processus styloideus radii und in der Peripherie der Fingergelenke zeigen sich Usuren. Später kommt es zu Subluxationen der Fingergrund und -endgelenke. Schließlich ankylosiert die Handwurzel. Parallele Prozesse finden an den Füßen statt. Auch die Hüftgelenke sind häufig befallen und können ankylosieren.

Kommunikation

In diesem Stadium der Erkrankung ist vor allem schonende Begleitung angesagt. Wie ein „rohes Ei" muss die Patientin mit sich selbst und ihre Umwelt mit ihr umgehen. Eine orthopädische Stabilisierung sollte erwogen werden.

Zusammenfassung

Die HWS ist bei bis zu 50 % aller Patienten mit rheumatoider Arthritis befallen. Der Dens wird durch die entzündlichen Prozesse destruiert. Das Ligamentum transversum, das den Dens im Atlas führt, wird schlaffer, sodass es zu Subluxationen kommt. Auch im Rest der Halswirbelsäule kann es durch Bandschäden zu Gefügestörungen und resultierenden Spinalkanalstenosen kommen.

Was wäre, wenn ...

... ein Patient mit rheumatoider Arthritis in einen Auffahrunfall verwickelt worden wäre?

Höchste Vorsicht mit Stabilisierung über eine Halskrause idealerweise vor der Bergung und sofortige Abklärung mittels einer Polytraumaspiral-CT wäre auch bei geringer Gewalteinwirkung vonnöten. Eine etwaige Intubation müsste extrem vorsichtig und unter manueller Stabilisierung erfolgen.

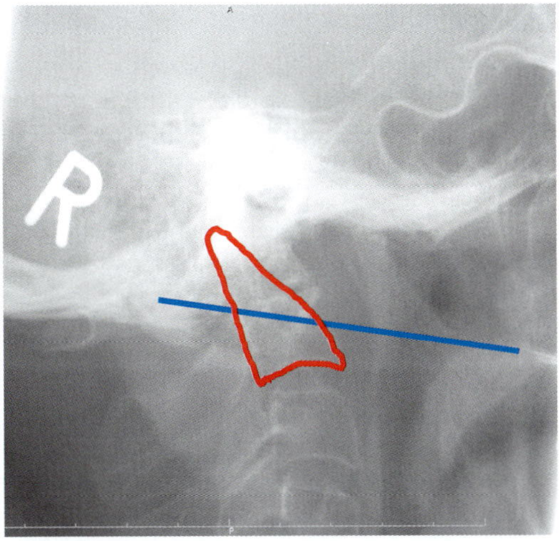

Abb. 41.4 Seitliche Dens-Zielaufnahme: Die Chamberlain-Linie ist blau eingezeichnet, die Kontur des Dens rot.

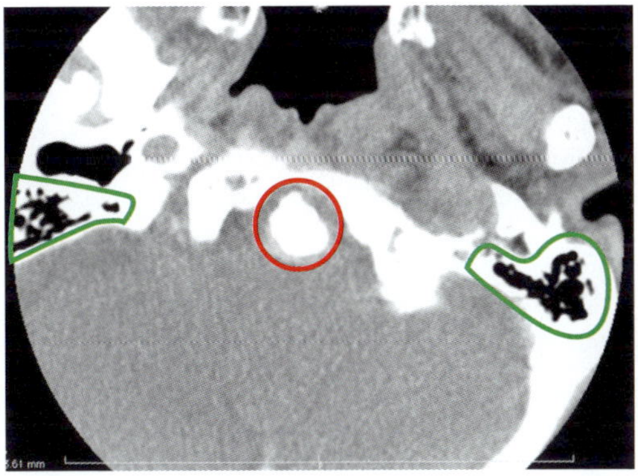

Abb. 41.5 Das CT durch die Schädelbasis zeigt den Dens (rote Kontur) tief in der Fossa posterior in Höhe der Mastoide (grüne Konturen).

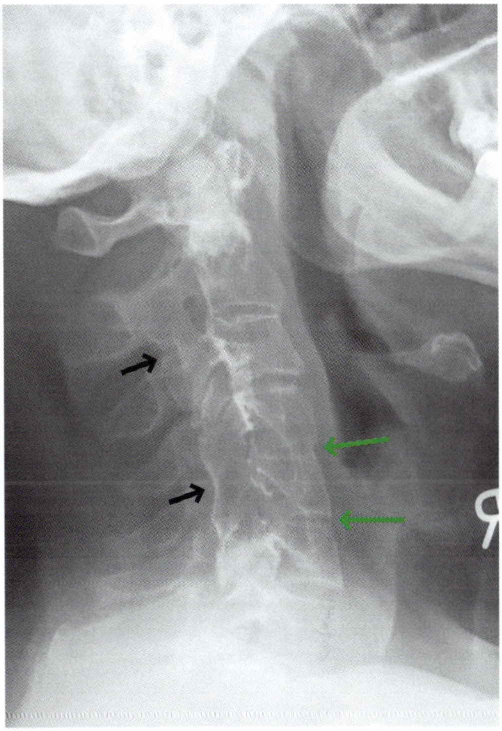

Abb. 41.6 Die seitliche HWS-Aufnahme zeigt eine Fusion der Intervertebralgelenke (schwarze Pfeile) sowie der Bandscheibenfächer C4/5/6 (grüne Pfeile) bei der rheumatoiden Arthritis.

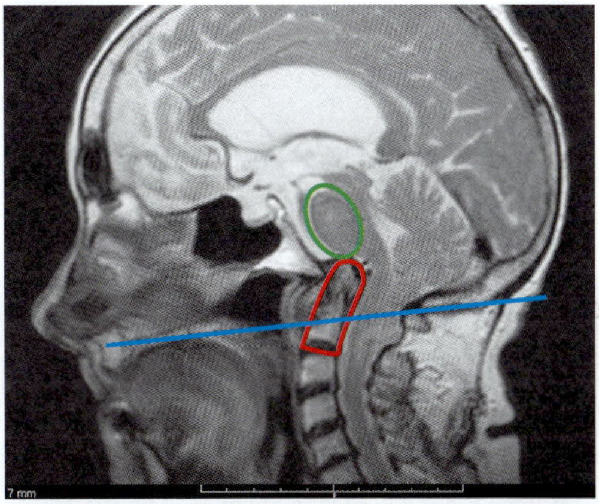

Abb. 41.7 Ein sagittal T2-gewichteter MRT-Schnitt zeigt den tief in die Schädelbasis und über die Chamberlain-Linie (blaue Linie) luxierten Dens (rote Kontur). Die Medulla oblongata ist massiv nach dorsal abgedrängt und komprimiert, die Pons (grüne Kontur) angehoben.

42 Der Knoten in der Brust

Anamnese

Gestern Morgen hat diese Patientin beim Duschen einen Knoten in der Brust gefühlt. Sie ist seither völlig aufgelöst. Sie lassen eine Mammografie (➤ Abb. 42.1) und eine Ultraschalluntersuchung (➤ Abb. 42.2) anfertigen.

Merke

Die Mammografie ist eine phänomenale Untersuchung. Mit ihr kann man millimetergroße Karzinome durch die typischen Mikroverkalkungen erkennen. Mammakarzinome ohne Verkalkungen weisen häufig zirrhotische Begrenzungen und Füßchen auf, die sich gegen das Fettgewebe der älteren Brust gut abheben. Ist das weichteildichte Drüsengewebe noch kräftig entwickelt, dann ist die Entdeckung allerdings schwierig. Daher wird die Reihenuntersuchung der Brust auch erst ab einem Alter von 50 Jahren empfohlen.

1. **Welche Aufnahmetechnik wird in der Mammografie benutzt? Warum?**

2. **Welche Befunde erheben Sie in ➤ Abb. 42.1?**

3. **Welche Befunde erheben Sie in ➤ Abb. 42.2?**

4. **Was ist Ihre Diagnose?**

5. **Was sind die wichtigsten Differenzialdiagnosen?**

6. **Was wissen Sie über die Mamma-Reihenuntersuchung/das Mamma-Screening?**

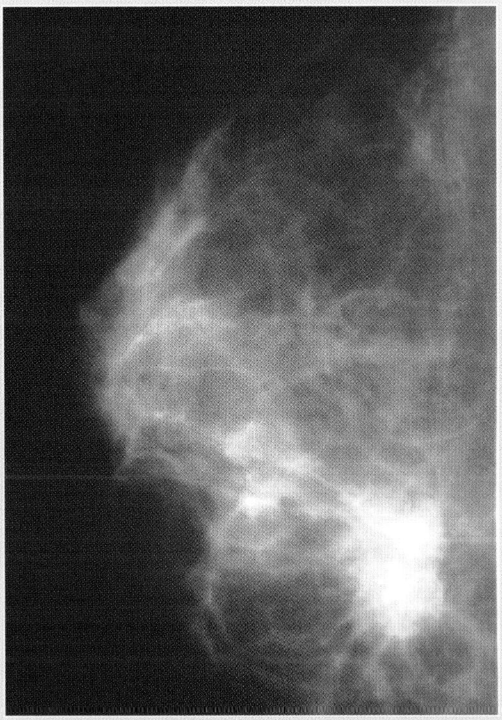

Abb. 42.1 Die Mammografie

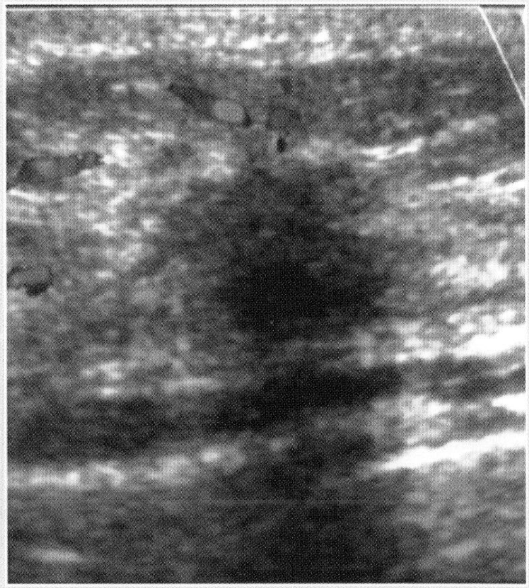

Abb. 42.2 Der Ultraschall

1. Aufnahmetechnik in der Mammografie

- Aufnahmespannung von 25–32 kV für maximale Weichteilkontraste und Kalkdarstellung
- Fokusgröße von 300 µm (0,3 mm) für hohe Abbildungsschärfe

2. Befunde in ➤ Abb. 42.1

Unregelmäßig begrenzte, raffende Verdichtung (➤ Abb. 42.3, Kreis)

3. Befunde in ➤ Abb. 42.2

Deutlich echoarmer, inhomogener Herd mit unregelmäßiger Begrenzung (➤ Abb. 42.4, gestrichelte Linie) sowie Schlagschatten dorsal (➤ Abb. 42.4, Pfeile)

4. Diagnose

Dringender V. a. typisches **Mammakarzinom,** biopsiepflichtig

5. Differenzialdiagnose

- Zyste – siehe typisches Beispiel ohne Binnenecho, mit glatter Wand und dorsaler Schallverstärkung in ➤ Abb. 42.5
- Posttraumatische Ölzyste
- Fibroadenom – siehe typisches Beispiel mit regelmäßigem Binnenecho, glatter Wand und typischerweise ohne Schlagschatten in ➤ Abb. 42.6
- Mastopathie-Knoten

6. Mamma-Screening

- Etabliert zuerst in den Niederlanden und Skandinavien, dann auch in Deutschland
- Kontrollen alle 2 Jahre
- Laut Studienergebnissen Minderung der Brustkrebsmortalität um bis zu 40 % möglich
- Qualitätssicherung in Organisation, Ausführung und Befundung von größter Bedeutung
- Sogenanntes „graues Screening“ außerhalb des offiziellen Screenings gilt als Abrechnungsbetrug.

Kommentar

In der Reihenuntersuchung der Brust bekommt man es mit der **Erkennungsschwelle** zu tun. Stellen Sie sich vor, Sie diagnostizieren im Rahmen der Reihenuntersuchung in einer schwierigen Brust ein Karzinom von 12 mm. Die Biopsie bestätigt die Diagnose und eine aufwendige Therapie beginnt. Die Schwiegertochter der Patientin ist Juristin. Die Familie fragt berechtigt nach, ob man den Krebs denn nicht früher hätte finden können – schließlich nähme die Patientin ja seit Jahren an der Reihenuntersuchung teil. Nachdem man nun weiß, wo das Karzinom sitzt, ist die Chance groß, dass man den Herd auch auf den Voraufnahmen findet. Senkt der verschreckte Diagnostiker dann seine Erkennungsschwelle deutlich ab, wird in der Folge eine große Anzahl von Frauen unnötig biopsiert oder operiert. Es ist also eine Gratwanderung, die allerdings mit wachsender Erfahrung weniger gefährlich wird.

Kommunikation

Patientinnen, die mit einem Tastbefund zur symptomatischen Mammografie kommen, stehen unter enormem Stress. Bei der regelhaft nach der klinischen Mammografie ebenfalls durchgeführten Ultraschalluntersuchung der Brust sollte man den persönlichen Kontakt nutzen, um eine an die Patientenpersönlichkeit angepasste erste Einschätzung zu vermitteln. Die meisten Tastbefunde sind gutartig. Die Zeit der auch das soziale Umfeld betreffenden Verunsicherung sollte kurz gehalten werden. Die Reihenuntersuchung erfolgt auf ganz anderer psychologischer Grundlage und regelhaft ohne ärztlichen Kontakt.

Zusammenfassung

Dieser Fall behandelt die für Ihre Prüfung wesentlichen Aspekte der Mammografie: die Aufnahmetechnik, die hervorgehobene Rolle der ganzheitlichen Qualitätskontrolle sowie die wesentlichen Differenzialdiagnosen des Karzinoms, des Fibroadenoms und der Zyste.

Was wäre, wenn …

… die Mammografie nur Verkalkungen zeigte?

Regelhaft würde man eine Vergrößerungsmammografie anfertigen, wenn die Verkalkungen nicht eindeutig benigne punktförmig konfiguriert sind. Dort würde man sehr viel besser die sich verzweigenden – branchiformen – Kalkformen (➤ Abb. 42.7) erkennen, die für ein DCIS (duktales Carcinoma in situ) sprechen. Diese würde man mit speziellen stereotaktischen Mammografiegeräten stanzbiopsieren. Die Stanzen würden zunächst geröntgt, um die korrekte Entnahme zu bestätigen, und dann histologisch untersucht werden.

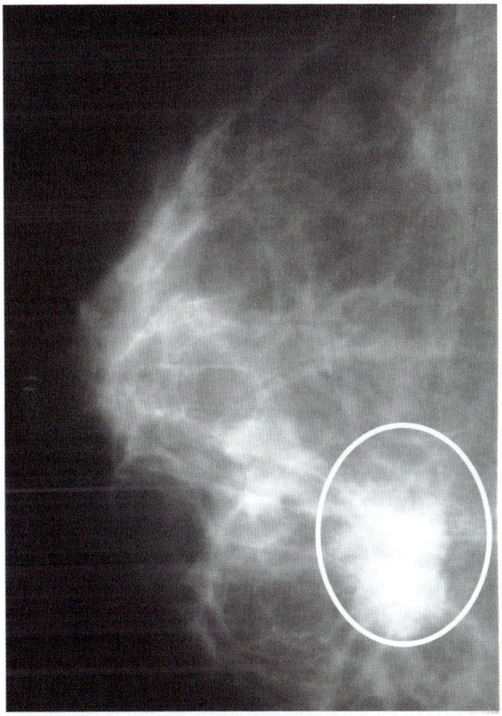

Abb. 42.3 Die Markierung zeigt das zirrhotisch begrenzte Mammakarzinom.

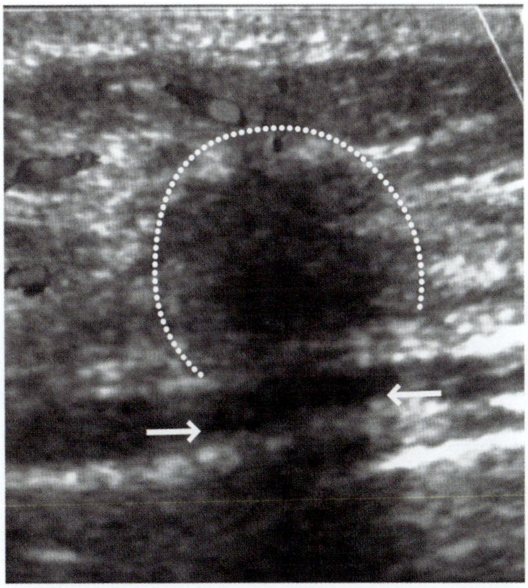

Abb. 42.4 Die gestrichelte Markierung umfährt das unregelmäßig begrenzte Mammakarzinom. Zwischen den Pfeilen der typische Schlagschatten.

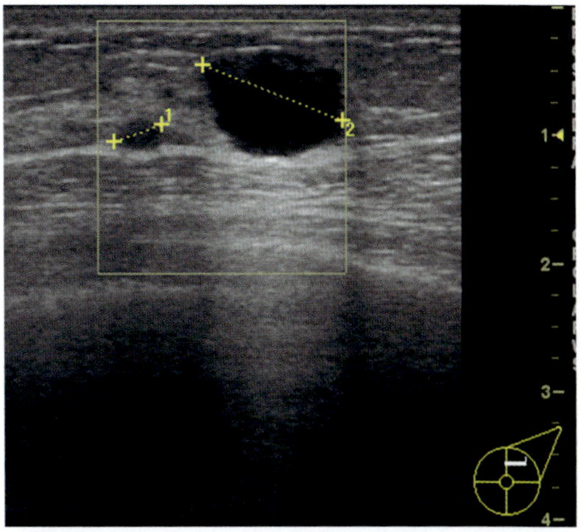

Abb. 42.5 Mammazysten sind echoleer, scharf begrenzt und zeigen im Schall eine dorsale Signalverstärkung.

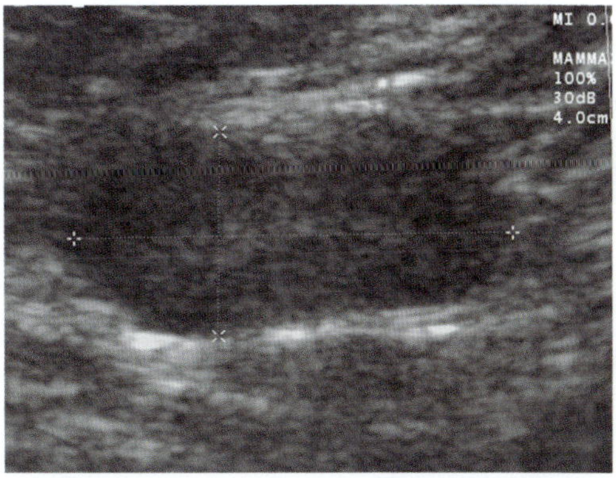

Abb. 42.6 Fibroadenome zeigen ein regelmäßiges, geringes Binnenecho, sind eher scharf und lobuliert begrenzt und zeigen im Schall keine dorsale Signalverstärkung.

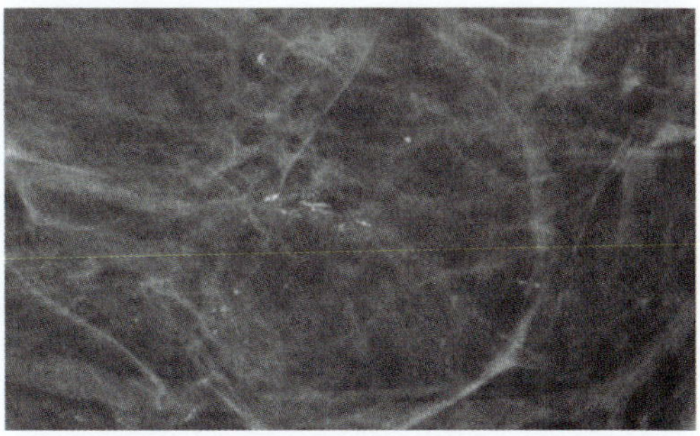

Abb. 42.7 Die Vergrößerungsaufnahme zeigt die fischzugartig angeordneten sich teilweise verästelnden Verkalkungen eines DCIS.

43 Rückenschmerzen seit Langem

Anamnese

Die Patientin kann seit langer Zeit nicht mehr schmerzfrei liegen. Auch das Tragen der Einkäufe verursacht ihr Schmerzen im Lendenbereich. An ein akutes Ereignis kann sie sich nicht erinnern. Nach Rücksprache mit Ihnen hat die radiologische Praxis neben einer Seitaufnahme der Wirbelsäule (➤ Abb. 43.1) auch CT-Aufnahmen (➤ Abb. 43.2) angefertigt.

Merke

Veränderungen am Knochen muss man systematisch analysieren. Ist der Knochen dichter (osteoblastisch) oder weniger dicht (osteolytisch) als der normale Knochen? Treibt die Veränderung den Knochen auf, bleibt das Volumen unverändert oder sinkt der strukturgeschwächte Knochen in sich zusammen? Wird die Kontur des Knochens respektiert oder bricht der Prozess in die umgebenden Weichteile durch? Reagiert das Periost mit einer reaktiven Knochenbildung oder wird es überwältigt, mit entsprechender Desorientierung der Kallusbildung?

1. **Warum lassen Sie nicht gleich eine CT oder MRT durchführen?**
2. **Welche Befunde erheben Sie in ➤ Abb. 43.1?**
3. **Welche Befunde erheben Sie in ➤ Abb. 43.2?**
4. **Wie lautet Ihre Diagnose?**
5. **Welche Differenzialdiagnosen müssen Sie bedenken?**
6. **Welche weitere Diagnostik ist erforderlich?**

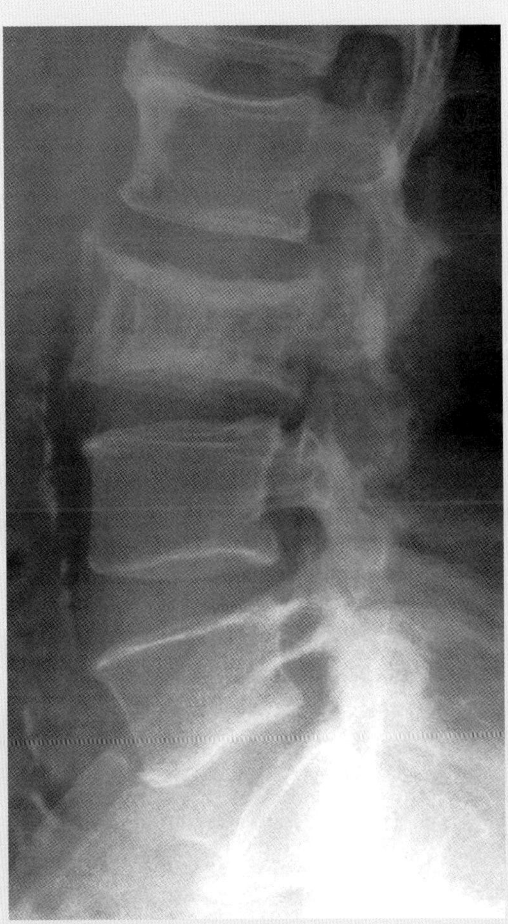

Abb. 43.1 Die Lendenwirbelsäule in der Seitaufnahme

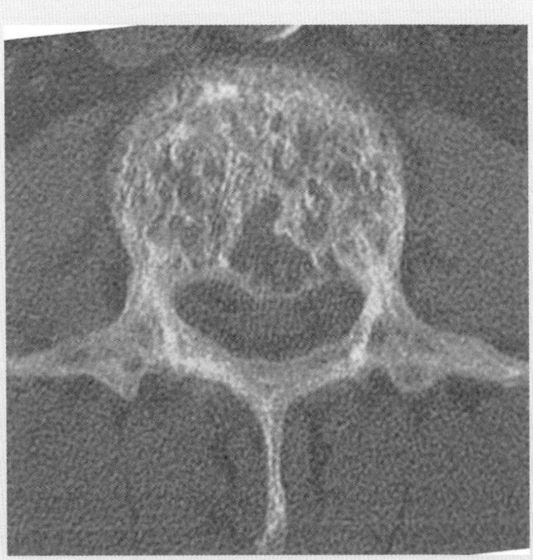

Abb. 43.2 Der betroffene Wirbelkörper im CT

1. Warum nicht gleich CT oder MRT?

Erkrankungen und Veränderungen wie die häufige Degeneration der Bandscheibenfächer, Intervertebralarthrosen, Bandverkalkungen, Stellungsanomalien, Sinterungsfrakturen bei Osteoporose und größere Osteolysen, die alle dieses Symptombild machen können, sind sämtlich im Röntgen gut zu sehen. Erwartet man wesentliche Beteiligungen der Weichteile, ist die MRT ohne Alternative. Ist die Struktur des Knochens von wesentlicher Bedeutung, z. B. vor chirurgischer Therapie, wird das CT vorgezogen.

2. Befund in ➤ Abb. 43.1

- Höhenminderung, Verbreiterung und Verdichtung LWK 3 (➤ Abb. 43.3, Kreis)
- Einengung des Spinalkanals (vgl. mit LWK 4; ➤ Abb. 43.4, MRT)

3. Befund in ➤ Abb. 43.2

- Strähniges, „textiles" Muster des LWK 3 (➤ Abb. 43.5a, vgl. ➤ Abb. 43.5b, Normalbefund)
- Keine Fraktur, keine umschriebenen Lysen, kein Weichteilanteil im CT-Bild
- Einengung des Spinalkanals

4. Diagnose

- Morbus Paget (Osteodystrophia deformans) des LWK 3

5. Differenzialdiagnose

- Hämangiom
- Knochenmetastase, besonders bei Prostatakarzinom oder Mammakarzinom
- Lymphombefall
- Fibröse Dysplasie

6. Weitere Diagnostik

- Die Diagnose steht nach der **CT.**
- Die **MRT** zeigt die Verhältnisse im Spinalkanal besser.
- Die **Knochenszintigrafie** zeigt – wenn klinisch relevant – weitere Herde.

Kommentar

Morbus Paget der Wirbelsäule ist selten, Hämangiome (➤ Abb. 43.6) sind mit Abstand die häufigsten Veränderungen der Wirbelkörper. Man sieht sie routinemäßig in MRT-Untersuchungen. Werden sie schmerzhaft und entwickeln sie Mikrofrakturen, können sie mit einer Injektion von Knochenzement in den Wirbelkörper – der **Vertebroplastie** – stabilisiert werden.

Kommunikation

Die wichtigste Information für die Patientin ist die benigne Natur der Veränderung. Dass die Schmerzen dadurch bedingt sind, ist ziemlich unwahrscheinlich. Wie wäre es mit Rückenschule?

Zusammenfassung

Der Fall behandelt die wesentlichen nichttraumatischen Pathologien des Wirbelkörpers.

Was wäre, wenn ...

... nun doch ein Hämangiom vorläge?

Hämangiome treiben die Knochenkontur nicht auf. Es handelt sich um Blutschwämme mit venösen Pools und Fettanteilen. Die Trabekel sind wegen der Pools sehr rarefiziert und verstärkt. Das erkennt man gut im CT (➤ Abb. 43.6). Den Fettanteil sieht man blendend im MRT.

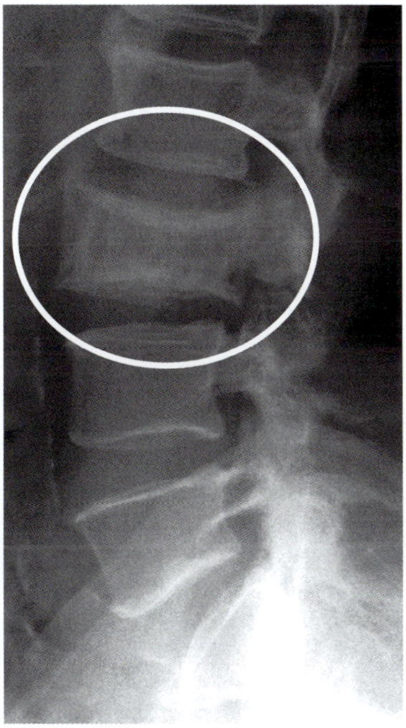

Abb. 43.3 Der dritte LWK (Kreis) ist höhengemindert, verbreitert mit resultierender Spinalkanalstenose und in seiner Struktur deutlich vergröbert – sie erinnert an grobes Textil in der Art von Makramee (mal nicht „googeln", sondern am besten Ihre Großmutter fragen ☺).

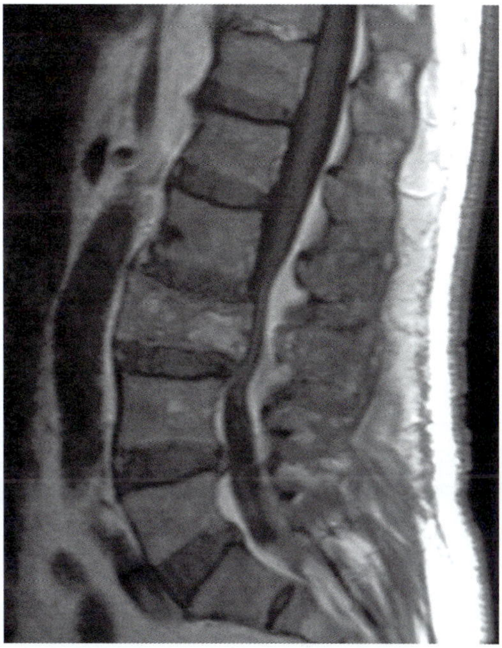

Abb. 43.4 MRT des Patienten. Der Spinalkanal ist durch den verbreiterten Wirbelkörper eingeengt.

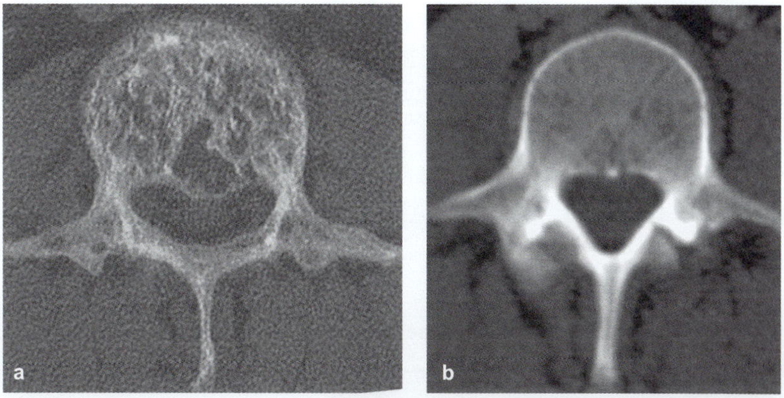

Abb. 43.5 a) Der entsprechende CT-Schnitt zeigt die vergröberte Struktur des Knochens; die Trabekel sind in der Zahl vermindert und verplumpt.
b) Normaler LWK 3 im CT

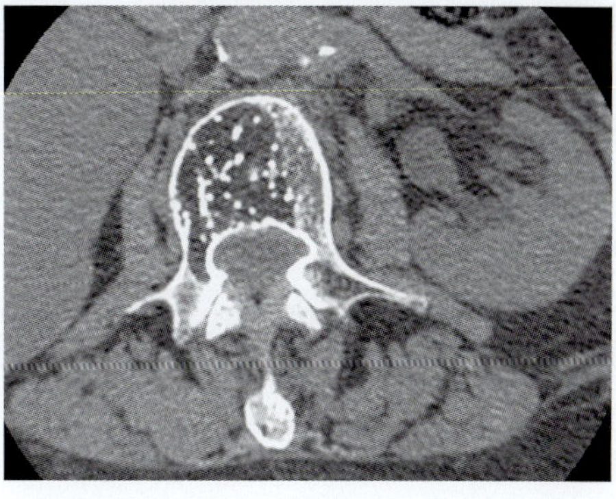

Abb. 43.6 Im CT-Schnitt zeigen sich die erhaltene Knochenkontur und die kräftigen vereinzelten Trabekel im spongiösen Defekt des Blutpools eines Hämangioms.

44 Notfall aus dem Pflegeheim

Anamnese

Der Rettungswagen des Roten Kreuzes bringt eine 95-jährige Frau in die Aufnahme. Sie ist dement, hat seit geraumer Zeit nicht mehr abgeführt und wimmert jetzt bei jeder Berührung des Bauches. Das Abdomen ist prall. Der Ultraschall zeigt eigentlich nur starke Luftüberlagerungen, keine freie Flüssigkeit. Eine weitergehende Anamnese ist nicht zu erheben. Sie lassen nach der obligaten Thoraxaufnahme eine Abdomenübersicht (➤ Abb. 44.1) anfertigen.
Nach kurzer Analyse der Abdomenaufnahme fordern Sie ein akutes CT (➤ Abb. 44.2) an.

1. **Warum beim akuten Abdomen eine Thoraxaufnahme?**
2. **Beschreiben Sie die Befunde in ➤ Abb. 44.1!**
3. **Welches ist die wahrscheinlichste Diagnose?**
4. **Beschreiben Sie die Befunde in ➤ Abb. 44.2!**
5. **Was ist Ihre Diagnose?**
6. **Was muss jetzt geschehen?**

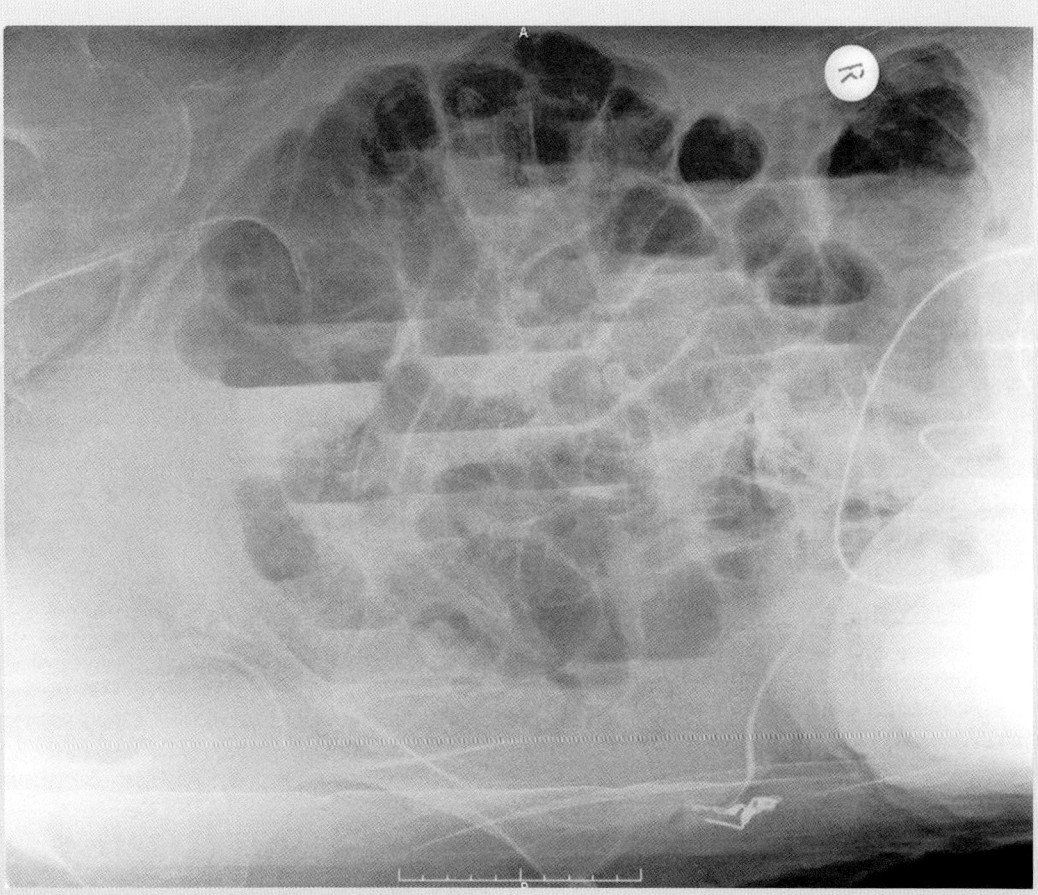

Abb. 44.1 Die Abdomenübersicht in Linksseitenlage

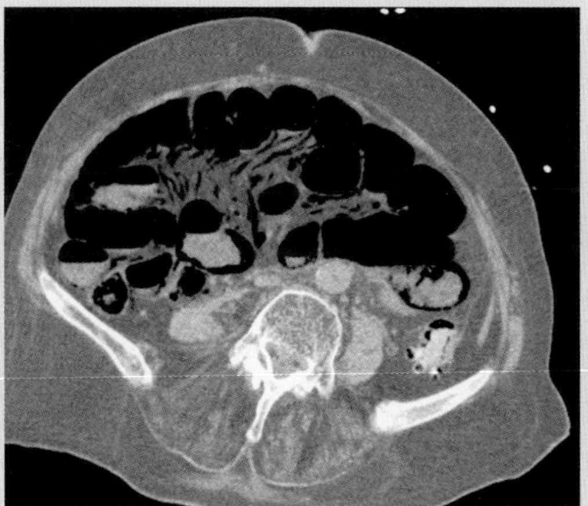

Abb. 44.2 Das CT

1. Grund für Thoraxaufnahme bei akutem Abdomen
Zur allgemeinen internistischen Orientierung und zum Ausschluss thorakaler Erkrankungen, die eine abdominale Symptomatik bedingen können:
- Basale Pneumonien
- Lungenstauung, z. B. bei Herzinfarkt

2. Befunde in ➤ Abb. 44.1
Abdominal multiple stehende, luftgefüllte Schlingen mit Spiegeln (➤ Abb. 44.3, Pfeile)

3. Wahrscheinlichste Diagnose
Ausgeprägter Ileus

4. Befunde in ➤ Abb. 44.2
- Abdominal multiple luftgefüllte Dünndarmschlingen als Hinweis auf Ileus
- Luft in der Darmwand, etwa im Dickdarm, als Hinweis auf Autolyse bei Ischämie (➤ Abb. 44.4, Pfeile).
- Gas in den Mesenterialvenen (➤ Abb. 44.4, Kreis)

5. Diagnose
Paralytischer Ileus auf der Basis einer **Darmischämie.**

6. Was nun?
Hier geht nichts mehr. Es sind bereits große Gasmengen – und damit Endotoxine – in den portalen Venen des Leberparenchyms (➤ Abb. 44.5).

Kommentar

Luft in den Portalgefäßen ist ein dringendes Warnzeichen und wird nur selten überlebt.
Nach Luft in den Darmwänden muss beim CT des akuten Abdomens aktiv gesucht werden. Häufig sind die Gasbläschen wie auf einer Perlenkette aufgereiht. Die Schichtung der Darmwand ist deutlich zu erkennen, das Darmlumen häufig komprimiert. Im Dickdarm kann eine Stuhlimpaktation mit umgebender Luft gelegentlich schwierig zu differenzieren sein. Im Dünndarm müssen Gasbläschen im Lumen nur ventral von intramuraler Luft unterschieden werden. Die genaue Analyse der A. mesenterica superior und inferior zum Ausschluss von Embolien oder Thrombosen ist von großer Bedeutung.

Kommunikation

Hier bleibt wenig zu tun als die Verwandten Abschied nehmen zu lassen.

Zusammenfassung

Dieser Fall behandelt eine der fatalsten Ursachen des akuten Abdomens – die Ischämie des Darms. Es kommt typischerweise zum paralytischen Ileus mit aufgestellten Wächter-Schlingen. Das CT zeigt Luft in der aufgetriebenen Darmwand und – ganz spät – in den Portalgefäßen; die CT-Angiografie dokumentiert den Gefäßverschluss hingegen sofort.

Was wäre, wenn …

… man in der Darmwand oder in der Leber Luft sähe und die Patientin keine wesentlichen abdominellen Beschwerden hätte?

Luft in der Darmwand gibt es auch bei der blanden Pneumatosis intestinalis, die klinisch und laborparametrisch schnell von der Darmischämie unterschieden werden muss. Luft in den Gallenwegen kommt vor nach ERCP-Untersuchungen und Choledochojejunostomien – notfallmäßig tritt sie auf bei einem Gallensteinileus (➤ Abb. 44.6), da die Migration des Steins eine Verbindung zum Darm schafft.

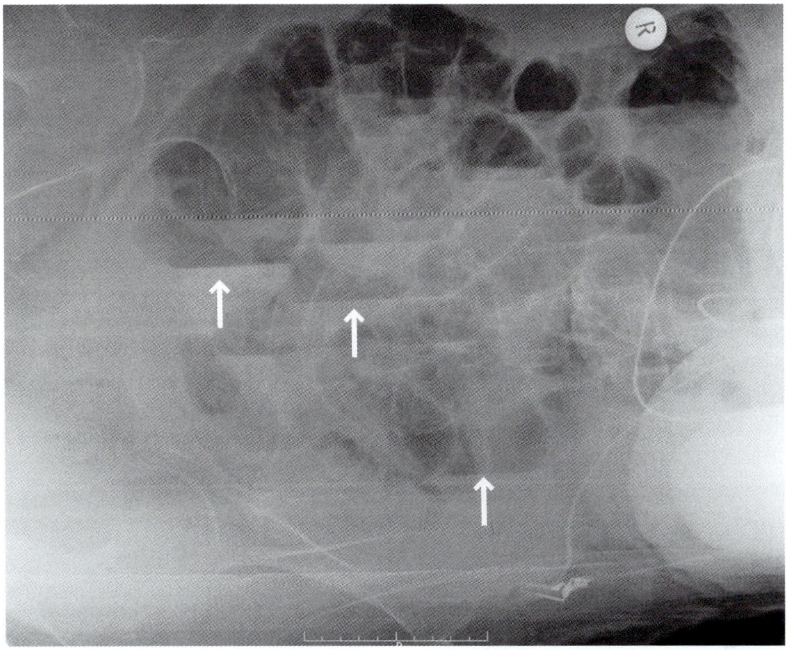

Abb. 44.3 In der Abdomenübersicht ist eigentlich der gesamte Dünndarm mit Luft gefüllt. Überall sind Flüssigkeitsspiegel zu erkennen (Pfeile).

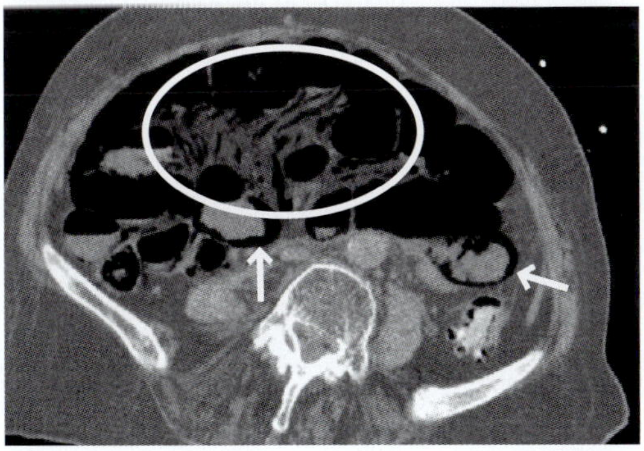

Abb. 44.4 Im CT ist zudem Luft in der Darmwand (Pfeile) sowie Gas in den Mesenterialvenen (Kreis) erkennbar.

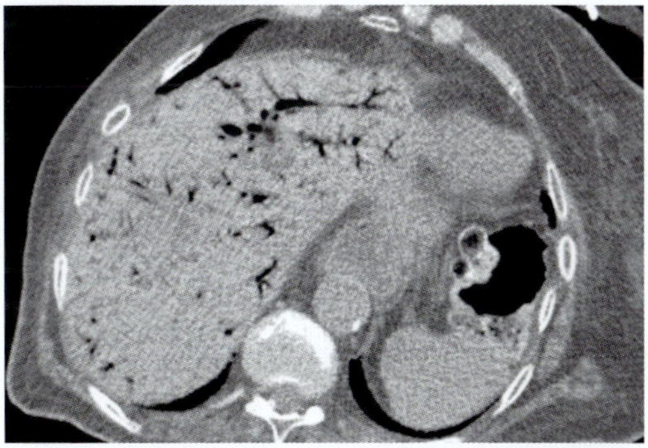

Abb. 44.5 In diesem CT-Schnitt ist Gas im Portalsystem in der Leber erkennbar.

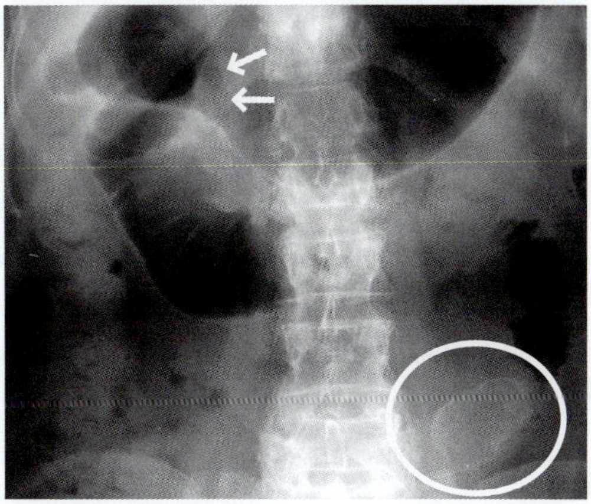

Abb. 44.6 Die Abdomenübersicht zeigt im linken Mittelbauch den Gallenstein in einer Jejunumschlinge (Kreis). Luft distal davon ist resorbiert. Im Leberhilus ist deutlich der Choledochus luftgefüllt erkennbar (Pfeil).

45 Sturz von der Haushaltsleiter

Anamnese

Beim Bugsieren einer Vase in das oberste Fach des Küchenschrankes ist diese Patientin von der Haushaltsleiter auf eine Tischkante und dann auf den Boden gefallen. Glücklicherweise hat sie ihr Lebensgefährte sofort gefunden. Sie ist komatös und musste intubiert werden. Zunächst ist zur Kontrolle des Tubus eine Thoraxaufnahme angefertigt worden. Jetzt gerade laufen eine Kopf-CT und Traumaspirale. Der Tubus sitzt gut auf der Aufnahme. Aber Ihr junger Kollege weist Sie auf die linke untere Thoraxapertur hin (➤ Abb. 45.1). Als die CT-Untersuchungen auf dem Monitor erscheinen (➤ Abb. 45.2, ➤ Abb. 45.3, ➤ Abb. 45.4), erkennen Sie ein weiteres Problem. Vier Tage später wird Ihnen ein Kontroll-CT des Kopfes gezeigt (➤ Abb. 45.5).

Merke

Bei allen Frakturen der unteren Thoraxapertur müssen Weichteilverletzungen im Abdomen ausgeschlossen werden. Mit ausreichender Sicherheit erfolgt dies mittels Kontrastmittel-CT. Ein Ultraschall reicht für den Ausschluss einer gedeckten Milzruptur nicht aus. Steht eine CT nicht zur Verfügung, sollten Kontroll-Ultraschalluntersuchungen eingeplant werden. Für den Ausschluss eines Pneus reicht eine Thoraxaufnahme im Stehen in der Regel aus. Man muss sich klarmachen, welche Energien bei der Fraktur einer bis zum Bersten gebogenen Rippe freiwerden, und welche Organe sich im Augenblick der Fraktur in der Nachbarschaft befinden. Die Milz ist das weichste Organ im Abdomen und gleichzeitig extrem gut mit Blut versorgt. Auch nach Reanimationen werden Rippenfrakturen und Organverletzungen beobachtet.

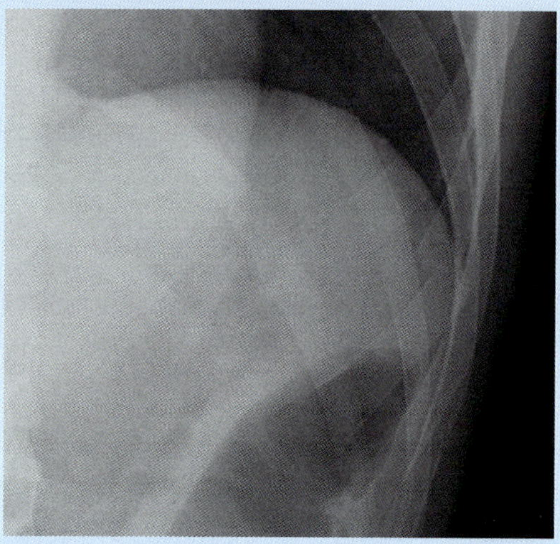

Abb. 45.1 Die untere linke Thoraxapertur

1. **Welchen Befund sehen Sie in ➤ Abb. 45.1?**

2. **Was muss dringlich erfolgen?**

3. **Welchen Befund sehen Sie in ➤ Abb. 45.2?**

4. **Welchen Befund sehen Sie in ➤ Abb. 45.3 und ➤ Abb. 45.4? Was ist die Diagnose?**

5. **Welche Komplikationen müssen erwartet werden? Was muss dringlich erfolgen?**

6. **Welche Komplikation zeigt ➤ Abb. 45.5?**

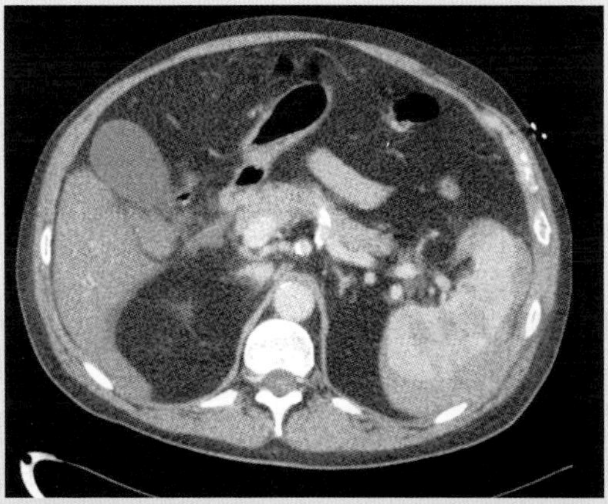

Abb. 45.2 Das Trauma-CT im Oberbauch

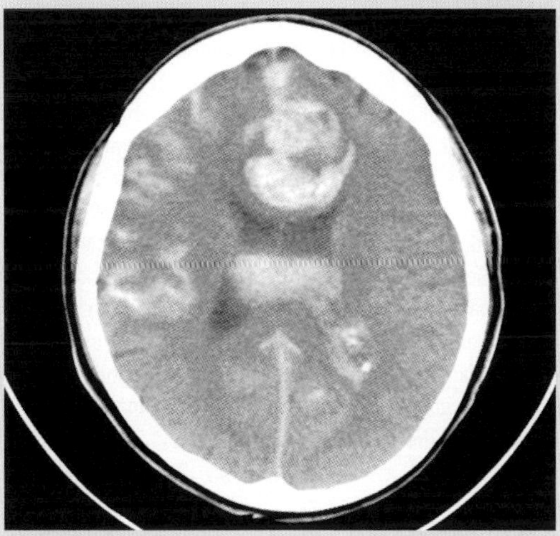

Abb. 45.3 Das native Kopf-CT, das vor der Traumaspirale lief – Bild 1

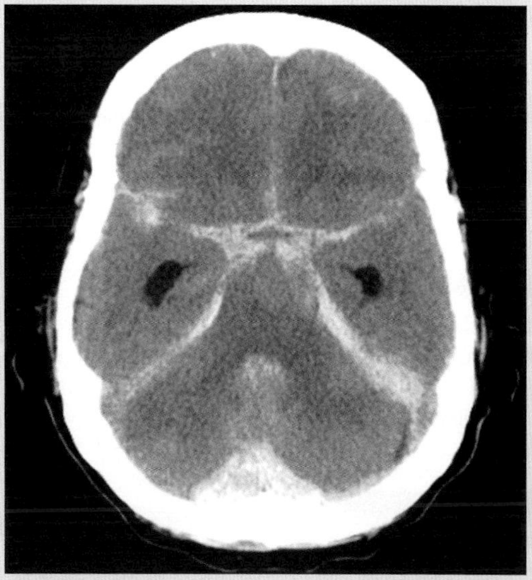

Abb. 45.4 Das native Kopf-CT, das vor der Traumaspirale lief – Bild 2

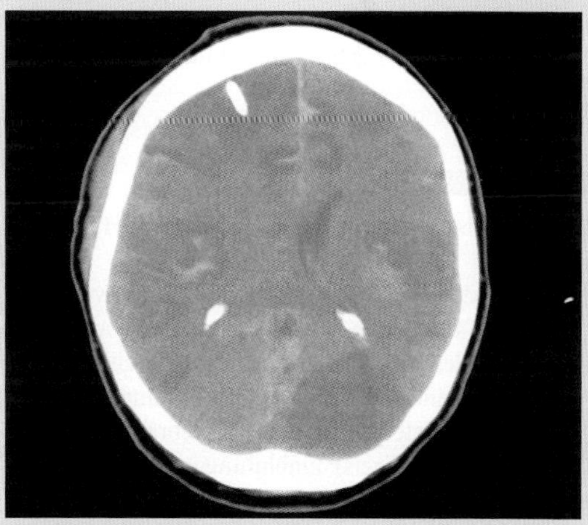

Abb. 45.5 Das native Kopf-CT 4 Tage später

1. Befund in ➤ Abb. 45.1

- Dislozierte Fraktur der siebten (➤ Abb. 45.6, oberer Pfeil) und Anbruch der achten Rippe links (➤ Abb. 45.6, unterer Pfeil)
- Kein Pneu erkennbar, aber von einem Milztrauma ist bei dieser Fraktur auszugehen.

2. Nächste Untersuchungen

- Ultraschall des Abdomens
- CT des Abdomens – läuft glücklicherweise schon im Rahmen der Traumaspirale

3. Befund in ➤ Abb. 45.2

- Freie Flüssigkeit/Blut im Abdomen (➤ Abb. 45.7, Doppelpfeil)
- Milzruptur, offen oder gedeckt (➤ Abb. 45.7, inhomogene Milz mit Flüssigkeitssaum)
- Einfachfraktur der achten Rippe links (➤ Abb. 45.7, Einzelpfeil)

4. Befund in ➤ Abb. 45.3 und ➤ Abb. 45.4, Diagnose

- Dichtes Material in den Sulci/der Fissura Sylvi (➤ Abb. 45.8a), den basalen Zisternen ➤ Abb. 45.8b, weiße Pfeile; ➤ Abb. 45.8b, schwarzer Pfeil), entsprechend einer subarachnoidalen Blutung
- Blutdichtes Material frontal intrazerebral (➤ Abb. 45.8a, Kreis): Einblutung ins Hirn
- Blutdichtes Material in den Seitenventrikeln (➤ Abb. 45.8a, schwarze Pfeile) und im vierten Ventrikel (➤ Abb. 45.8b, weißer Pfeil), entsprechend einer Einblutung in das Ventrikelsystem
- Aufgeweitete Ventrikel ➤ Abb. 45.8b, weiße Kreise), entsprechend einem Hydrozephalus.

Diagnose: **Subarachnoidale Blutung** (SAB). SAB dieser Ausprägung beruhen auf der Ruptur eines Aneurysmas der Arterien der Schädelbasis.

5. Mögliche Komplikationen und nächste Maßnahme

Komplikationen:

- akut: Spritzblutung ins Hirn, Ventrikeleinblutung, obstruktiver Hydrozephalus wegen Verlegung des Aquädukts, Ödem
- subakut: Gefäßspastik mit Infarzierungen
- spät: Verklebung des subarachnoidalen Raums bzw. der Pacchioni-Granulationen mit der Folge des aresorptiven Hydrozephalus.

Nächste Maßnahme: Schnelle CT-Angiografie oder Neuroangiografie des Kopfes zur Detektion und Charakterisierung des Aneurysmas vor chirurgischem Klippen oder radiologischem Coiling.

6. Komplikation in ➤ Abb. 45.5

Anhaltend subarachnoidales Blut (➤ Abb. 45.8c, weißer Pfeil) und Infarzierungen im linken Parietal- und Okzipitallappen (➤ Abb. 45.8c, weißer Kreis) aufgrund einer Gefäßspastik

Kommentar

Zur Ruptur der meist kongenital angelegten Aneurysmen kommt es durch Blutdruckerhöhungen, wie z. B. koital, bei forcierter Defäkation oder anderen Kraftanstrengungen. Nach der Diagnose SAB muss sofort die Kopf-Angiografie erfolgen, um das Aneurysma zu lokalisieren. Je nach Lage und Größe wird neurochirurgisch der Hals des Aneurysmas geklippt oder interventionell-radiologisch das Aneurysma mit Spiralen aufgefüllt. Bei Verzögerungen drohen die Rezidivblutung und die Gefäßspastik, die weitere Interventionen unmöglich macht. Häufig kommt es zum obstruktiven Hydrozephalus, da Blut ins Ventrikelsystem gelangt. Dafür muss oft eine Drainage eingelegt werden (➤ Abb. 45.8c, frontal) – unabhängig von der weiteren Therapie des Aneurysmas.

Kommunikation

Hier sind zwei dringliche Eingriffe – die Laparotomie und das Aneurysmaclipping/-coiling zu koordinieren. Keine einfache Aufgabe, die von den Akteuren direkt an der Patientin umgehend fachgerecht und kollegial zu entscheiden ist. Wahrscheinlich sollten, wenn irgend möglich, im OP zwei Teams antreten. Eine radiologische Neurointervention braucht ihre eigenen High-Tech-Räumlichkeiten, die für Bauch OPs nicht ausgelegt sind.

Zusammenfassung

Ein gar nicht so seltenes Verletzungsmuster wird hier geschildert: Ein unklarer Fall mit Folgeverletzungen. Bei einer Fraktur der unteren linken Thoraxapertur muss die Milzruptur mit einem CT sicher ausgeschlossen werden. Die SAB ist hier nicht Folge, sondern Auslöser des Sturzes und wurde durch ein geplatztes Aneurysma verursacht. Ihre Komplikationen sind die Ventrikeleinblutung, und der subsequente Hydrozephalus.

Was wäre, wenn …

… die Patientin nicht sofort aufgefunden worden wäre?

Beide Verletzungen sind potenziell tödlich. Die Milzruptur kann zum letalen Schock führen. Die SAB in diesem Ausmaß verursacht ein Hirnödem und eine akute Liquorabflussstörung, was den Hirndruck erhöht. Die Gefäßspastik kommt hinzu. Schließlich erlischt der arterielle Fluss und der Hirntod tritt ein. Schnelle antiödematöse Therapie und die Ventrikeldrainage sind die Gegenmaßnahmen.

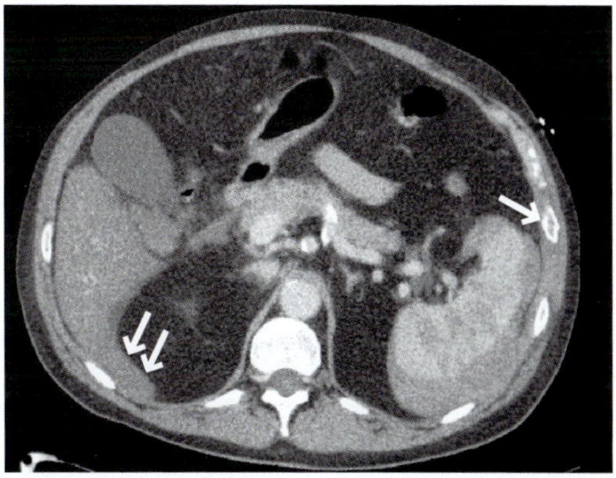

Abb. 45.7 CT-Schnitt durch den Oberbauch. Der Einzelpfeil zeigt eine Rippenfraktur, der Doppelpfeil freie Flüssigkeit dorsal der Leber.

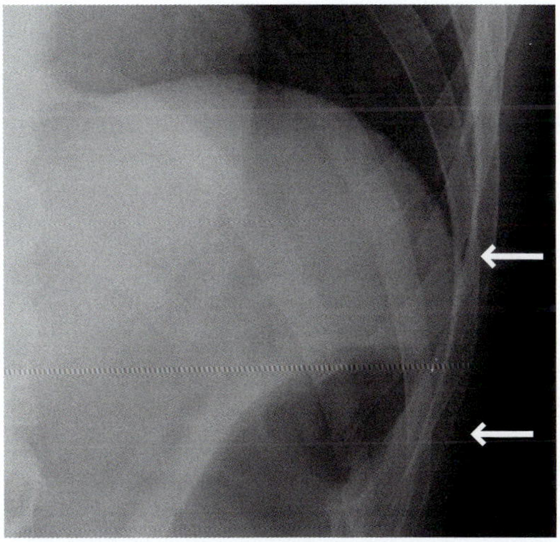

Abb. 45.6 Ausschnittsvergrößerung der Thoraxaufnahme. Frakturen der 7. und 8. Rippe (Pfeile) in direkter Nachbarschaft des Milzlagers.

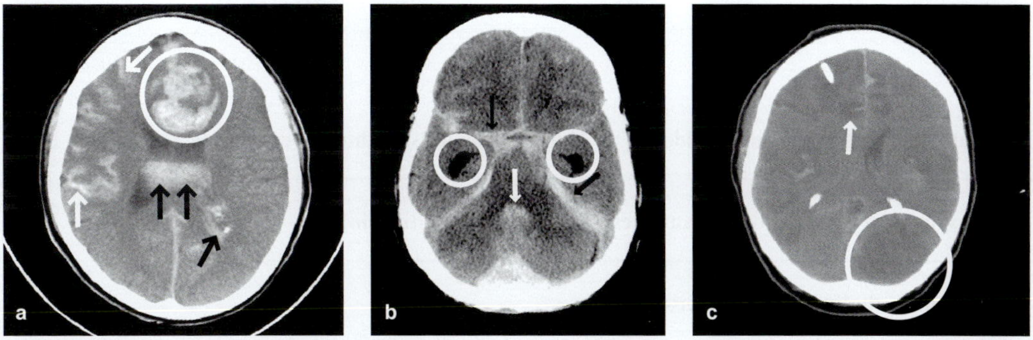

Abb. 45.8 a) CT des Kopfes supratentoriell. Die weißen Einzelpfeile zeigen subarachnoidales Blut. Der Kreis markiert eine Kontusionsblutung ins Frontalhirn. Die schwarzen Pfeile weisen auf intraventrikuläre Blutungen hin.

b) CT des Kopfes infratentoriell. Der schwarze Einzelpfeil zeigt subarachnoidales Blut. Die Kreise markieren die aufgestauten Temporalhörner bei Hydrozephalus. Der weiße Einzelpfeil weist auf die Blutung in den vierten Ventrikel.

c) CT des Kopfes supratentoriell. Der weiße Einzelpfeil zeigt subarachnoidales Blut. Der Kreis markiert einen Infarkt als Folge der SAB-assoziierten Gefäßspastik. Ein eingelegter Ventrikeldrain ist rechtsfrontal zu erkennen. Die dichten Strukturen in den hinteren Seitenventrikeln sind die verkalkten Plexus chorioideae.

46 Anamnese unbekannt

Anamnese

Sie sind Radiologin im Wochenenddienst und sollen das Röntgenbild einer 67-jährigen Patientin der internistischen Station befunden, das gerade eben angefertigt worden ist (➤ Abb. 46.1a). Der Internist vom Dienst hat – wohl aus Zeitnot – auf der Befundanforderung keine Angaben zu Symptomatik und Anamnese gemacht.

Auf telefonische Nachfrage beim Kollegen erhalten Sie die Information, dass die Patientin Fieber und Auswurf hat. Man legt Ihnen nun auch die Seitaufnahme (➤ Abb. 46.1b) vor, die Sie zusätzlich angeordnet haben.

Merke

Wenn die Klinik deutlich ist, dient die Bildgebung zur Bestätigung und als Ausgangspunkt für die Verlaufsbeurteilung.

1. **Weshalb sind beide Lungenunterfelder in ➤ Abb. 46.1a teilweise dichter als die Oberfelder?**
2. **Bei was für einer Vorerkrankung kann diese Verdichtung einseitig sein?**
3. **Wo liegt die pathologische Veränderung?**
4. **Welche Diagnose stellen Sie mit diesen Informationen?**
5. **Was ist der nächste Schritt?**
6. **Ist eine Kontrolluntersuchung nach Therapie notwendig und wenn ja, warum?**

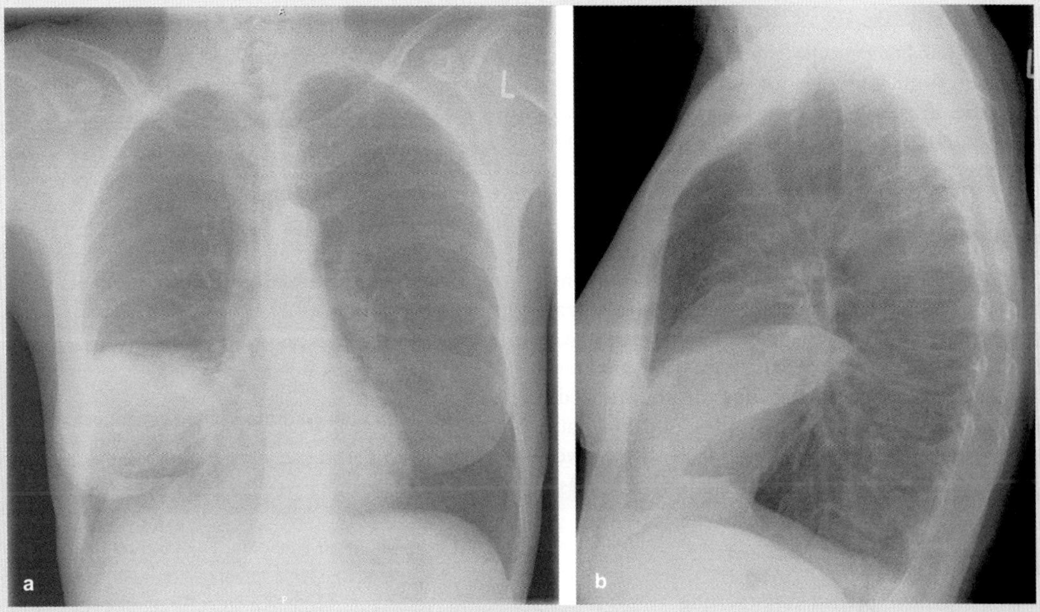

Abb. 46.1 Thoraxaufnahme p. a. (a) und lateral (b)

1. Verdichtete Lungenunterfelder

Homogene Verdichtung beider Unterfelder durch den Schatten der Brustdrüse; kann auch bei Gynäkomastie des Mannes oder Pectoralishypertrophie des Bodybuilders auftreten.

2. Einseitige Verdichtung bei welcher Vorerkrankung?

Bei Zustand nach Ablatio mammae wegen Mammakarzinom erscheint die verbliebene Brust als asymmetrische Verdichtung und muss von einer Veränderung der Lunge differenziert werden. Lehnt sich die Patientin wie bei der Thoraxaufnahme erforderlich gegen das Aufnahmestativ, kann die fehlende Brust eine Rotation des Thorax verursachen, die das Mediastinum verbreitert erscheinen lässt.

3. Ort der pathologischen Veränderung

Die pathologische Veränderung liegt im Mittellappen:

- Verlust der rechten Herzsilhouette (Silhouettenzeichen; ➤ Abb. 46.2a, großer Kreis basal) bei erhaltener Zwerchfellkontur
- Scharfe Begrenzung nach kranial durch die Fissura minor (auch F. horizontalis genannt) zwischen Ober- und Mittellappen
- In der Seitaufnahme (➤ Abb. 46.2b) Verschattung des gesamten Mittellappens mit der oberen Begrenzung Fissura minor/horizontalis (➤ Abb. 46.2b, rote gestrichelte Linie) und der dorsokaudalen Begrenzung Fissura major/obliqua (➤ Abb. 46.2b, blaue gestrichelte Linie)
- Pleurarecessus rechts aufgefüllt durch Begleiterguss

4. Diagnose

Volumenzunahme oder keine Volumenänderung (wie hier) deuten eher auf Pneumonie oder Tumor hin. Wahrscheinlichste Diagnose bei Fieber und Auswurf: **Pneumonie.**

5. Nächste Schritte

- Hilus und Lymphknotenstationen (Azygoswinkel, Carina, aortopulmonales Fenster) auf Veränderungen prüfen.
- Bei passender Symptomatik antibiotische Therapie starten.
- Bei Tumorverdacht Thorax-CT veranlassen – vorzugsweise (zur besseren Orientierung) vor der Bronchoskopie

6. Kontrolluntersuchung

Mithilfe der Bildgebung muss die komplette Rückbildung des Infiltrats nach drei bis vier Wochen bewiesen werden, um ein obstruierendes Bronchialkarzinom als Ursache auszuschließen.

Kommentar

Lokalisierung der pathologischen Veränderung

Pulmonale Läsionen sind von pleuralen, mediastinalen und solchen in der Thoraxwand abzugrenzen. Pleurale Herde schmiegen sich der Pleurabegrenzung an und grenzen sich zur Lunge scharf ab. Radiologisch gut abgrenzbare Herde der Thoraxwand müssen Erhebungen auf der Haut sein, wie etwa prominente Mamillen. Im vorliegenden Fall hilft das **Silhouettenzeichen:** Die Herzsilhouette auf der rechten Seite ist nicht mehr zu erkennen. Der Mittellappen liegt dort dem Herzen an und die Herzkontur ist normalerweise nur deshalb so gut zu erkennen, weil Weichteil (Herz) und Luft (Lunge) aufeinanderstoßen. Im vorliegenden Fall fehlt also die Luft im Mittellappen. Eine entsprechende Veränderung des Unterlappens würde zu einem Verlust der Zwerchfellkontur (Silhouettenzeichen) führen, weil dieser Lappen dem Zwerchfell aufliegt. Bei der Lokalisierung hilft auch die Begrenzung der Läsion durch eindeutige pulmonale Strukturen, wie etwa den Fissuren. In diesem Fall begrenzt die Fissura minor die Veränderung nach kranial. Die Seitaufnahme kann die Lokalisation bestätigen (wenn sie möglich und vorhanden ist), doch sie reicht nicht immer aus.

Klassifizierung der Pathologie

Bei **Volumenverlust** liegt eine Atelektase vor. Bei **Volumenzunahme** ist eher von einem Tumor auszugehen. **Unscharfe Begrenzungen** deuten eher auf ein Infiltrat hin. **Scharfe rundliche Begrenzungen** findet man häufig bei Metastasen. Bei **homogener Binnenstruktur** der Läsion ist der Lungenabschnitt luftleer, was eher auf eine Obstruktionsatelektase hindeutet. Bei **positivem Bronchopneumogramm** (Bronchien vor dem Hintergrund der luftleeren Alveolen) in einer Verschattung kann eine Pneumonie oder eine Kompressionsatelektase, z. B. bei großen Ergüssen, vorliegen. Ein **grobfleckiges Muster** deutet auf ein Infiltrat hin. Keiner dieser Aspekte steht für sich allein, sondern alle müssen gemeinsam bewertet werden, wie Teile in einem Puzzle.

Radiologische Zeichen der Pneumonie

Typische Zeichen der fokalen, bakteriellen Pneumonie sind volumenneutrale oder volumenfordernde, auch fleckige **Verdichtungen mit positivem Bronchopneumogramm.** Durch die komplette Rückbildung des Infiltrats in der Kontrolluntersuchung muss ein ursächliches Bronchialkarzinom oder ein Alveolarzellkarzinom ausgeschlossen werden. Da das radiologische Bild der klinischen Symptomatik hinterherhinkt, sollte die Kontrolle frühestens nach vier Wochen erfolgen. Es gibt auch diffuse, generalisierte Pneumonien, die dann häufig durch sog. atypische Erreger, z. B. *Pneumocystis jirovecii* oder Viren (z. B. SARS-CoV-2), bedingt sind. Abszesshöhlen können sich z. B. bei Infektionen mit *Staphylococcus aureus, Mycobacterium tuberculosis* und *Aspergillus* bilden. Herde in den Lungenspitzen sprechen für eine reaktivierte Tuberkulose.

Kommunikation

Pneumonien haben eine hohe Letalität und können sich sehr dynamisch entwickeln. Das ist nicht jedem Patienten sofort klar. Dieser Patient ist berechtigt auf der internistischen Station und ist heilfroh darüber.

Zusammenfassung

Dieser Fall schildert alle wesentlichen radiologischen Aspekte einer lobären Verdichtung der Lunge: die flächig-fleckige Verdichtung, die durch Fissuren, Thoraxwand und Mediastinum/Herzschatten begrenzt wird und eher volumenneutral ist.

Was wäre, wenn …

… das Infiltrat nach der Therapie nicht komplett verschwinden würde?

Zum Ausschluss einer weiteren Pathologie wäre ein CT dringlich erforderlich, das nicht nur den lokalen Befund, sondern auch etwaige Lymphknotenvergrößerungen und Manifestationen im Oberbauch (etwa Nebennierenfiliae bei Bronchialkarzinom) dokumentiert.

Eine Bronchoskopie würde die Histologiesicherung und die Beurteilung des Bronchialbaums und seiner Schleimhaut ermöglichen. Dabei könnte bei peripheren Läsionen eine Lavage neoplastische Zellen in der Spülflüssigkeit nachweisen. Wenn ein Fremdkörper Grund für eine Obstruktion wäre, könnte er extrahiert werden.

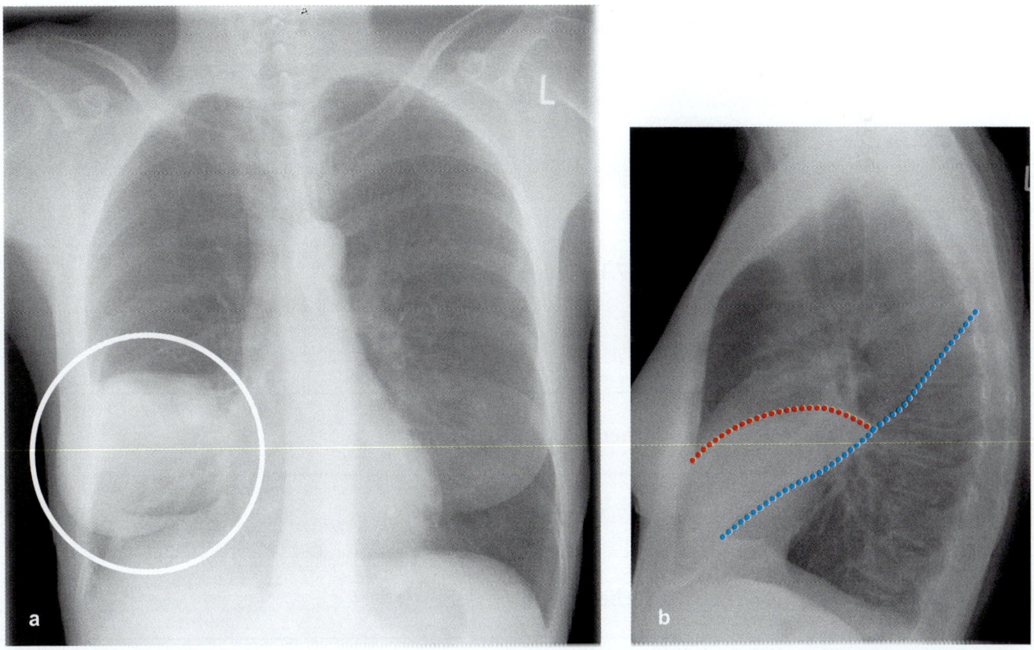

Abb. 46.2 a) Die Markierung umfährt das Infiltrat im Mittellappen. Die Herzkontur ist nicht abgrenzbar (Silhouettenzeichen), die Begrenzung nach oben ist die Fissura minor/horizontalis.
b) Die rot gestrichelte Linie markiert die Fissura minor/horizontalis, die blau gestrichelte Linie die Fissura major/obliqua. Der Mittellappen ist vollkommen verdichtet.

47 Vernichtende Schmerzen

Anamnese

Ein Patient und eine Patientin kommen in Ihre orthopädische Praxis. Der 40-jährige Mann hat Schmerzen im Bereich der Brustwirbelsäule, die innerhalb von wenigen Tagen deutlich zugenommen haben. Normales Gehen ist praktisch nicht mehr möglich. Neurologische Ausfälle bestehen aber keine. Sie lassen Übersichtsaufnahmen der BWS anfertigen (➤ Abb. 47.1a, b). Bei der jungen Frau liegt die Sache ganz anders: Ihr vierter Finger schwillt immer wieder an, schmerzt und ist überwärmt. Das Ganze geht jetzt seit einem dreiviertel Jahr. Schmerzmittel helfen nur vorübergehend. Sie fordern Röntgenaufnahmen des Fingers an (➤ Abb. 47.2, ➤ Abb. 47.3).
Von beiden Patienten haben Sie Blut abgenommen. Das Labor zeigt bei beiden erhöhte Entzündungswerte.

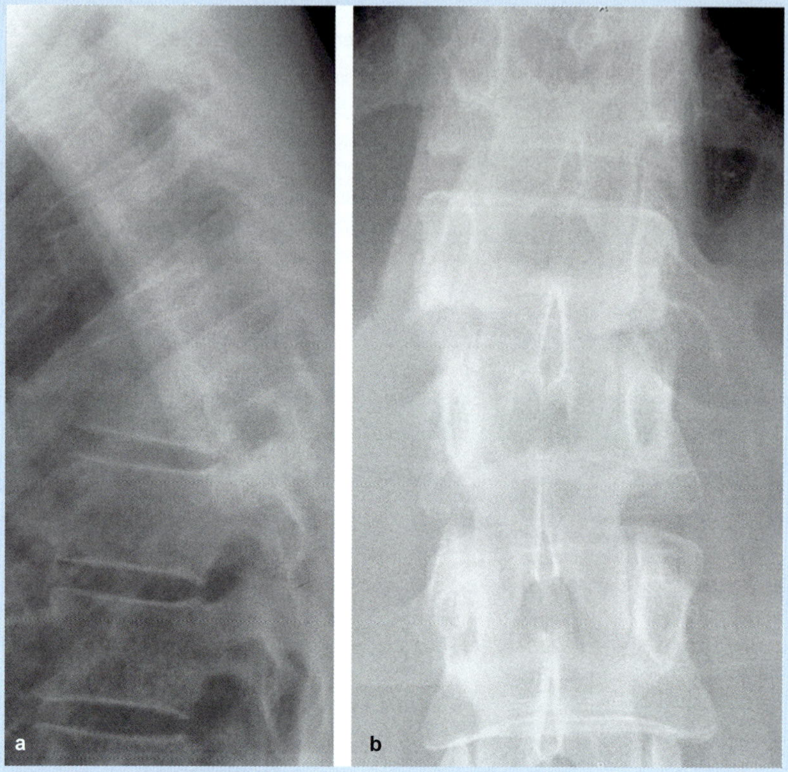

Abb. 47.1 Seitliche Aufnahme (a) und Übersichtsaufnahme a.p. (b) der BWS des Patienten mit Rückenschmerzen

1. **Beschreiben Sie die Befunde in ➤ Abb. 47.1a und ➤ Abb. 47.1b.**

2. **Welche Diagnosen müssen Sie bedenken?**

3. **Welche Untersuchung fordern Sie zur Sicherung der Diagnose an?**

4. **Beschreiben Sie die Befunde in ➤ Abb. 47.2 und ➤ Abb. 47.3!**

5. **Welche Differenzialdiagnosen müssen Sie bedenken?**

6. **Welche Untersuchung fordern Sie zur Sicherung der Diagnose an?**

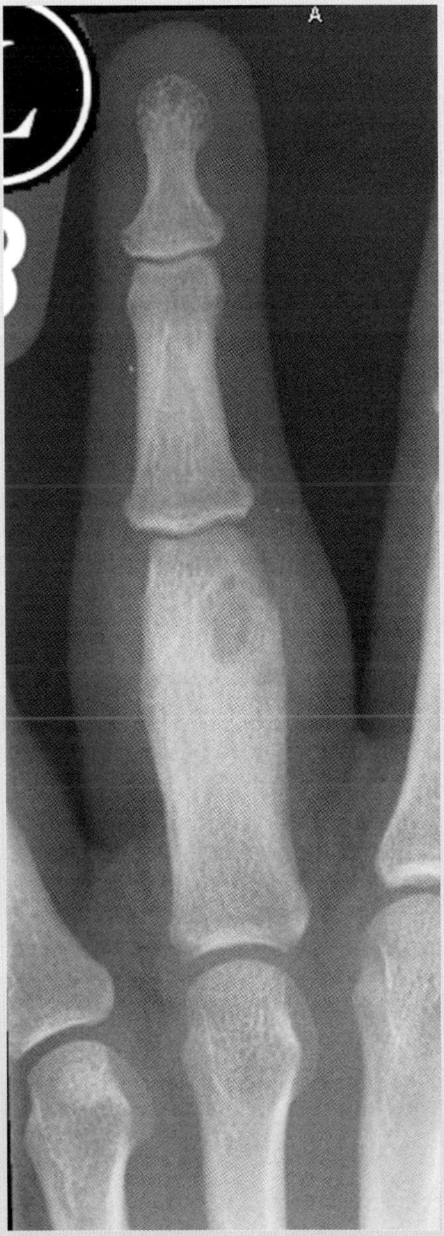

Abb. 47.2 Röntgenaufnahme der Patientin mit den Schmerzen im IV. Finger

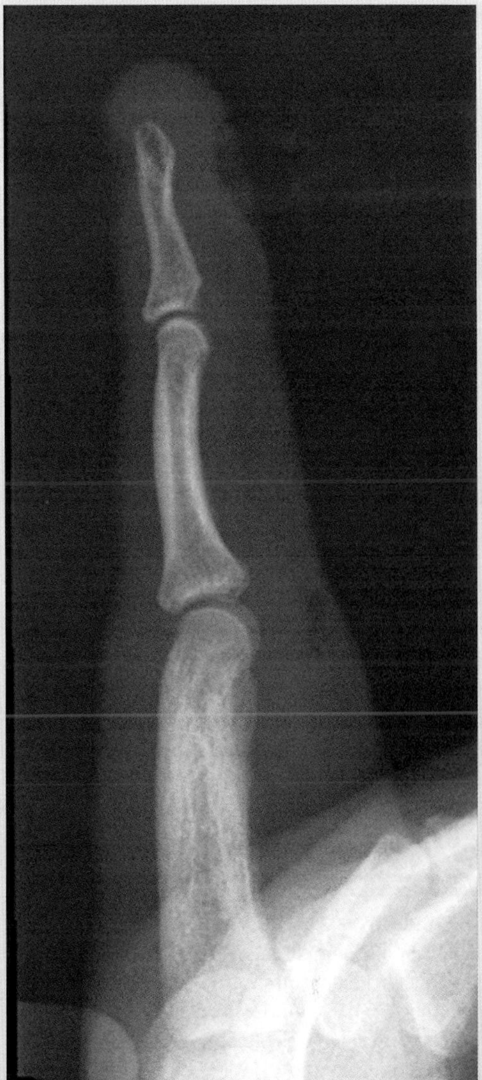

Abb. 47.3 Seitaufnahme des IV. Fingers der Patientin mit Fingerschmerzen

1. Befunde in ➤ Abb. 47.1a und ➤ Abb. 47.1b

- Reaktionslose Höhenminderung eines Bandscheibenzwischenraums mit Unschärfe von Deck- und Grundplatte (➤ Abb. 47.4a und ➤ Abb. 47.4b, Kreise; vgl. normales Bandscheibenfach ➤ Abb. 47.4a, Pfeile)
- Knickbildung, Gefügestörung

2. Mögliche Diagnosen

- Degenerative Bandscheibenhöhenminderung **(Osteochondrose):** zeigt Vakuumphänomen, osteophytäre Anbauten der Wirbelkörper, Deck- und Grundplatte intakt
- **Discitis:** zeigt reaktionslose Aufbrauchung der Deck- und Grundplatte, kein Vakuumphänomen, ist in diesem Fall die Diagnose

3. Untersuchung zur Diagnosesicherung

Eine MRT mit Kontrastmittel zeigt am besten und frühesten die Kontrastmittelaufnahme in der Peripherie der Bandscheibe (➤ Abb. 47.5, weißer Pfeil), die Entzündungsreaktion der umgebenden Weichteile (➤ Abb. 47.5, orange und blaue Pfeile) sowie etwaige epidurale Abszesse. Das CT dokumentiert die typischen Senkungsabszesse (➤ Abb. 47.6).

4. Befunde in ➤ Abb. 47.2 und ➤ Abb. 47.3

- Auftreibung, Verdichtung und Weichteilschwellung der proximalen Phalanx des vierten Fingers (➤ Abb. 47.2, ➤ Abb. 47.3), vgl. mittlere Phalanx
- Osteolyse distal in Gelenknähe (➤ Abb. 47.7, gestrichelte Markierung)

5. Differenzialdiagnose

- Enchondrom: häufig am Finger, ist jedoch eher zystisch und nicht entzündlich
- Fibröse Dysplasie: macht auch Auftreibung, jedoch keine Entzündung
- Ewing- und Osteosarkom
- Diagnose: **chronische Osteomyelitis mit Knochenabszess nach Brodie**

6. Diagnosesicherung

Hierfür ist eine histologische Untersuchung erforderlich.

Kommentar

Spondylodiscitis

Der häufigste **Erreger** der Spondylodiscitis war in der Vergangenheit *Mycobacterium tuberculosis.* Zurzeit ist der häufigste nichtspezifische Erreger *Staphylococcus aureus.* Daneben kommen Enterobakterien, vor allem *Escherichia coli,* aber auch Klebsiellen etc. vor. Die Infekte können sich in den Wirbelkanal entwickeln, jedoch auch entlang des M. iliopsoas bis in die Leiste absinken (Senkungsabszess). Im Extremfall brechen sie in der Leiste nach außen durch. Die Abszesse werden computertomografisch gezielt punktiert und drainiert.

Osteomyelitis

Osteomyelitiden sieht man häufiger bei Kindern, seltener bei Erwachsenen. Sie treten dort vor allem nach offenen Frakturen, nach Kriegsverletzungen sowie gelegentlich nach chirurgischen Interventionen am Knochen auf. **Infektionen im Knochen** kapseln sich ab und sind daher mit Antibiotika schlecht zu erreichen. Die resultierenden chronischen Verhalte sind nach **Brodie** benannt. Gelegentlich fisteln sie durch den Kortex hindurch und durchbrechen die Haut. Verbleiben avitale Knochenfragmente **(Sequester)** in den Abszessen, ist die nichtchirurgische Therapie fruchtlos. Der Abszess muss breit eröffnet und der Sequester entfernt werden.

Kommunikation

Eine Schmerzbehandlung kann hier nur den Anfang bilden, um die Patient*innen aufzufangen. Das muss ihnen erklärt werden. Eine Keimbestimmung muss umgehend erfolgen, wenn nötig operativ über Probenentnahmen im Zusammenhang mit der chirurgischen Versorgung.

Zusammenfassung

Infektionen des muskuloskelettalen Systems sind selten und schwierig zu behandeln. Die Bildgebungsaspekte werden hier geschildert.

Was wäre, wenn …

… bei der Patientin eine isolierte Verdickung des gesamten Fingers und eine Psoriasis vorlägen?

Beim sogenannten „Wurstfinger" der Psoriasis sind radiologisch regelhaft alle Knochen eines Strahls aufgetrieben und strukturvergröbert. Die Weichteile sind verdickt. Häufig findet man klinisch auch typische Veränderungen an den Nägeln („Tüpfelnägel").

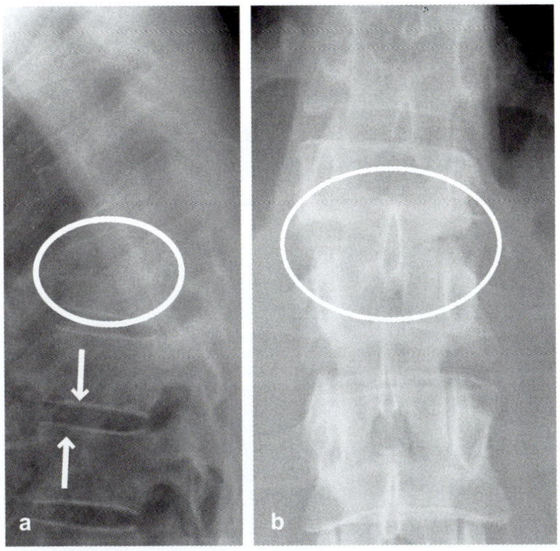

Abb. 47.4 a) BWS lateral: Die Markierung umfährt das infolge der Spondylodiscitis komplett aufgehobene Bandscheibenfach. Die Pfeile markieren ein völlig unauffälliges Bandscheibenfach darunter.
b) BWS anterior-posterior: Die Markierung zeigt die Spondylodiscitis und eine leichte Gefügestörung, bedingt durch die Zerstörung des Bandapparates.

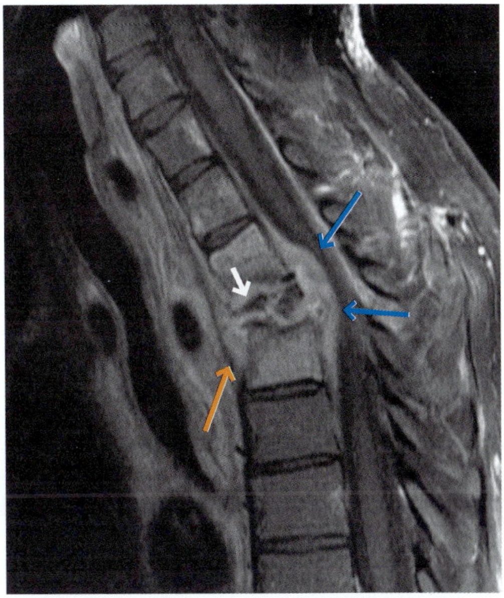

Abb. 47.5 MRT der Wirbelsäule in T1-Wichtung und nach Kontrastmittelgabe: Die Begrenzungen des Bandscheibenfachs (weißer Pfeil) sowie entzündliches Gewebe ventral (oranger Pfeil) und dorsal (blaue Pfeile) der Wirbelsäule nehmen kräftig Kontrastmittel auf.

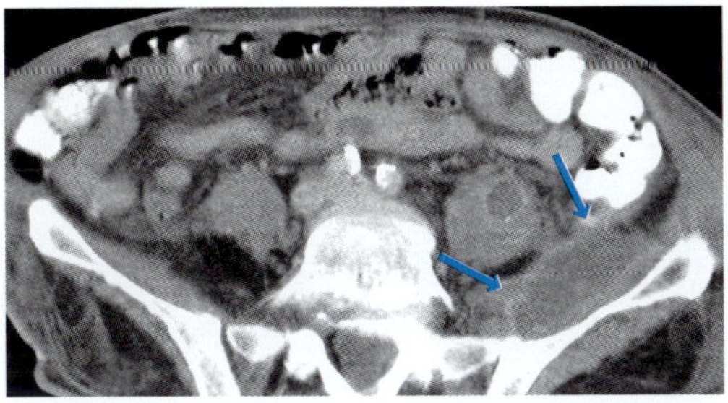

Abb. 47.6 Das CT des Beckens nach intravenöser Kontrastmittelgabe zeigt eine liquide Struktur (Pfeile) auf dem M. iliopsoas mit KM-aufnehmender Kapsel – es handelt sich um einen von einer Spondylodiscitis der Wirbelsäule absteigenden Senkungsabszess. Eine perkutane Drainage ist hier notwendig.

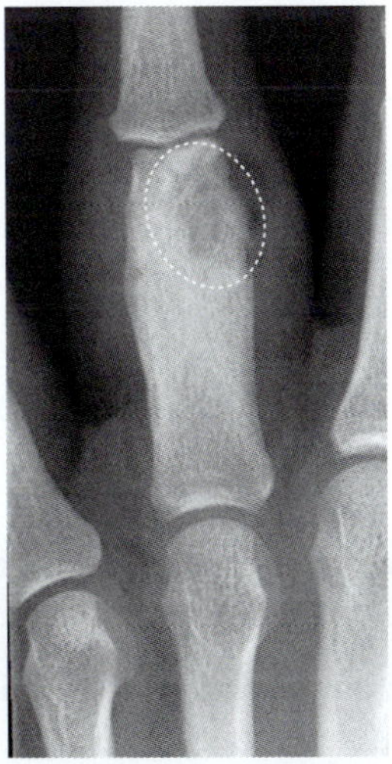

Abb. 47.7 Der gestrichelte Kreis markiert die durch den entzündlichen Prozess verursachte Osteolyse.

48 Gelegentlich Blut im Taschentuch

Anamnese

Herr Huber wird von seiner Hausärztin zur weiteren Abklärung eines akuten Bluthustens in die Ambulanz geschickt. Sie lassen zunächst einmal eine Thoraxaufnahme anfertigen (➤ Abb. 48.1).

Beim nochmaligen Gespräch mit dem Patienten fällt Ihnen ein hängendes Augenlid rechts auf. Ja, das sei neu, meint der Patient. Und ja, er sei Raucher.

Merke

Der Lungenapex ist im Thoraxröntgen nicht einfach einzusehen, weil sich dort die erste Rippe, die Klavikel und das Manubrium sterni hineinprojizieren. Der Knorpelübergang der ersten Rippe zum Sternum verkalkt häufig unregelmäßig, sodass störende Verdichtungen resultieren. Ist man sich unsicher, sollte eine CT erfolgen.

1. **Beschreiben Sie die Befunde in ➤ Abb. 48.1!**

2. **Welches ist die wahrscheinlichste Diagnose?**

3. **Wie sichern Sie die Diagnose?**

4. **Welche weitere Bildgebung ist ratsam?**

5. **Welche Komponenten machen dieses Syndrom aus?**

6. **Welche Entität muss unbedingt differenziert werden?**

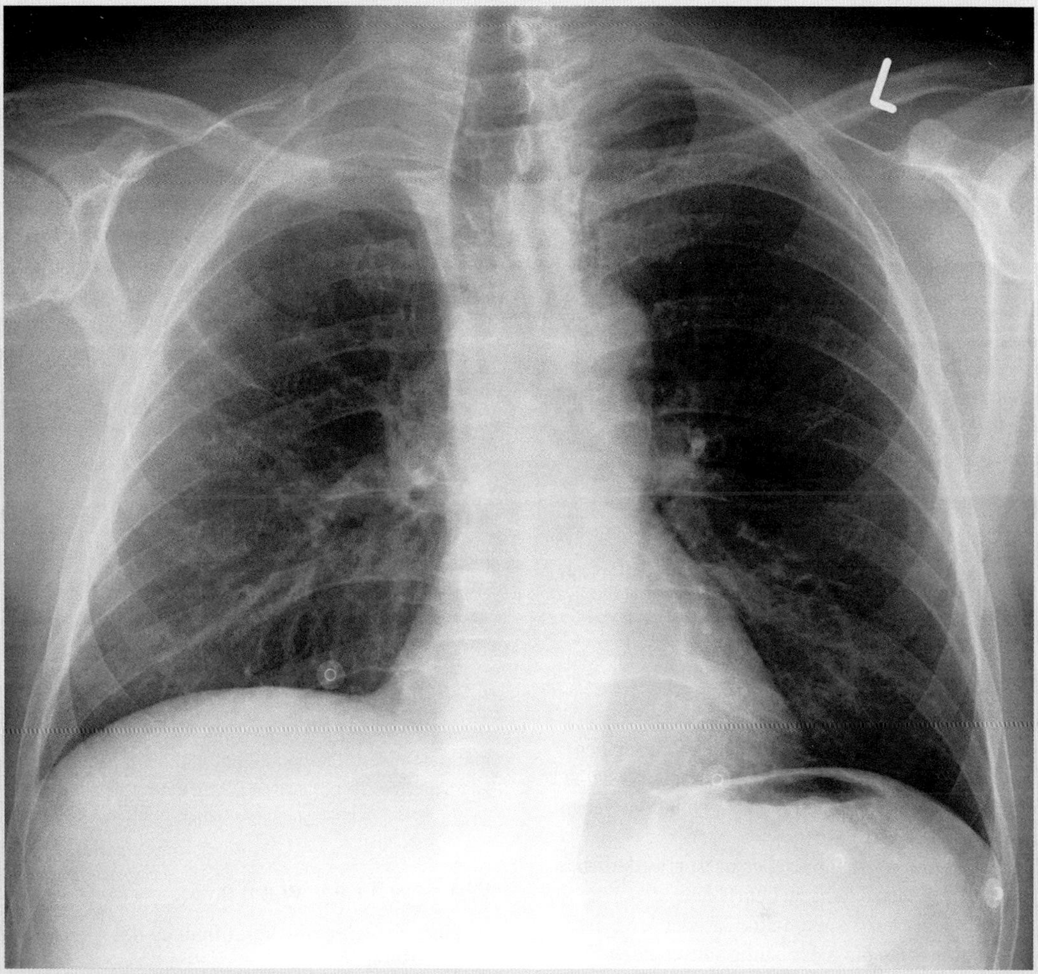

Abb. 48.1 Die Thoraxaufnahme von Herrn Huber

1. Befunde in ➤ Abb. 48.1

- Singuläre Raumforderung im rechten Lungenapex (➤ Abb. 48.2, Kreis)
- Keine evidenten Rippendestruktionen
- Azygoswinkel (➤ Abb. 1.2, weißer Pfeil) nicht verplumpt, Hili regelrecht

2. Diagnose

Die wahrscheinlichste Diagnose ist ein Tumor der Lungenspitze **(Pancoasttumor)** (➤ Abb. 48.3, MRT der Lungenspitze in sagittaler Richtung), der bereits nach kranial die Gefäß-Nerven-Scheide infiltriert hat (➤ Abb. 48.3, Pfeil).

3. Sicherung der Diagnose

CT-gesteuerte Stanzenentnahme zur histologischen Untersuchung

4. Weitere Diagnostik

- CT des Thorax und des Abdomens zur Klärung der Knochenarrosion, des Lymphknotenbefalls sowie etwaiger Metastasierung in die Leber oder die Nebennieren
- Ein MRT der oberen Thoraxapertur ist erforderlich, um die Plexusbeteiligung zu beurteilen.
- Bei neurologischer Symptomatik CT oder MRT des Kopfes zum Ausschluss der häufig auftretenden Hirnmetastasen.

5. Komponenten des Syndroms

Horner-Symptomatik:

- Miosis (Pupillenverengung)
- Ptosis (Herabhängen des Oberlids)
- Enophthalmus (gering in die Augenhöhle eingesunkener Augapfel).

6. Entität, die sicher differenziert werden muss

- Apikale Schwielen sind häufig und müssen von einem Pancoasttumor unterschieden werden. In ihnen können sich Narbenkarzinome entwickeln. Dafür ist die Heranziehung von Voruntersuchungen erforderlich. Eine Knochenarrosion ist ein sicheres Zeichen für eine maligne Transformation (➤ Abb. 48.4 und ➤ Abb. 48.5).

Kommentar

Pancoasttumoren gehen von der Lungenspitze aus und durchbrechen den Pleuraraum. Die Infiltration des Plexus cervicobrachialis führt zum **Horner-Syndrom** mit der Trias aus Miosis, Ptosis und Enophthalmus. Der Einbruch in den Spinalkanal (➤ Abb. 48.5, Pfeil im späteren CT-Bild) führt letztendlich zum Querschnitt. Der Einwuchs in das obere Mediastinum kann eine Recurrensparese verursachen. Die Unterscheidung von den häufigen sog. „apikalen Schwielen" erfolgt konventionell, indem mit Voraufnahmen verglichen wird. Eine Destruktion der Rippen spricht natürlich für das maligne Geschehen. Die CT und MRT bringen in allen Zweifelsfällen Gewissheit und zeigen die Ausdehnung des Tumors an. Gleichzeitig ist die CT die Basis für eine bildgeleitete Stanzenentnahme.

Kommunikation

Der Patient sollte für die Biopsie und Behandlung in eine Klinik mit Onkologie, Strahlentherapie, Thorax- und Wirbelsäulenchirurgie eingewiesen werden.

Zusammenfassung

Die radiologischen Befunde apikaler Lungentumoren werden hier geschildert: die neu aufgetretene Verdichtung in der Lungenspitze, die potenzielle Destruktion der oberen Rippen sowie die späte Infiltration des Spinalkanals.

Was wäre, wenn …

… eine vier Jahre alte Voraufnahme das gleiche Bild zeigte?

Bei gleicher Symptomatik wäre die Vorgehensweise kaum anders. Das MRT wäre zur Suche der Neoplasie in der apikalen Schwiele noch wichtiger. Das Screening würde breiter angelegt werden und eine Bronchoskopie würde sicherlich weiter vorne stehen.

Wäre ➤ Abb. 48.1 ein Zufallsbefund ohne jegliche Symptomatik, würde man heutzutage wahrscheinlich ein CT zur Statusbestimmung erstellen und je nach Risiken des Patienten Kontrollen vereinbaren.

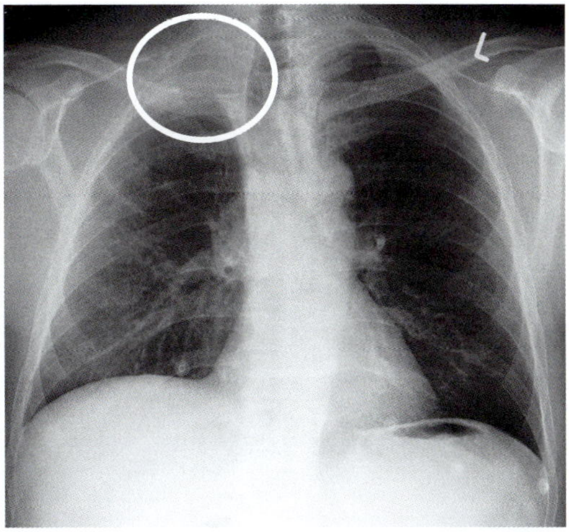

Abb. 48.2 Die Markierung umfährt den Befund in der Lungenspitze. Die Rippen sind noch intakt.

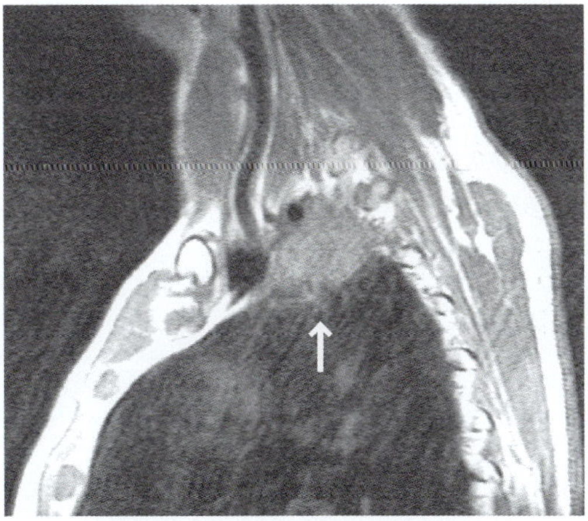

Abb. 48.3 Das sagittale MRT der oberen Thoraxapertur in T1-Wichtung und nach KM-Gabe zeigt die KM aufnehmende Raumforderung in der Lungenspitze (Pfeil), die die Gefäße in Teilen umgreift. Der Plexus brachialis läuft mitten durch den Tumor hindurch bzw. ist von ihm infiltriert worden.

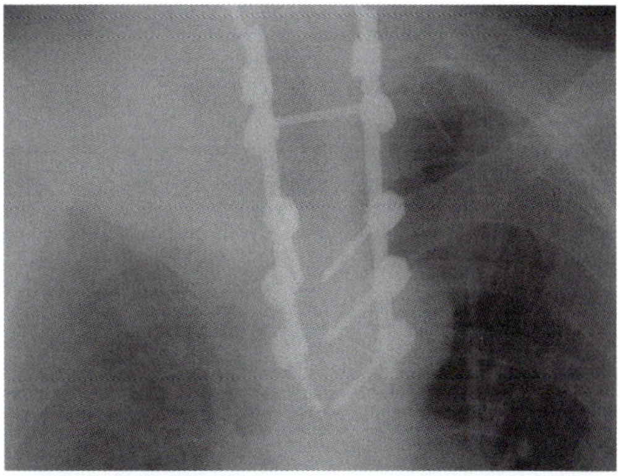

Abb. 48.4 Ein späteres Bild des Patienten nach operativer Stabilisierung der Wirbelsäule zeigt die Destruktion der Rippen im Ausbreitungsweg des Tumors.

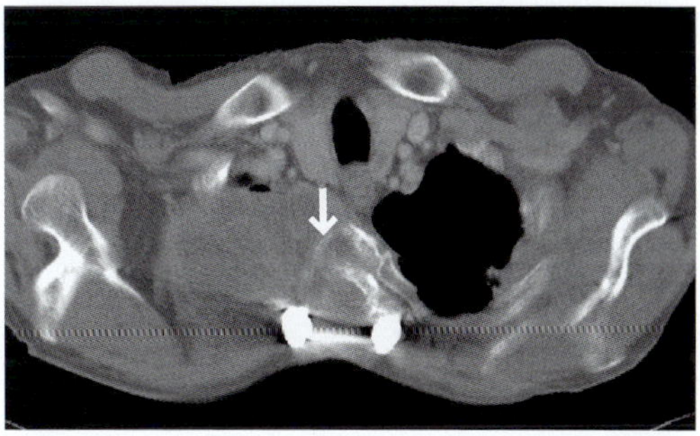

Abb. 48.5 Die CT-Aufnahme zeigt die Ausbreitung des Lungenspitzentumors bis in den Spinalkanal (Pfeil) und die weitgehende Destruktion des Wirbelkörpers. Ein Fixateur interne ist zur Stabilisierung eingebracht worden.

49 Schmerzen beim Gehen

Anamnese

Eine 75-jährige Patientin stellt sich bei Ihnen mit einem geschwollenen Knie vor. Die Beschwerden beim Gehen nähmen immer mehr zu. Sie lassen Aufnahmen des Kniegelenks anfertigen (➤ Abb. 49.1a, b).
Ihr Enkel ist gleich mitgekommen. Der hat auch Beschwerden im Kniegelenk: Geschwollen ist es häufig, gelegentlich blockiert das Gelenk komplett. Auch von seinem Knie fordern Sie Röntgenaufnahmen an (➤ Abb. 49.2a, b).

Merke

Hier gilt wie überall in der Medizin: Das Alter des Patienten ist wichtig. Wenn man den Patienten nicht vor sich sieht, ist der Blick aufs Geburtsdatum daher essenziell.

1. **Welche Befunde erheben Sie in ➤ Abb. 49.1a und ➤ Abb. 49.1b?**

2. **Was sind Ihre Diagnosen?**

3. **Welche Vorbefunde begünstigen diese Diagnosen?**

4. **Welche Befunde erheben Sie in ➤ Abb. 49.2a und ➤ Abb. 49.2b?**

5. **Was sind Ihre Diagnosen? Erklärung der Symptomatik?**

6. **Welche Untersuchung zeigt die Veränderung früh und umfassend?**

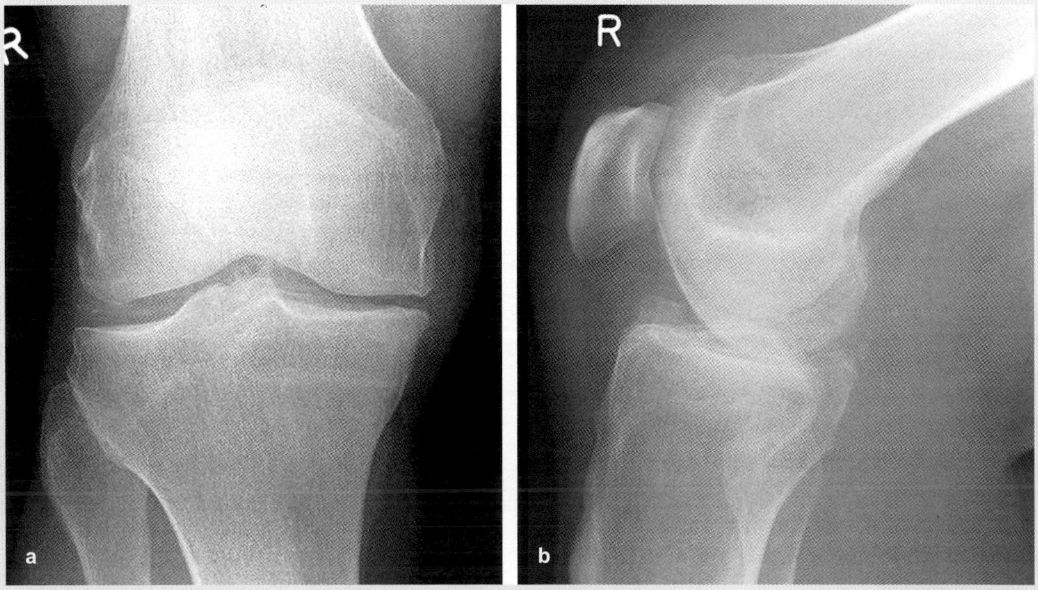

Abb. 49.1 Röntgenaufnahme des Knies der älteren Dame von vorne (a) und von der Seite (b)

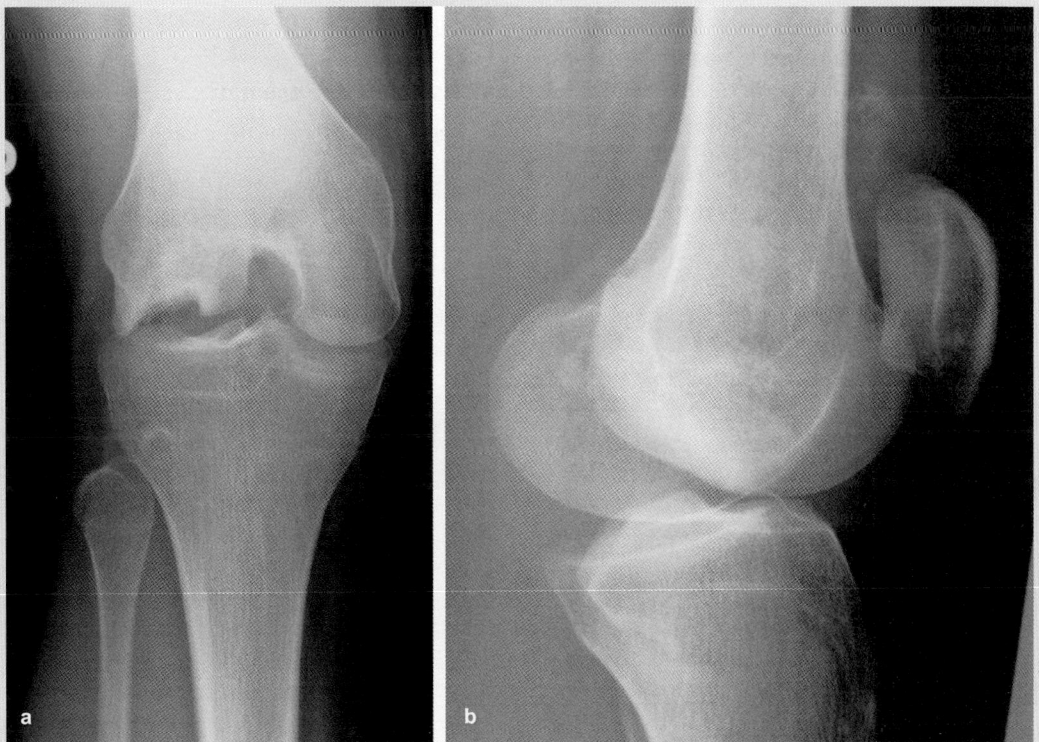

Abb. 49.2 Röntgenaufnahme des Knies ihres Enkels von vorne (a) und von der Seite (b)

1. **Befunde in ➤ Abb. 49.1a und ➤ Abb. 49.1b**
- Medial verringerter Gelenkspalt
- Osteophytäre Anbauten an der Tibiakonsole, der Eminentia intercondylaris und der Femurkondyle (➤ Abb. 49.3, ➤ Abb. 49.4, weiße Pfeile)
- Osteophytäre Ausziehungen an der Ober- und der Unterkante der Patella (➤ Abb. 49.4, schwarze Pfeile)
- Feine Verkalkungen im Knorpel (➤ Abb. 49.3, Kreis)

2. **Diagnose**

Es sind folgende degenerativen Veränderungen des Kniegelenks festzustellen:
- Medial betonte **Gonarthrose,**
- Geringe **Retropatellararthrose,**
- **Chondrokalzinose**

3. **Begünstigende Vorbefunde**
- Eine Varusfehlstellung begünstigt die mediale Gonarthrose.
- Chronische Niereninsuffizienz, Sklerodermie und Dermatomyositis begünstigen die Chondrokalzinose

4. **Befunde in ➤ Abb. 49.2a und ➤ Abb. 49.2b**
- Großer Defekt in der Gelenkfläche der lateralen Femurkondyle (➤ Abb. 49.5, Pfeile)
- Ausgeprägte Sklerosierung/Verdichtung um den Defekt
- Großes Knochenfragment (➤ Abb. 49.6, weiße Pfeile) in der Bursa suprapatellaris
- Kleineres Fragment im dorsalen Gelenk (➤ Abb. 49.6, schwarzer Pfeil)

5. **Diagnose, Erklärung der Symptomatik**
- **Osteochondrosis dissecans** (OD), eine Osteonekrose.
- Fragmente klemmen ein und führen so zur Bewegungsunfähigkeit.

6. **Untersuchung zur Früherkennung**

Die MRT stellt sämtliche Stadien dar.

Kommentar

Die OD ist eine eher in jungen Jahren auftretende Erkrankung, die vor allem das Kniegelenk betrifft. Bei dieser Erkrankung kommt es zu einem knorpelnahen Knochensterben. Die MRT zeigt die wesentlichen Stadien der OD. Im Frühstadium ist auch in der MRT ein separates Fragment noch nicht zu erkennen. Später erkennt man ein Fragment, welches in seiner Umgebung noch fest verankert ist. Im weiteren Verlauf erreicht die synoviale Flüssigkeit den Grund des Mausbettes. Schließlich verlässt die „Maus" ihr „Bett" und findet sich frei im Gelenkbinnenraum wieder.

Kommunikation

Die Veränderungen bei der Patientin sind für dieses Lebensalter nicht ungewöhnlich. Bei einer Varusfehlstellung könnte vielleicht noch eine Umstellungsosteotomie erwogen werden. Bei ihrem Enkel sollte das dislozierte Fragment, wenn möglich, wieder in dem Defekt verankert werden.

Zusammenfassung

Dieser Fall beschreibt jeweils eine typische Kniegelenkerkrankung des älteren Menschen – die Gonarthrose – sowie des jüngeren Patienten – die Osteochondrosis dissecans.

Was wäre, wenn ...

... bei der Patientin eine rheumatoide Arthritis vorläge?

Der Gelenkspalt wäre sowohl medial als auch lateral – konzentrisch – vermindert, weil ein generalisierter synovialer Prozess vorläge. Osteophytäre Anbauten lägen eher nicht vor, sondern Defekte – Usuren – an gleicher Stelle in der Peripherie des Gelenkes. Periartikulär könnte man eine Entkalkung erwarten statt der eher sklerotischen Veränderungen der Arthrose.

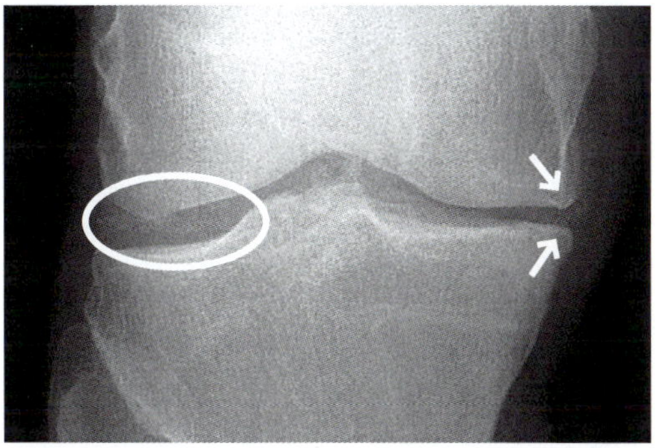

Abb. 49.3 Ausschnittsaufnahme des Kniegelenks: Die Pfeile weisen auf die degenerativen Anbauten medial. Der Kreis markiert die feinen Verkalkungen in Knorpel und Meniskus.

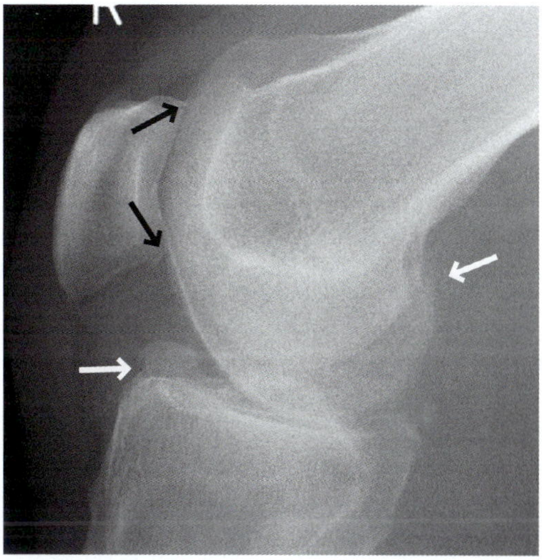

Abb. 49.4 Ausschnittsaufnahme des Kniegelenks von lateral: Die weißen Pfeile weisen auf degenerative Anbauten an der Tibiavorderkante und den Kondylen des Femur, die schwarzen Pfeile auf die degenerativen Ausziehungen der Patella.

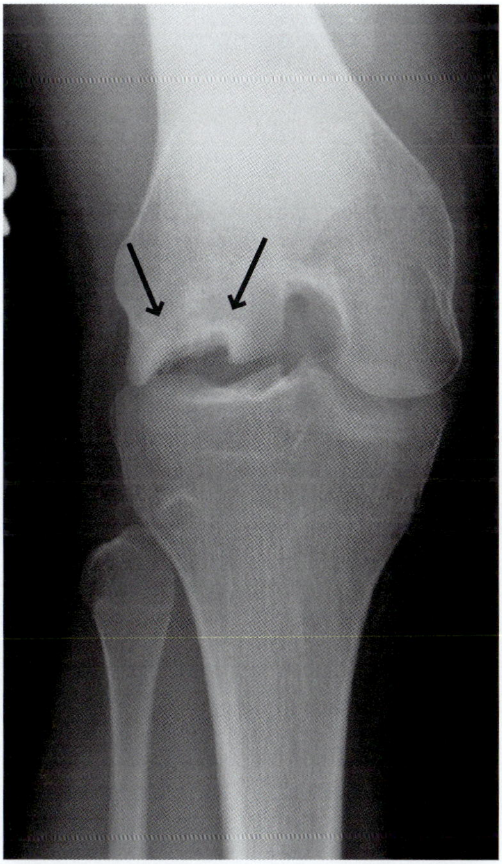

Abb. 49.5 Die Kniegelenksaufnahme zeigt den großen Defekt im lateralen Kondylus (Pfeile). Das fehlende Knochenfragment ist hier nicht zu sehen.

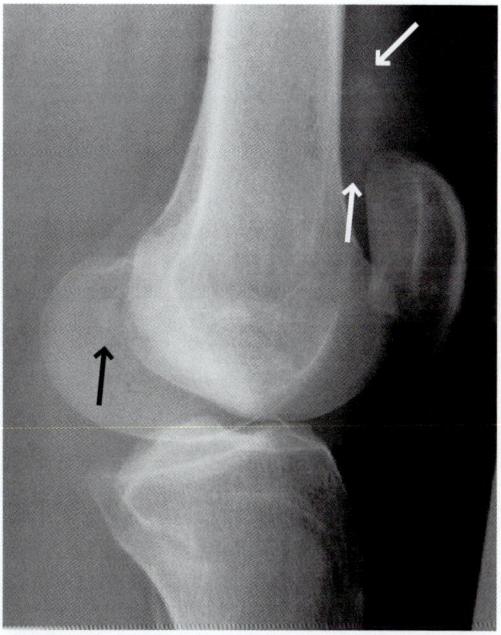

Abb. 49.6 Die Seitaufnahme zeigt das dislozierte Fragment in der Bursa suprapatellaris (weiße Pfeile) sowie ein kleineres Fragment (schwarzer Pfeil) in einem dorsalen Gelenkrezessus.

50 Ältere Frau mit Bauchschmerzen

Anamnese

Direkt aus ihrer verwahrlosten Einzimmerwohnung wurde eine 63-jährige Patientin vom Rettungsdienst in Ihre Notfallaufnahme gebracht. Die Frau erscheint auf den ersten Blick hilflos und nicht orientiert zu Zeit und Ort. Eine Anamnese ist nicht aufzunehmen. Die Bauchschmerzen sind stark. Die Auskultation des Abdomens ist nicht ganz eindeutig. Im Ultraschall haben Sie freie Flüssigkeit ausgeschlossen. Die Oberbauchorgane waren orientierend regelrecht. Eine lange OP-Narbe am Mittelbauch kann die Patientin nicht erklären. Sie haben eine Abdomenübersicht angeordnet (➤ Abb. 50.1 und ➤ Abb. 50.2).

Merke

Die Abdomenübersicht ist schnell angefertigt, zeitgleich zum obligaten Thorax. Sie muss im Stehen oder Linksseitenlage erfolgen. Sie beantwortet zwei Fragen mit großer Eindeutigkeit und Sicherheit: Die nach freier Luft und die nach dem Status der Peristaltik. Für den Ausschluss freier Luft, besonders in kleinen Mengen, ist die Untersuchung unersetzlich. Bei der Peristaltikbeurteilung liefert sie wesentliche Zusatzinformationen. Wenn Sie anfangs Abdomenübersichten beurteilen und der Patient noch in der Nähe ist, sollten Sie Ihren Befund mit der Auskultation korrelieren – Radiologen ist der Besitz eines Stethoskops nicht verboten ☺.

1. **Um was für eine Untersuchung handelt es sich in ➤ Abb. 50.1 und ➤ Abb. 50.2? Warum handelt es sich um zwei Aufnahmen?**
2. **Welche weitere Untersuchung ist essenziell und weshalb?**
3. **Welche Hinweise auf Vorerkrankungen müssen Sie suchen?**
4. **Welche Befunde erheben Sie in ➤ Abb. 50.1 und ➤ Abb. 50.2? Was ist Ihre Diagnose?**
5. **Welche Differenzialdiagnosen müssen Sie bedenken?**
6. **Wie diagnostiziert man die Erkrankung klinisch?**

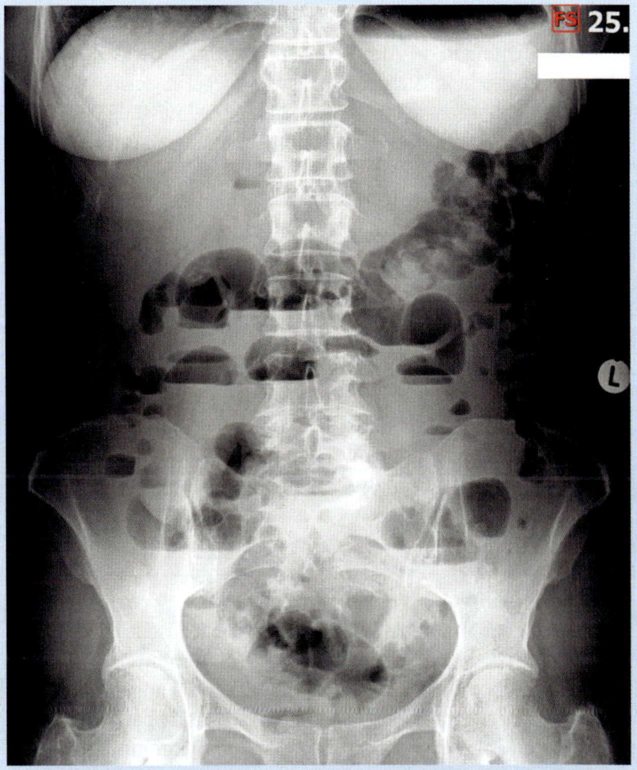

Abb. 50.1 Abdomenübersichtsaufnahme der älteren Frau mit Bauchschmerzen

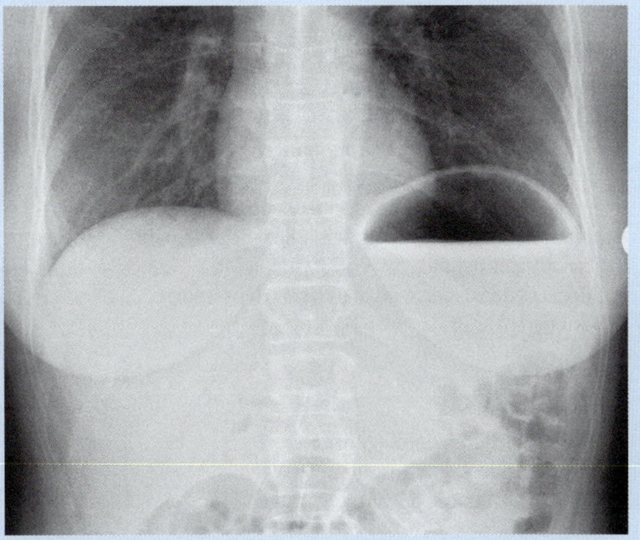

Abb. 50.2 Ergänzende Abdomenübersichtsaufnahme des kranialen Abschnitts bei großer Patientin

1. Untersuchung in ➤ Abb. 50.1 und ➤ Abb. 50.2

Abdomenübersicht im Stehen: Flüssigkeitsspiegel in vielen Dünndarmschlingen und im Magen sichtbar. Die Erfassung der Foramina obturatoria ist wichtig, um Leistenhernien zu erkennen. Die Darstellung des Zwerchfells ist wichtig, um freie Luft über der Leber zu erfassen. Bei großen Patienten sind daher manchmal zwei Aufnahmen erforderlich.

2. Weitere essenzielle Untersuchung

Der Ultraschall kommt immer an erster Stelle. Eine Thoraxaufnahme erfolgt zum Ausschluss basaler Pneumonien, kardiogener Stauung, subdiaphragmaler freier Luft (zusätzlich zur Abdomenaufnahme), ein CT des Abdomens bei nichtkonklusiver Diagnostik.

3. Hinweise auf Vorerkrankungen

Die stattgehabte OP können Sie den Bildern nicht ansehen. Die Angaben dazu gehören in die Untersuchungsanforderung. Suchen sollten Sie nach OP-Clips, Verkalkungen im Pankreaslager, Luft in den Gallenwegen, Darmschlingen in Projektion auf die Foramina obturatoria und Stuhlimpaktionen.

4. Befunde in ➤ Abb. 50.1 und ➤ Abb. 50.2 und Diagnose

- Mehrere stehende Dünndarmschlingen (Wächterschlingen oder „sentinel loops", Kreis in ➤ Abb. 50.3)
- Flüssigkeitsspiegel auf unterschiedlichen Niveaus
- Luft in den Flexurae hepatica und lienalis des Kolons als normaler Befund
- Bild passend zu einem **obstruktiven Ileus** infolge postoperativer Briden

5. Weitere Differenzialdiagnosen

- Darmverschluss durch Tumor oder Volvulus
- Peritonealkarzinose bei fortgeschrittener Tumorerkrankung
- Inkarzerierte Hernien
- Obstipation

6. Wie diagnostiziert man die Erkrankung klinisch?

Mit dem Stethoskop in Zusammenschau mit der Anamnese

Kommentar

Ein paralytischer Ileus wird vor allem auskultatorisch differenziert. Die Spiegel in den Wächterschlingen sind dann eher auf gleichem Niveau. Um stattgehabte Peristaltik zu erkennen, muss der Patient vorher 10 Minuten in der Aufnahmeposition verbleiben. Das ist ebenfalls wesentlich für die Diagnose freier Luft, die auch aus entlegenen Teilen des Abdomens unter das rechte Zwerchfell wandern muss. Jeder dynamische obstruktive Ileus kann in der Endphase in einen paralytischen übergehen. Ursachen für einen paralytischen Ileus sind unter anderem die opiatbasierte Schmerztherapie, Spasmolytika, die postoperative Paralyse der Darmchirurgie, ein Mesenterialinfarkt (➤ Fall 44), mesenteriale und retroperitoneale neoplastische Prozesse, die Pankreatitis sowie Störungen des Elektrolythaushalts.

Ist der Grund des Ileus nicht offensichtlich, sollte ein CT erfolgen. Wesentlich ist das Erkennen der umgehend OP-pflichtigen Darmischämie!

Kommunikation

Werden in der Untersuchungsanforderung keine ausreichenden Angaben zu Anamnese und klinischem Untersuchungsbefund gemacht, darf man auch selbst mit den Patient*innen sprechen und eine Anamnese erheben. Auch eine orientierende klinische Untersuchung ist der radiologischen Zunft erlaubt! ☺

Zusammenfassung

Der dynamische Ileus aufgrund einer postoperativen Bridenbildung wird hier bildgebend vertieft – das Vorhandensein multipler Wächterschlingen und die unterschiedliche Höhe der dazugehörigen Flüssigkeitsspiegel sind typisch. Der klinische Auskultationsbefund (klingende Darmgeräusche) bestätigt die Diagnose.

Was wäre, wenn …

… Verkalkungen im Mittelbauch erkennbar wären?

Verkalkungen im Pankreaslager deuten auf eine chronische Pankreatitis hin, zu der sich jetzt natürlich ein akuter Schub entwickeln kann. Das wäre dann eher ein paralytischer Ileus. Vaskuläre Verkalkungen und auch verkalkte Gallensteine sind so häufig, dass sie keine Schlussfolgerungen begründen. Eine Obstipation (➤ Abb. 50.4) ist ein häufiger Befund bei Patienten in der Schmerztherapie und führt ebenfalls zur Obstruktion.

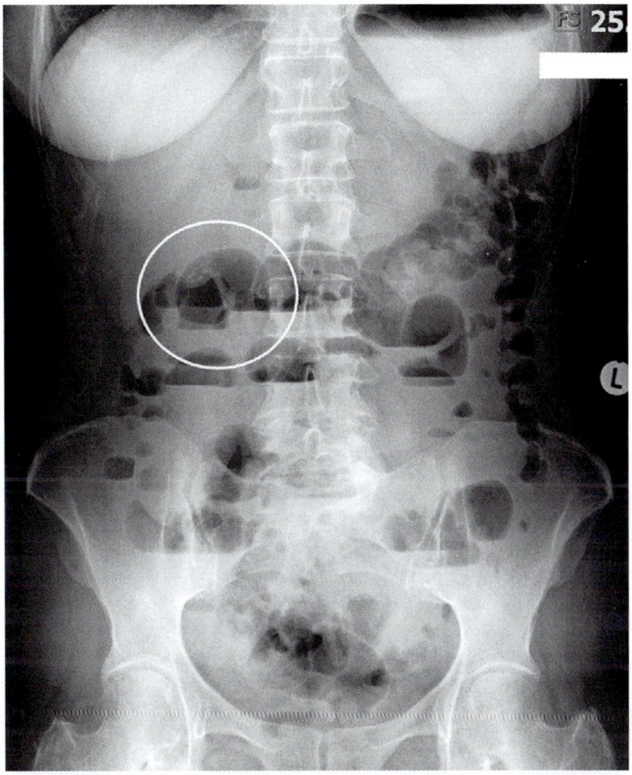

Abb. 50.3 Abdomenübersicht im Stehen: Die Flüssigkeitsspiegel beweisen die aufrechte Position der Patientin. Die Markierung zeigt eine von mehreren Wächterschlingen als Hinweis auf einen peristaltische Störung. Die Spiegel der markierten Wächterschlinge zeigen unterschiedliche Niveaus als Hinweis auf nach der Positionierung der Patientin stattgehabte Peristaltik. Luft im Kolonrahmen und in Sigma und Rektum ist noch vorhanden. Luft unter dem Zwerchfell (freie intraabdominelle Luft) ist in ➤ Abb. 50.2 nicht zu erkennen.

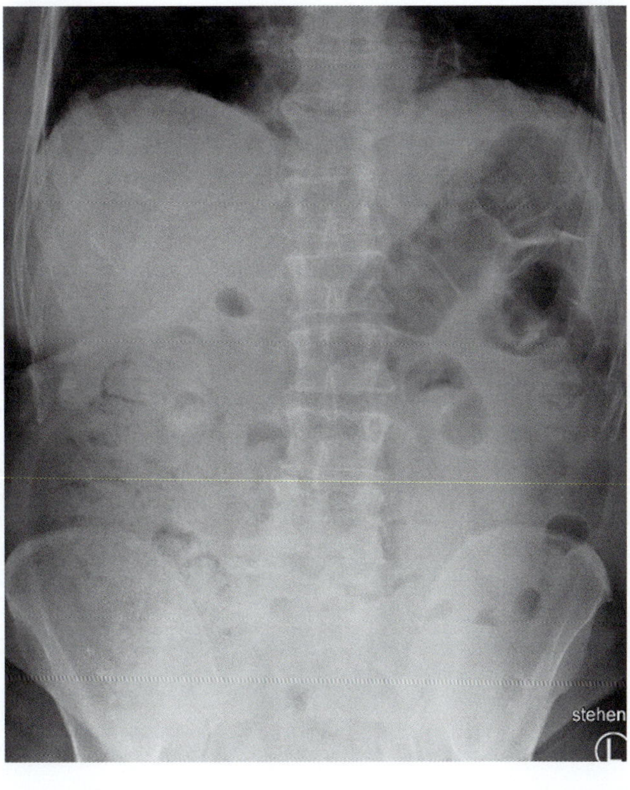

Abb. 50.4 Abdomenübersicht im Stehen: Die pralle Stuhlfüllung des Kolon ascendens im rechten Mittelbauch ist zu erkennen. Die Spiralclips im Unterbauch bds. lateral weisen auf eine stattgehabte Leistenhernienoperation hin. Wächterschlingen oder freie Luft subdiaphragmal finden sich nicht. Die Foramina obturatoria wurden mit einer zweiten Aufnahme erfasst.

Register